临床药学理论与实践应用

主编 王健 等

吉林科学技术出版社

图书在版编目（CIP）数据

临床药学理论与实践应用 / 王健等主编. -- 长春 ：
吉林科学技术出版社，2023.3
ISBN 978-7-5744-0148-8

Ⅰ．①临… Ⅱ．①王… Ⅲ.①临床药学 Ⅳ．①R97

中国国家版本馆 CIP 数据核字(2023)第 055022 号

临床药学理论与实践应用

作　　　者	王　健　等
出 版 人	宛　霞
责任编辑	练闽琼
幅面尺寸	185 mm×260mm
开　　　本	16
字　　　数	486 千字
印　　　张	21.25
版　　　次	2023 年 3 月第 1 版
印　　　次	2023 年 3 月第 1 次印刷

出　　　版	吉林科学技术出版社
发　　　行	吉林科学技术出版社
地　　　址	长春市净月区福祉大路 5788 号
邮　　　编	130118
发行部电话/传真	0431-81629529　81629530　81629531
	81629532　81629533　81629534
储运部电话	0431-86059116
编辑部电话	0431-81629518
印　　　刷	北京四海锦诚印刷技术有限公司

书　　　号	ISBN 978-7-5744-0148-8
定　　　价	168.00 元

前 言

　　医药发展史雄辩地证明，医与药偏废任何一方，人类都将受到惩罚。在医院里，医师与药师的精细分工使医学与药学变得耳目闭塞，成为人发展的桎梏。天下之势，分久必合、合久必分。当今药学界的知识爆炸动摇了医与药的平衡关系，而临床药学却搭起了鹊桥，成了医药重新联姻的纽带。开展临床药学的实际意义，就是确保病人用药安全有效、提高医疗水平，使医院药学与临床密切结合，达到合理用药的目的。随着医药科技事业的发展，各种高效、速效、长效、特效药不断涌现，而且它们的副作用、毒性以及长期使用的安全性日趋复杂。通过长期使用，发现其中能够致畸、致敏、致癌、致突变的药物正逐年增多。如阿司匹林、氨茶碱、阿的平、催眠药等可使某些患者出现急性可逆性脑生化代谢紊乱而导致中毒性精神病，使病者出现意识障碍、兴奋、扰动、语无论次等。气雾剂喘息定因止喘效果快速而且显著，在国内十分流行。据统计显示，使用该药反而使哮喘病人死亡率上升。究其原因，很可能患者为了求得止喘反复多次使用，以致过量中毒。奎尼丁是治疗心律失常的重要药物，但作用该药时有人会产生阿-斯氏综合征，表现为突然意识消失，并伴随循环衰竭与呼吸抑制。奎尼丁所造成的晕厥又常无先兆症状，往往引起猝死。随着新药的发展，用药品种的增多，处方配伍复杂，为保证合理用药，提高疗效，应重点掌握临床用药情况，进行具体分析研究，避免不合理用药和滥用药所造成的危害，减少药源性疾病，达到积极治病的目的。促进医药结合鼓励药师进入临床，积极参与合理用药，制订个体化给药方案，当好医生参谋，为减少药物不良反应积累临床资料和经验，为临床提供用药咨询，以指导合理用药。开展临床用药监测，研究生物体液、血药浓度及毒性的相互关系，以取得最佳给药方案，提高用药效果，减少不良反应。南京军区总医院开办多期的 TDM 学习班，对推动临床用药监测技术的提高，起到很好的作用，在对血药浓度监测的基础上，又进一步发展到对游离药物及活性代谢物的监测，使监测技术又有新的跨越。指导合理用药临床药学是研究在病人身上合理用药以防病治病的学科，其实战基础是同一药物在基本作用相同的情况下存在着差异，如生物利用度不同；疗效差异，即不同个体用同一药物也得不到相同的疗效和毒性。这些情况对治疗指数低和肝肾功能不好的病人尤其应引起注意，使用药达到个体化。

社会经济的高速发展和医药科技的不断进步，极大地推动了临床药学的发展；新药物及新制剂的不断上市，也极大地丰富了临床药学的内容。基于此，本书分为四篇内容：第一篇从临床药学理论基础介绍入手，针对临床药理学及药物分析、临床药剂学进行了分析研究；第二篇对临床西药学做了分析，内容包括消化系统药物、呼吸系统及泌尿系统药物、循环系统药物及血液、内分泌系统药物做了一定的介绍；第三篇针对中药学做了分析论述，内容包含中药的合理应用、中药处方点评及不良反应、中药饮片的生产、贮藏及管理；第四篇对临床药学的管理做了论述，内容包含临床药事管理学、医院药学机构及调配管理。旨在摸索出一条适合临床药学工作创新的科学道路，帮助其工作者在应用中少走弯路，运用科学方法，提高效率。

在本书撰写过程中，参阅、借鉴和引用了国内外许多同行的观点和成果，各位同人的研究奠定了本书的学术基础。由于时间仓促，资料收集不全，更由于水平所限，书中错误、疏忽、不妥之处在所难免，恳望读者批评、纠正。

目 录

第一篇　理论篇

第一章
临床药学理论基础

第一节　药物学总论

一、我国药物学史

药物学是一门古老的学科，在西方是如此，在我国也是如此。我华夏之邦素称文明古国，向来以历史悠久、文化发达著称于世。我国医药起源很早，古代典籍有"伏羲氏尝味百草""神农尝百草"之说，虽然伏羲、神农是否实有其人尚待确定，但肯定有人将前人的发现、经验进行归纳、总结和提高。这也表明我国早在原始社会，人们通过长期的生产、生活实践，已逐渐认识了某些植物、动物、矿物药的治疗作用。

根据现有史料，远在公元前 11 世纪以前的夏代和商代，我国就已有了酒和汤液的发明。周代的《诗经》《山海经》等著作中已收载许多种药物。长沙马王堆三号汉墓出土帛书《五十二病方》（据考证是公元前 3 世纪的写本）记载的药物达 242 种。秦汉之际，新的药物品种更不断增加。西汉初年已有药物著作在民间流传。汉平帝元始五年（公元 5）曾征集天下通晓方术本草者来京师，"本草"已成为药物学的通称。《神农本草经》约成书于公元 1—2 世纪间。它总结了东汉以前的药物知识，是我国现存最早的药物学专书，收载药物 365 种。以后许多朝代都曾编修过"本草"。南北朝时陶弘景将《神农本草经》加以整理补充，汇编成《本草经集注》，药物由 365 种增加到 730 种，这是《神农本草经》以后药物学的又一次整理提高。显庆二年（公元 657）唐政府组织长孙无忌、苏敬等 20

余人编撰本草，并向各地征集药物标本，绘制成图，于显庆四年（公元 659）编成，收载药物 850 种，取名《新修本草》。这是我国第一部由国家颁行的药物学权威著作，有人认为它是世界上最早的一部国家药典。宋代官方与私人均从事本草的编修。宋初，政府曾组织编修《开宝本草》和《图经本草》，并颁行全国。四川名医唐慎微独力编成《经史证类备急本草》（简称《证类本草》），收载药物达 1 558 种，附单方验方 3 000 余首，为保存我国古代本草史料做出了贡献。明代李时珍所编《本草纲目》，集历代本草之大成，收载药物 1 892 种，附方 11 000 余首，共有插图 1 160 幅，内容非常丰富。1596 年出版以后，不仅在国内广为流传，而且还陆续译成德、日、英、法等文字，传播海外，成为国际上研究药学和生物学的宝贵参考资料。清代赵学敏编著《本草纲目拾遗》，收《本草纲目》未收载之药 700 余种，同时还博采国外及民间医药资料，内容很有参考价值。

1840 年以后，我国海禁大开，西方医药大量传入，从而于传统医药之外逐渐形成另一西方医药体系。反映在药物学著作方面，既有传统本草著述（如吴其浚的《植物名实图考》、屠道和的《本草汇纂》）和中西结合的生药学（如赵燏黄等的《现代本草生药学》）的编撰，又有单纯介绍西方药物的著译作品，如傅约翰（亦译为傅兰雅）的《西药大成》及洪士提反的译作《万国药方》等。

以后，药物学著作的编撰出版逐渐增多，至新中国成立以前，陆续出版的有戴虹溥的《新体实用药物学》、梁心的《新纂药物学》、吴建瀛的《实用药物学》、顾学裘的《现代药物学》等，对普及西方药物知识起了有益作用。新中国成立以后，特别是改革开放之后，药物学书籍更如雨后春笋和百花争艳般大量呈现。有的内容丰富，各具特色，对我国医药事业的发展起到重要的作用。

二、药物的来源及植物药的成分

（一）药物的来源

来源有二：一是自然界，二是人工制备（包括仿生药）。来自自然界的药物为天然药物，包括中药及一部分西药；来自人工制备的药物为化学药物，包括大部分西药。

天然药物，特别是中药，大都已经过长时期的临床使用，其疗效多已肯定，使用安全性较高，因此近年来受到各国医药界的重视。相比之下，化学药物则由于某些品种不良反应较大，有的不良反应还需要较长期使用后始能发现，其潜在的不安全性使人们转而注意天然药物。但习惯上认为中药较为安全的看法也被近来发生的某些"木通"类的肾毒性所改变。

植物性天然药物（植物药）在天然药物（包括中药）中占较大比例，它的化学成分一直受到人们的注意。经过近百年来的研究，其成分现已大体为人们所了解。

（二）较重要的植物药化学成分

1. 生物碱（赝碱）

是一类含氮的碱性有机物质，大多数是无色或白色的结晶性粉末或细小结晶，味苦，少数是液体（如槟榔碱）或有颜色（如小檗碱）。在水内多数难溶，比较易溶于有机溶剂如醚、氯仿、醇等（但与酸化合成盐后，就易溶于水，能溶或稍溶于醇，而难溶于醚、氯仿等）。这类成分一般都具有相当强烈的生理作用。重要的生物碱如：吗啡、可待因（含于阿片）、奎宁（含于金鸡纳皮）、咖啡因（含于茶叶、咖啡豆）、阿托品（含于颠茄等）、东莨菪碱（含于洋金花）、士的宁（含于番木鳖）、依来丁（含于吐根）、麻黄碱（含于麻黄）、可卡因（含于古柯叶）、毒扁豆碱（含于毒扁豆）、毛果芸香碱（含于毛果芸香）、麦角新碱、麦角胺（含于麦角）、小檗碱（含于黄连、黄柏、三颗针等）、四氢帕马丁（含于元胡）、粉防己碱（含于粉防己）等。

2. 多聚糖

多聚糖（简称多糖）是由十个以上的单糖基通过苷键连接而成的，一般多聚糖常由几百甚至几千个单糖组成。许多中草药中含有的多糖具有免疫促进作用，如黄芪多糖。从香菇分离出的香菇多糖具有明显的抑制实验动物肿瘤生长的作用。鹿茸多糖则可抗溃疡。

3. 苷（配糖体；糖杂体）

是糖或糖的衍生物与另一称为苷元（甙元或配基）的非糖物质，通过糖端的碳原子连接而成的化合物。苷的共性在糖的部分，而苷元部分几乎包罗各种类型的天然成分，故其性质各异。苷大多数是无色无臭的结晶或粉末，味苦或无味；多能溶于水与稀醇，亦能溶于其他溶剂；遇湿气及酶或酸、碱时即能被分解，生成苷元和糖。苷类可根据苷键原子不同而分为氧苷、硫苷、氮苷和碳苷，其中氧苷为最常见。

氧苷以苷元不同，又可分为醇苷、酚苷、氰苷、酯苷、吲哚苷等，现简述如下：

（1）醇苷：如具有适应原样作用的红景天苷和具有解痉止痛作用的獐牙菜苦苷均属醇苷。醇苷苷元中不少属于萜类和甾醇类化合物，其中强心苷和皂苷是重要的类型。含有强心苷的药物有洋地黄、羊角拗、夹竹桃、铃兰等。皂苷是一类比较复杂的苷类化合物，广泛存在于植物界，它大多可以溶于水，振摇后可生成胶体溶液，并具有持久性、似肥皂溶液的泡沫。皂苷是由皂苷元和糖、糖醛酸或其他有机酸所组成。按照皂苷被水解后所生成的苷元的结构，皂苷可分为两大类：留体皂苷和三萜皂苷。薯蓣科薯蓣属许多植物所含的薯蓣皂苷元属于留体皂苷；三萜皂苷在自然界的分布也很广泛，种类很多，如桔梗、人参、三七、甘草、远志、柴胡等均含有三萜皂苷。

（2）酚苷：黄酮、蒽醌类化合物通过酚羟基而形成黄酮苷、蒽醌苷。如芦丁、橙皮苷均属黄酮苷，分解后可产生具有药理活性的黄酮；大黄、芦荟、白番泻叶等含有蒽醌苷分解后产生的蒽醌具有导泻作用。

（3）氰苷：氰苷易水解而产生羟腈，后者很不稳定，可迅速分解为醛和氢氰酸。如苦杏仁苷属于芳香族氰苷，分解所释出的少量氢氰酸具有镇咳作用。

（4）酯苷：如土槿皮中的抗真菌成分属酯苷。

（5）吲哚苷：如中药所含的靛苷是一种吲哚苷，其苷元吲哚醇氧化成靛蓝，具有抗病毒作用。

4. 黄酮

黄酮为广泛存在于植物界中的一类黄色素，大都与糖类结合为苷状结构存在。多具有降血脂、扩张冠脉、止血、镇咳、祛痰、减低血管脆性等作用。银杏、毛冬青、黄芩、陈皮、枳实、紫菀、满山红、紫花杜鹃、小叶枇杷、芫花、槐米、蒲黄等都含有此成分。

5. 内酯和香豆素（精）

内酯属含氧的杂环化合物。香豆素系邻羟基桂皮酸的内酯，为内酯中的一大类，单独存在或与糖结合成苷，可有镇咳、祛痰、平喘、抑菌、扩张冠脉、抗辐射等作用，含存于秦皮、矮地茶、补骨脂、蛇床子、白芷、前胡等。其他内酯含存于穿心莲、白头翁、当归、银杏叶等，具有各自的特殊作用。

6. 甾醇

常与油脂类共存于种子和花粉粒中，也可能与糖结合成苷。β-谷甾醇（黄柏、黄芩、人参、附子、天门冬、铁包金等含有）、豆甾醇（柴胡、汉防己、人参、款冬、黄柏等含有）、麦角甾醇（麦角、灵芝、猪苓等含有）及胆甾醇（即胆固醇，含于牛黄、蟾酥等）都属本类成分。

7. 木脂素

多存在于植物的木部和树脂中，因此而得名。多数为游离状态，也有一些结合成苷。五味子、细辛、红花、连翘、牛蒡子含此成分。

8. 萜类

萜类为具有 $(C_5H_8)_n$ 通式的化合物以及其含氧与饱和程度不等的衍生物。中草药的一些挥发油、树脂、苦味素、色素等成分，大多属于萜类或含有萜类成分。

9. 挥发油（精油）

挥发油是一类混合物，其中常含数种乃至十数种化合物，主要成分是萜类及其含氧衍生物，具有挥发性，大多是无色或微黄色透明液体，具有特殊的香味，多比水轻，在水内稍溶或不溶，能溶于醇、醚等。其主要用途是调味、祛风、防腐、镇痛、通经、祛痰、镇咳、平喘等。含挥发油的中药很多，如：陈皮、丁香、薄荷、茴香、八角茴香、桂皮、豆蔻、姜、桉叶、细辛、白芷、当归、川芎、芸香草等。

10. 树脂

均为混合物，主要的组成成分是二萜和三萜类衍生物，有的还包括木脂素类。多由挥发油经化学变化后生成，不溶于水，能溶于醇及醚。如松香就是一种树脂。树脂溶解于挥发油，即为"油树脂"。油树脂内如含有芳香酸（如苯甲酸、桂皮酸等），则称为"香胶"或"树香"，也称作"香树脂"。

11. 树胶

树胶是由树干渗出的一种固胶体，为糖类的衍生物。能溶于水，但不溶于醇，例如阿拉伯胶、西黄芪胶等。

12. 鞣质

从音译又名"单宁"。中药中含此成分较多的是五倍子、茶、大黄、石榴皮，其他树皮、叶、果实也常含有。鞣质多具收敛涩味，遇三氯化铁液变黑色，遇蛋白质、胶质、生物碱等能起沉淀，氧化后变为赤色或褐色。常见的五倍子鞣质亦称鞣酸，用酸水解时，分解出糖与五倍子酸，因此也可看作是苷。临床上用于止血和解毒。

13. 有机酸

本成分广泛存在于植物中，未熟的果实内尤多，往往和钙、钾等结合成盐，常见的有枸橼酸、苹果酸、蚁酸、乳酸、琥珀酸、酒石酸、草酸、罂粟酸等。

第二节　合理使用药物

一、选择最佳药物及其制剂

合理使用药物一直是全世界都注意的问题，因为药物的不合理使用（严格地说不应称为药物滥用）不但是惊人的药物资源的浪费，而且更为关键的是还会引发因药物不良反应而带来的严重危害。

为此，世界卫生组织建议将合理使用药物作为国家药物政策的组成部分之一，并且科学地和较全面地提出合理使用药物的定义："患者能得到适合于他们的临床需要和符合他们个体需要的药品以及正确的用药方法（剂量、给药间隔时间和疗程）；这些药物必须质量可靠、可获得，而且可负担得起，对患者和社会的费用最低。"

因此，合理使用药物不仅需要以药理学的基本理论指导对患者选择最佳的药品及其制剂以及制订和调整适当的治疗方案，还需要遵守国家的有关规定（例如国家基本药物目录、国家处方集、标准治疗指南和临床路径等）。

（一）对症治疗、对因治疗及其结合

选择药物时，除了应该针对患者疾病的病理生理学选用药物作对症治疗、或对因治疗、或二者结合起来考虑外（如对于过敏性休克宜采用具有收缩血管作用和舒张支气管作用的肾上腺素抢救，而对由于微循环障碍引起的感染中毒性休克，除解除休克状态外，还应选用相应的抗菌药进行对因治疗），还应该考虑患者所属特殊人群（如老人、妊娠期妇女等）或其机体功能（如肝、肾等）状态。

（二）避免不良反应

选择药物时还应考虑药物的不良反应或禁忌证。例如对哮喘患者应用药物时宜选用对 β 受体有选择作用的异丙肾上腺素，而不宜选用既作用于支气管上的 β 受体又作用于血管上的 α 受体（可使血管收缩）的肾上腺素，尤其是对伴有高血压的哮喘患者更不宜选用，但由于异丙肾上腺素对支气管上的 β_2 受体和心脏上的 β_1 受体无选择性，最好应用对 β_2 受体具有选择作用的沙丁胺醇，这样可以避免心率加快和心悸的不良反应。又如在心律失常患者可选用普萘洛尔，但由于它对 β_1 和及 β_2 受体的拮抗无选择性，如用于伴有哮喘的心律失常患者时，则可因发生支气管痉挛而死亡。

（三）联合用药

应尽量利用有利的药物相互作用，避免有害的药物相互作用。

（四）制剂

同一药物的不同制剂在给药途径、吸收速度、药物稳定性等方面各有特点，在选用时需根据疾病的情况和需要方面考虑和选择，如在止喘时可选用氨茶碱片剂或注射液、异丙肾上腺素注射液或喷雾剂。

药物的制剂可因其制造工艺不同而影响其生物利用度，片剂的崩解度、溶解度等，也是重要的因素，它们均可影响疗效。

二、制订或调整最佳治疗方案

在选择了最合适的药物之后，就要根据药物代谢动力学的特点以及患者的机体情况制订给药方案，它包括给药剂量、给药途径、给药间隔时间及疗程等；有时还需根据药物代谢动力学参数来制订。在用药过程中需根据患者的情况进行调整。

（一）药物的剂量

药物的剂量是指用药量。剂量不同，机体对药物的反应程度，即药物的效应也不一样。如果剂量过小，就不会产生任何效应。将剂量加大至药物效应开始出现时，这一剂量称为阈剂量或最小有效量。比最小有效量大，并对机体产生明显效应，但不引起毒性反应的剂量，称为有效量或治疗量。引起毒性反应的剂量，称为中毒量。引起毒性反应的最小剂量称为最小中毒量。比中毒量大、能引起死亡的剂量称为致死量。

药物的治疗量或常用量，在国家有关文件中都有明确规定（如药品说明书等）。极量虽比治疗量大，但比最小中毒量要小。因此，极量对于大多数人并不引起毒性反应，但由于个体差异或对药物的敏感性不同，对个别病人也有引起毒性反应的可能。因此，除非在必要情况下，一般不采用极量，更不应该超过极量。

1. 60 岁以上的老人

一般可用成人剂量的 3/4。

2. 小儿用药剂量

比成人小，一般可根据年龄按成人剂量折算；对毒性较大的药物，应按体重计算，有的按体表面积计算。

（1）小儿剂量还可按年龄用下列公式求得

1 岁以内用量 = 0.01×（月龄+3）×成人剂量。

1 岁以上用量 = 0.05×（年龄+2）×成人剂量。

（2）根据体重计算：小儿用量 = 小儿体重×成人剂量÷60。此法简便易行，但年幼者求得的剂量偏低，年长儿求得的剂量偏高，应根据临床经验做适当增减。

（3）根据体表面积计算：根据体表面积计算用量比较合理，可避免按体重计算的缺点。用体表每平方米表达药量，能适合于各年龄小儿，同样也适合于成人。

体重 30kg 以下的小儿：小儿体表面积 = 体重×0.035+0.1，小儿用量 = 成人剂量×某体重小儿体表面积÷1.7，其中 1.7 为成人（70kg）的体表面积。

体重 30kg 以上的儿童的体表面积，按下法推算，即体重每增 5kg，体表面积增加 0.1m²，如：35kg 体表面积为 1.1+0.1 = 1.2，40kg 为 1.3m²，45kg 为 1.4m²……但 60kg 则为 1.6m²，70kg 为 1.7m²。

（二）给药途径

给药途径不同，可因其吸收、分布、代谢、排泄的不同而使药物的效应强弱不同，甚至可改变效应的质，如硫酸镁，肌肉注射可产生中枢抑制，而口服则导泻。临床上主要依据病情和药物的特点决定给药途径。各种给药途径的特点如下：

1. 口服

药物口服后，可经过胃肠吸收而作用于全身，或留在胃肠道行效于胃肠局部。口服是最安全方便的用药法，也是最常用的方法，但遇有下列情形时不便采用：患者昏迷不醒或不能咽下；因胃肠有病，不能吸收；由于药物的本身性质不容易在胃肠中吸收或能被胃肠的酸性、碱性所破坏（如青霉素、胰岛素等）；口服不能达到药物的某种作用（例如用硫酸镁口服，只能引起泻下，如需镇痉、镇静必须注射）。在这些情况下，都须采用其他用药方法。对胃有刺激或容易被胃酸所破坏的药品，如必须采用口服，应加以特殊处理，一般是把药品制成肠溶片（如胰酶），或盛在肠用胶囊内，或制成一种不溶于胃酸而到碱性肠液内能溶的化合物（如把鞣酸制成鞣酸蛋白），入肠后发生作用。

2. 注射

注射也是一种重要的给药途径。注射方法主要有皮下、肌肉、静脉、鞘内等数种。皮下注射，即将药液注射在皮下结缔组织内，只适用于少量药液（一般为 1~2ml），同时可能引起一定程度的疼痛及刺激，故应用受到一定限制。肌肉注射系将药液注射于肌肉内（多在臀部肌肉），由于肌肉的血管丰富，药物吸收较皮下快，疼痛程度亦较皮下注射轻。注射量一般为 1~2ml，但可用至 10ml。油剂及混悬剂均以采用肌内注射为宜，刺激性药物亦宜用肌内注射，因肌肉对疼痛刺激敏感性小。至于静脉注射，一次注射量可较大，且奏效迅速，常用于某些急救情况。但危险性也较大，有可能引起剧烈反应甚至形成血栓，而且药液如漏出静脉血管之外，常可引起肿痛，因此须加注意。静脉注射液一般要求澄明，无浑浊、沉淀，无异物及致热原；凡混悬溶液、油溶液及不能与血液混合的其他溶液，能引起溶血或凝血的物质，均不可采用静脉注射。某些有刺激性的药物溶液以及高渗溶液，因血液可使之稀释，不大可能引起刺激反应，则可用静脉注射。药液量如果更大，可采用输液法，使药液缓缓流入静脉内或皮下组织内。如果静脉输入很缓慢，可以用滴数计数时，就为静脉滴注或静脉点滴。在药物不能进入脊髓液或不能很快达到所需浓度时，可采用鞘内注射，其法为：注射前先抽出适量的脊髓液，然后将药液徐徐注入蛛网膜下腔的脊髓液中。药物过敏试验时则作皮内注射。

3. 局部用药

目的主要是引起局部作用，例如涂擦、撒粉、喷雾、含漱、湿敷、洗涤、滴入等都属于此类。其他尚有灌肠、吸入、植入（埋藏）、离子透入、舌下给药、肛门塞入、阴道给药等方法，虽用于局部，目的多在于引起吸收作用。

（三）给药间隔时间、疗程及用药时间

给药间隔时间对于维持稳定的有效血浓度甚为重要，如不按规定的间隔时间用药，可使血药浓度发生很大的波动，过高时可发生毒性反应，过低时则无效。尤其是在应用抗菌药治疗传染性疾病时更为重要，因为血药浓度在有效和无效浓度之间的波动，可导致细菌产生抗药性。按照药物代谢动力学的规律，给药间隔时间、药物剂量和稳态血药浓度之间有一定的关系，因此，在实际应用药物时需按规定的间隔时间给药。

给药持续时间（疗程）可根据疾病及病情而定。一般情况下，在症状消失后即可停止

用药，但在应用抗菌药治疗某些感染性疾病时，为了巩固疗效和避免耐药性的产生，在症状消失后尚需再应用一段时间的药物。对于某些慢性疾病需长期用药，为了减少不良反应的发生，需按疗程规定用药。有的药物（如肾上腺皮质激素）在长期用药后需要停药时，不得突然停止，否则可导致症状加剧，又称"反跳"。

至于餐前还是餐后服药，则需从药物的性质和吸收、药物对胃的刺激、病人的耐受能力和需要药物发挥作用的时间等方面来考虑。易受胃酸影响的药物宜餐前服，对胃有刺激者则宜餐后服；又如糖尿病患者应用短效胰岛素则应在餐前15分钟注射，而用中效胰岛素时可在餐前30分钟注射。

对于一些受昼夜节律影响的药物则应按其节律规定用药时间，例如长期应用肾上腺皮质激素时可于早晨给药。

三、影响药物药效学和药动学的因素

药物有其固有的药效学或药动学特点，但也可因病人的个体、病原体，甚至环境条件、联合用药等因素而影响其效应，或使效应增强，或使效应减弱，甚至发生质的改变而使不良反应、毒性增强。因此，在用药时除根据药物的药理作用考虑以外，还应掌握诸多影响因素，以便更全面地合理使用药物。

这些因素可来自机体和药物两个方面，前者可表现为药物效应在量的方面，甚至质的方面的差异，后者主要表现为药物效应的增强或减弱。

（一）机体方面的因素

机体方面的诸因素，如年龄、性别、精神状态、病理状态、遗传等可使药物效应发生差异，效应的差异可表现在不同的个体或同一个体的不同状态。这种差异可能由于作用部位的药物浓度不同所引起，也可能由于浓度相同但生理反应性不同所致。前者常称为药物代谢动力学性（吸收、分布、代谢、排泄）差异，后者称为药效学性差异。发生差异的原因是多方面的。效应的差异在大多数情况下表现为效应的强弱或久暂的不同，少数情况下，也可表现为质的不同，通常称为特异质反应。

1. 年龄

许多生理功能、体液与体重的比例、血浆蛋白质的含量等可因年龄而异，主要表现在小儿和老人方面。

（1）小儿：小儿正处在全身各器官发育期间，如肝、肾、中枢神经系统的发育尚未完全，而使通过肝灭活、肾排泄的药物受影响，以致产生不良反应或毒性。如早产儿及新生儿对氯霉素的生物转化缓慢而易产生灰婴综合征的毒性；婴儿的血脑屏障发育尚未尽完善，所以对吗啡特别敏感而致呼吸抑制，或对氨茶碱易致过度兴奋。小儿体液占体重比例大，其水盐代谢转换率较快，而调节能力较差，故对利尿药特别敏感，易致水盐代谢障碍或中毒。另外，有些药物对小儿生长发育可有较大影响，如激素可致发育异常和障碍；四环素可影响钙代谢，以致发生牙齿黄染或骨骼发育停滞。对于小儿，许多药物有其特定的剂量。

（2）老年人：因器官功能日益衰退，可影响药物的代谢动力学，如应用经肝灭活的药物或经肾排泄的药物，则可产生血药浓度过高或作用持续时间过久，以致出现不良反应或毒性。由于老年人的某些器官功能衰退，如中枢神经系统及心血管系统，而对作用于这些系统的药物的耐受性降低，故对 60 岁以上的老年人用药，一般均应按成人剂量酌减 1/4。另外，老年人由于记忆力减退而对药物应用的依从性较差，故对老人用药种类宜少，并须交代清楚用药方法。

2. 性别

性别对药物的敏感方面差异并不显著，但由于男女的生理功能不同，如女性病人在月经、妊娠、分娩、哺乳期，用药就应注意。一般认为，月经期和妊娠期子宫对泻药和其他强烈刺激性药物比较敏感，有引起月经过多、流产、早产的危险。对妊娠和哺乳期的妇女，有些药物有可能通过胎盘进入胎儿，或经乳汁排出被乳儿摄入体内，引起中毒。还有一些药物可致畸胎或影响胎儿发育，故在妊娠期间用药应更慎重。

3. 精神因素

医护人员的语言、态度及病人的乐观或悲观情绪均可影响药物的疗效。安慰剂（指无药理活性的物质）对一些慢性疾病，如高血压、心绞痛、神经官能症等能产生一定的疗效，就是精神因素的影响。这方面的因素影响甚大，不可忽视。

4. 病理状态

疾病可通过机体对于药物的敏感性的改变，以及通过药物在体内过程的改变，而影响药物的效应。如中枢神经受抑制时，可耐受较大剂量的中枢兴奋药，中枢神经兴奋时也可耐受较大剂量的中枢抑制药，如巴比妥类中毒时虽用大量中枢兴奋药也不易引起惊厥，而处于惊厥状态时则需要较大剂量的苯巴比妥才能对抗。

在药物的体内过程方面，某些慢性疾病引起的低蛋白血症会使奎尼丁、地高辛、苯妥英钠的自由型药物增多而作用加强或不良反应增多；肝功能不全可能使药物消除减少、血浆 $t_{1/2}$ 延长，如可使地西泮的 $t_{1/2}$ 由 46 小时延长到 106 小时；肾功能不全时，经肾排泄的药物，如青霉素、四环素、氯霉素等的排泄速率减慢，$t_{1/2}$ 延长。

5. 遗传因素

药物效应的差异有些是由遗传因素对药物代谢动力学或药效学的影响所致。遗传的基因组成差别构成了人对药物反应性的差异。遗传药理学就是研究机体遗传因素对药物反应的影响的学科。

（1）遗传因素对药物代谢动力学的影响：药物代谢动力学个体差异的主要原因来自遗传因素，遗传因素对药物代谢动力学的影响必然表现在药物作用强度和不良反应的差异。如双香豆素的血浆 $t_{1/2}$，在一卵双生个体之间相差无几，而在二卵双生个体之间可相差几倍。许多药物通过各种酶如 P450、过氧化氢酶、单胺氧化酶、假胆碱酯酶、肝乙酰基转移酶等的转化而消除，因而遗传因素可影响这些酶对药物的转化。如在人群中有快乙酰化型和慢乙酰化型，在服用同样剂量的异烟肼后，前者的血药浓度较低、$t_{1/2}$ 较短，因而其多发性外周神经炎的发生率也较少；遗传性伪胆碱酯酶缺陷的病人，应用常量的琥珀胆碱后作用持续时间可延长数十倍，且易中毒。

（2）遗传因素对药效学的影响遗传因素：在不影响血药浓度的条件下也可因受体异常、组织细胞代谢障碍、解剖学异常而影响机体对药物起反应的差异。如华法林耐受者肝中维生素 K 环氧化物还原酶的受体与华法林亲和力降低而使药效降低；葡萄糖-6-磷酸脱氢酶（G6PD）缺陷者由于酶的缺乏以致在服用伯氨喹、阿司匹林、对乙酰氨基酚及磺胺类时易致变性血红蛋白性或溶血性贫血。

6. 昼夜节律

以一定时间周期进行节律性的活动是生物界的一种普遍现象。在生物活动的时间节律周期中研究最多的是昼夜节律，即生物活动以近似 24 小时为周期的节律性变化。如体温、血压、肾上腺皮质激素的分泌及尿钾的排泄等。

时辰药理学就是研究药物作用和体内过程的昼夜节律。例如人的肾上腺皮质激素分泌高峰出现在清晨；血浆皮质激素浓度在上午 8 时左右最高，其后血浆浓度逐渐下降，直到午夜零点降到最低值。因此，临床上根据这种节律应用皮质激素，可提高疗效，减少不良反应。再如高血压的治疗要根据患者的夜间高负荷血压或凌晨血压增高的不同而在不同时间给药。排泄速度也有昼夜节律，例如，水杨酸钠在上午给药排泄最慢，下午给药排泄最快。

（二）药物方面的因素

1. 习惯性与成瘾性

均为连续用药引起的机体对药物的依赖性，连续用药后病人对药物产生精神上的依赖，称为习惯性，如果已经产生了躯体性依赖，一旦停药会产生戒断综合征，则称为成瘾性。

2. 耐受性

连续用药后产生的药物反应性降低，叫作耐受性。药物长期用药后产生的耐受现象，是为后天耐受性；而某些人在第一次用药时就出现耐受现象，是为先天耐受性。在长期应用化疗药物后病原体（微生物或原虫）对药物产生的耐受性称为耐药性或抗药性。这是化学治疗中普遍存在的严重问题，应予重视。

3. 增敏性及撤药症状

某些药物长期用药后，机体对药物的敏感性增强，例如以普萘洛尔治疗高血压，突然停药可出现撤药症状。

第三节 药物的制剂和贮存

一、药物的制剂

制剂即剂型，是指药物根据医疗需要经过加工制成便于保藏与使用的一切制品。制剂约有几十种，简介如下：

（一）液体制剂及半液体制剂

（1）水剂（芳香水剂）（water）：一般是指挥发油或其他挥发性芳香物质的饱和或近饱和水溶液，如薄荷水。

（2）溶液剂（liquor；solution）：一般为非挥发性药物的澄明水溶液，供内服或外用，如亚砷酸钾溶液。一些由中药复方提制而得的口服溶液，称为"口服液"（oral liquid）。

（3）注射剂（injection）：也称"注射液"，俗称"针剂"，是指供注射用药物的灭菌的溶液、混悬剂或乳剂。还有供临时制配溶液的注射用灭菌粉末，有时称"粉针"，如青霉素钠粉针。供输注用的大型注射剂俗称"大输液"。

（4）煎剂（decoction）：是生药（中草药）加水煮沸所得的水溶液，如槟榔煎。中药汤剂也是一种煎剂。

（5）糖浆剂（syrup）：为含有药物或芳香物质的近饱和浓度的蔗糖水溶液，如远志糖浆。

（6）合剂（mixture）：是含有可溶性或不溶性固体粉末药物的透明液或悬浊液，一般用水作溶媒，多供内服，如复方甘草合剂。

（7）乳剂（emulsion）：是油脂或树脂质与水的乳状悬浊液。若油为分散相（不连续相），水为分散媒（连续相），水包油滴之外，称"水包油乳剂"（油/水），反之则为"油包水乳剂"（水/油）。水包油乳剂可用水稀释，多供内服；油包水乳剂可用油稀释，多供外用。

（8）醑剂（spirit）：是挥发性物质的醇溶液，如樟脑醑。

（9）酊剂（tincture）：是指生药或化学药物用不同浓度的乙醇浸出或溶解而得的醇性溶液，如橙皮酊。

（10）流浸膏（liquid extract）：将生药的醇或水浸出液浓缩（低温）而得，通常每1ml 相当于原生药 1g，如甘草流浸膏。

（11）洗剂（lotion）：是一种悬浊液，常含有不溶性药物，专供外用（如洗涤创面、涂抹皮肤等），如炉甘石洗剂。

（12）搽剂（liniment）：专供揉搽皮肤的液体药剂，有溶液型、混悬型、乳化型等，如松节油搽剂。

（13）其他：浸剂（infusion）、凝胶剂（gel）、胶浆剂（mucilage）、含漱剂（garga-rism）、灌肠剂（enema）、喷雾剂（spray）、气雾剂（aerosol）、吸入剂（inhalation）、甘油剂（glycerin）、滴眼剂（eyedrops）、滴鼻剂（nasal drops）、滴耳剂（eardrops）等。

（二）固体制剂及半固体制剂

（1）散剂（powder）：为一种或一种以上的药物均匀混合而成的干燥粉末状剂型，供内服或外用，如痱子粉。

（2）颗粒剂：或称"冲剂"，系将生药以水煎煮或以其他方法进行提取，再将提取液浓缩成稠膏，以适量原药粉或蔗糖与之混合成为颗粒状，服时用开水或温开水冲服，如抗感冒颗粒。

（3）浸膏（extract）：将生药的浸出液浓缩（低温）使成固体或半固体状后，加入固体稀释剂适量，使每 1g 与原生药 2~5g 相当，如颠茄浸膏。

（4）丸剂（pills）：系由药物与赋形剂制成的圆球状内服固体制剂，分糖衣丸、胶丸、滴丸、肠溶丸等。滴丸是一种新剂型，由药物与基质加热熔化混匀后滴入不相混溶的冷凝液中经收缩、冷凝而制成，如氯霉素耳用滴丸（耳丸）。中药丸剂又分蜜丸、水丸等。

（5）片剂（tablets）：系由一种或多种药物与赋形剂混合后制成颗粒，用压片机压制成圆片状分剂量的制剂，如苯巴比妥片。新的剂型中尚有多层片、缓释片、泡腾片等。

（6）膜剂（pellicles；film；membrane）：又称薄片剂（lamellae），是一种新剂型，有几种形式，一种系指药物均匀分散或溶解在药用聚合物中而制成的薄片；一种是在药物薄片外两面再覆盖以药用聚合物膜而成的夹心型薄片；再一种是由多层药膜叠合而成的多层薄膜剂型。按其用途分有：眼用膜剂、皮肤用膜剂、阴道用膜剂、口服膜剂等，如毛果芸香碱膜、硝酸甘油膜、冻疮药膜、外用避孕药膜等。

（7）胶囊剂（capsules）：系将药物盛装于空胶囊内制成的制剂，如吲哚美辛胶囊。

（8）微型胶囊（microencapsulation）：简称"微囊"，系利用高分子物质或聚合物包裹于药物（固体或液体，有时是气体）的表面，使成极其微小的密封囊（直径一般为 5~400μm），起着遮盖或保护膜的作用，能掩盖药物的苦味、异臭，增加药物的稳定性，防止挥发性药物的挥散，如维生素 C 微囊。

（9）栓剂（suppositorium）：系供纳入人体不同腔道（如肛门、阴道等）的一种固体制剂，形状和大小因用途不同而异，熔点应接近体温，进入腔道后能熔化或软化。一般在局部起作用，也有一些栓剂，如吲哚美辛栓，经过直肠黏膜吸收而发挥全身作用。

起全身作用的栓剂，已受到国内外重视，有了一些进展。它具有如下优点：①通过直肠黏膜吸收，有50%～75%的药物不通过肝脏而直接进入血循环，可防止或减少药物在肝脏中的代谢以及对肝脏的毒不良反应；②可避免药物对胃的刺激，以及消化液的酸碱度和酶类对药物的影响和破坏作用；③适于不能吞服药物的患者，尤其是儿童；④比口服吸收快而有规律；⑤作用时间长。但亦有使用不方便、生产成本比片剂高、药价较贵等缺点。

（10）软膏剂（ointment）：系药物与适宜的基质均匀混合制成的一种易于涂布在皮肤或黏膜上的半固体外用制剂，如氧化氨基汞软膏。

（11）眼膏剂（eye ointment）：为专供眼用的细腻灭菌软膏，如四环素可的松眼膏。

（12）乳膏（cream）：又称"乳霜""冷霜""霜膏"，系由脂肪酸与碱或碱性物质作用而制成的一种稠厚乳状剂型，状如日用品中的雪花膏，较软膏易于吸收，不污染衣服（因本身含肥皂，较易洗去）。根据需要有时制成油包水型，但多为水包油型，如氟氢可的松乳膏。

（13）糊剂（paste）：为大量粉状药物与脂肪性或水溶性基质混合制成的制剂，如复方锌糊。

（14）其他：还有硬膏剂（plaster）、海绵剂（sponge）、煎膏剂、胶剂、脂质体、固体分散体等。

（三）控制释放的制剂

近年来有一类新发展起来的可以控制药物释放速率（缓慢地、恒速或非恒速）的制剂。制备时将药物置入一种人工合成的优质惰性聚合物中，制成内服、外用、植入等剂型。使用后，药物在体内或在与身体接触部位缓缓释放，发挥局部或全身作用。药物释放完毕，聚合物随之溶化或排出体外。本类剂型按其释放速率可分为缓释制剂及控释制剂。缓释制剂是指用药后可缓慢地非恒速释放，控释制剂是指用药后可缓慢地恒速或近恒速释放。

1. 口服缓释或控释制剂

例如缓释片或控释片，其外观与普通片剂相似，但在药片外部包有一层半透膜。口服后，胃液通过半透膜，进入片内溶解部分药物，形成一定渗透压，使饱和药物溶液通过膜上的微孔，在一定时间内（例如24小时）恒速或非恒速排出。其特点是，释放速度不受胃肠蠕动和pH值变化的影响，药物易被机体吸收，并可减少对胃肠黏膜的刺激和损伤，因而减少药物的不良反应。血药浓度平稳、持久。

此外，还可运用控释技术，将药制成缓释或控释糖浆、缓释或控释微粉剂，撒在软食物上（如果酱、米粥等）上服用，为小儿或咽下困难的患者服药提供方便。

2. 控释透皮贴剂

这是一种用于贴在皮肤上的小膏药，其所含药物能以恒定速度透过皮肤，不经过胃肠道和肝脏直接进入血流。这种制剂属于透皮治疗系统（transdermal therapeutic system，TTS），它由几种不同的层次组成：最外面是包装层，向内是药物贮池，再向内是一层多孔的膜，里面是一黏性附着层，此层上附有一保护膜，临用前撕下。贴膏贴上后，通过多孔膜，控制药物释放的速度。也可将药物混于聚合物之中，通过扩散作用缓缓释放出药物。目前这种治疗系统还只用于小分子药物（例如东莨菪碱、硝酸甘油）。如含东莨菪碱的贴膏，贴一次可在3天之内防止晕动病（恶心、呕吐等）有效，改变了过去由于东莨菪碱口服吸收快，易引起不良反应，不便用于防治晕动病的状况。

3. 眼用控释制剂

如控释眼膜，薄如蝉翼，大小如豆粒，置于眼内，药物即可定量地均衡释放。国内近年试制的毛果芸香碱控释眼膜，置入1片于眼内，可以维持7天有效，疗效比滴眼剂显著，并且避免了频繁点药的麻烦，不良反应也少见。

氯霉素控释眼丸为我国首创的一种控释制剂，系根据我国传统药"龙虱子"设计的薄型固体小圆片，用先进的滴丸工艺制成。放入眼内后，能恒速释药10天，维持药物有效浓度，相当于10天内每8.4分钟不间断地滴眼药水一次，因此避免了频繁用药、使用不便的缺点。国外迄今尚未见有此种新剂型。

（四）药房制剂

医疗单位的制剂室或药厂，只有取得了《制剂许可证》或《药品生产企业许可证》的，亦即确实具备有生产条件、确能保证产品质量的，才能进行药房制剂的生产，否则就不符合《中华人民共和国药品管理法》的规定，就是违法。

制剂质量的优劣，直接关系到患者的健康，甚至生命安全，尤其是一些抢救危重患者的药剂更是如此。当患者已处在死亡边缘上，如果及时应用质量好的制剂，往往可以转危为安；相反，如果用了质量差的制剂，轻则使疾病恶化，重则危及生命。所以制剂人员在配制各种制剂时，务必以对人民负责的精神，认真准确地按照操作规程进行操作，以确保质量，并需按照有关规定逐项进行检查，合格者方可提供临床使用。

二、药品的贮存

各种药品在购入时，包装上均注明贮存方法，有使用期限的均注明失效日期，应密切注意。兹将各类药品的贮存方法简述于下：

（一）密封贮存

这类药品要用玻璃瓶密封贮存，瓶口要用磨口瓶塞塞紧或在软木塞上加石蜡熔封，开启后应立即封固，决不能用纸袋或一般纸盒贮存，否则易于变质，夏天尤应注意。这类药品包括：氢氧化钠、氢氧化钾、氯化钙、浓硫酸、酵母片、复方甘草片、干燥明矾、碘化钾、碘化钠、溴化钠、溴化钾、溴化铵、苯妥英钠片、卡巴克络片、含碘喉片、维生素 B_1 片、各种浸膏、胶丸、胶囊、胃蛋白酶、含糖胃酶、胰酶、淀粉酶、结晶硫酸钠、硫酸铜、硫酸亚铁、硫酸镁、硫酸锌、鱼肝油、薄荷油、丁香油、各种香精、芳香水、乙醇、乙醚、氯仿、氯乙烷、碘、浓氨溶液、亚硝酸乙酯醑、漂白粉、水合氯醛、樟脑以及各种酒精制剂等（这类药品除密封外还应放于低温处）。

（二）低温贮存

这类药品最好放置在 $2 \sim 10\ ℃$ 的低温处，计有：

（1）易因受热而变质的药品：如维生素 D_2、胎盘球蛋白、促皮质素、三磷腺苷、辅酶 A、胰岛素、锌胰岛素（避免冰冻）、肾上腺素、噻替哌、缩宫素、麦角新碱、神经垂体后叶素等注射液，盐酸金霉素滴眼剂及各种生物制品（如破伤风抗毒素、痘苗、旧结核菌素）等。

（2）易燃易炸易挥发的药物：这类药物除应置于低温处外，还应该注意密封，如乙醚、无水乙醇、挥发油、芳香水、香精、氯乙烷、氯仿、过氧化氢溶液、浓氨溶液、亚硝酸乙酯醑、亚硝酸异戊酯等。

（3）易因受热而变形的药物：如甘油栓等。

（三）避光贮存

对光照敏感、光照后易失效的药品，其制剂应装在遮光容器内，如：葡萄糖酸奎尼丁，水杨酸毒扁豆碱，碘伏，盐酸肾上腺素，甲氧氯普胺、氨茶碱、氨酪酸、盐酸普萘洛尔、盐酸哌替啶、利多卡因、毛花苷 C、去甲肾上腺素、氢化可的松、醋酸可的松等注射液，抗坏血酸，解磷定，硝酸银等，应按说明书的要求置于阴暗处或不见光处贮存。

（四）防止过期

有些稳定性较差的药品如抗生素、缩宫素、含糖胃蛋白酶、胰岛素、细胞色素 C、绒促性素等，在贮存期间药效可能降低，毒性可能增高，有的甚至不能供药用。为了保证用药的安全和有效，对这类药品都规定了有效期。

药品的"有效期"是指药品在一定的贮存条件下，能够保持质量的期限。药品的有效期应根据药品的稳定性不同，通过稳定性实验研究和留样观察，合理制定。

药品有效期的计算是从药品的生产日期（以生产批号为准）算起，药品标签应列有效期的终止日期。

到效期的药品，应根据《中华人民共和国药品管理法》规定，过期不得再使用。

药品生产、供应和使用单位对有效期的药品，应严格按照规定的贮存条件进行保管，要做到近效期先出，近效期先用，调拨有效期的药品要加速运转。

生产厂在产品质量提高后，认为有必要延长有效期时，可向当地（省、自治区、直辖市）卫生行政部门提出申请，经管理部门批准后，可延长改订本厂产品的有效期。

对于有效期的药品应定期检查以防止过期失效；账卡和药品上均应有特殊标记，注明有效期，以便于查找。

贮存药品时，除应注意以上所举各点外，还要注意：从原包装分出的药品，强酸要用玻璃塞瓶装；氯仿不要用橡皮塞（以防橡皮塞中部分物质被溶出）；标签一定要明显清楚，应有必要的检查，以防万一贴错；大输液不宜横放倒置，等等，以确保药品质量和用药安全有效。

第二章
临床药理学及药物分析

第一节　药理学

一、药理学概述

（一）药理学的性质与任务

药理学的英文 pharmacology 一词，由希腊文字 pharmakon（药物、毒物）和 logos（道理）缩合演变而成。顾名思义，药理学就是研究药物与机体相互作用及其作用规律的学科，其研究的主体是药物。

药物指能改变或查明机体生理功能和病理状态，用于预防、诊断、治疗疾病的物质。

药品与药物的区别：药品是指经过国家药品监督部门审批，允许其生产销售的药物，即已获得商品属性的药物，不包括正在上市前临床试验中的药物。而药物不一定经过审批，也不一定市面上有售。药品是指用于预防、治疗、诊断人的疾病，有目的地调节人的生理功能并规定有适应证或者功能主治、用法和用量的物质，包括中药材、中药饮片、中成药、化学原料药及其制剂、抗生素、生化药品、放射性药品、血清、疫苗、血液制品和诊断药品等。

药物与毒物：在一定条件下，较小剂量就能够对生物体产生毒性作用或使生物体出现异常反应的化学物质称为毒物（toxicant）。毒物的概念是相对的，药物与毒物难以严格区分，任何药物剂量过大或用药时间过长都可能产生毒性反应。毒理学（toxicology）是研究外源性化学物质及物理和生物因素对机体的有害作用及作用机制的应用学科，也属于药理学范畴。

药理学的学科任务是为阐明药物作用机制、改善药物质量、提高药物疗效、开发新药、发现药物新用途并为探索细胞生理生化及病理过程提供实验和理论依据；在正确用药、提高药物防病治病效果、促进医药学发展及协同其他生物学科阐明生命活动基本规律等方面，具有重要的作用；在药理学科学的理论指导下进行临床实践，在实验研究的基础上丰富药理学理论。药理学既是基础医学与临床医学的桥梁学科，也是医学与药学之间的桥梁学科。

药理学与临床药理学：近年来逐渐发展而设立的临床药理学是以临床患者为研究和服务对象的应用科学，其任务是将药理学基本理论转化为临床用药技术，即将药理效应转化为实际疗效，是基础药理学的后继部分。

（二）药理学的研究方法与内容

药理学的研究方法是实验性的，即在严格控制的条件下观察药物对机体或病原体的作用规律并分析其客观作用原理。药物的研究和应用除了要尊重科学规律，还要依照法律、法规和相关指导原则的规定，以保障人们的生命健康。

药理学研究内容：不仅要阐明药物对人体与病原体的作用和作用机制，而且要研究人体与病原体对药物的反作用（药物的体内过程）。前者属于药物效应动力学（pharmacodynamics）的范畴，后者属于药物代谢动力学（pharmacokinetics）的范畴。

二、药物效应动力学

药物效应动力学（pharmacodynamics），简称药效学，是研究药物对机体作用及作用机制的科学。即研究药物对机体的影响，包括药物给机体带来的治疗效应（疗效）或者非预期甚至不好的作用（副作用、毒性作用等）。

药效学的研究内容包括药物与作用靶位之间相互作用所引起的生物化学、生理学和形态学变化，药物作用的全过程和分子机制（药物作用、药理效应和药物作用机制）；药物作用的二重性（治疗作用和不良反应）；药物的效应关系（量效关系、构效关系和时效关系）；以及对药物的安全性评价。药效学的研究为临床合理用药、避免药物不良反应和新药研究提供依据，在促进生命科学发展中发挥着重要作用。

（一）药物作用和药理效应

药物作用（drug action）是指药物与机体生物大分子相互作用所引起的初始作用，是动因，有其特异性（specificity）。特异性指药物能与人体内相应的作用靶位（如受体）结合，从而产生特定的生理效应。

药理效应（pharmacological effect）是药物引起机体生理、生化功能的继发性改变，是药物作用的具体表现，对不同脏器有其选择性（selectivity）。选择性指药物对某组织、器官产生明显的作用，而对其他组织、器官作用很弱或几无作用。

通常药理效应与药物作用互相通用，但当两者并用时，应体现先后顺序，即两者的因果关系，药物作用是因，药理效应是药物作用的结果。

药理效应的基本类型：机体功能的提高称为兴奋（excitation）、亢进（hyperfunction），功能的降低称为抑制（inhibition）、麻痹（paralysis）。过度兴奋转入衰竭（failure），是另外一种性质的抑制。近年来随着生命科学的迅速发展，能使细胞形态与功能发生质变的药物引起注意，例如某些物质可以诱发细胞癌变。

药物作用特异性强的药物不一定产生选择性高的药理效应，两者不一定平行。例如阿托品特异性阻断 M 胆碱受体，但其药理效应选择性并不高，由于 M 胆碱受体的广泛分布，阿托品对心脏、血管、平滑肌、腺体及中枢神经功能都有影响，而且有的表现为兴奋效应，有的表现为抑制效应。作用特异性强及（或）效应选择性高的药物应用时较有针对性，副作用较少。反之，效应广泛的药物不良反应较多。但广谱药物在多种病因共存或诊断未明时选用也有其方便之处，例如广谱抗生素、广谱抗心律失常药等。

药物作用的方式：①局部作用和吸收作用：局部作用指在给药部位发生作用，几无药物吸收，如乙醇、碘酒对皮肤黏膜表面的消毒作用；吸收作用又称全身作用，指药物经吸收入血，分布到机体有关部位后再发挥作用。②直接作用和间接作用：直接作用指药物与器官组织直接接触后所产生的效应；间接作用又称继发作用，指由药物的某一作用而引起的另一作用，常常通过神经反射或体液调节引起。洋地黄的直接作用是兴奋心肌，加强心肌收缩力，改善心力衰竭症状，而随之产生的利尿、消肿等则属继发作用。

药理效应与治疗效果（简称疗效，therapeutic effect），两者并非同义词，例如具有扩张冠脉效应的药物不一定都是抗冠心病药，抗冠心病药也不一定都会取得缓解心绞痛临床疗效，有时还会产生不良反应（adverse reaction），这就是药物效应的二重性：药物既能治病也能致病。

（二）药物作用的二重性

1. 药物的治疗作用

指患者用药后所引起的符合用药目的的作用，有利于改善患者的生理、生化功能或病理过程，使机体恢复正常。根据药物所达到的治疗效果分为对因治疗、对症治疗和补充治疗或替代治疗。

对因治疗（etiological treatment）用药目的在于消除原发致病因子，彻底治愈疾病称为对因治疗，或称治本，例如抗菌药物清除体内致病菌。

对症治疗（symptomatic treatment）用药目的在于改善症状称为对症治疗，或称治标。对症治疗未能根除病因，但在诊断或病因未明时，对暂时无法根治的疾病却是必不可少的。在某些重危急症如休克、惊厥、心力衰竭、高热、剧痛时，对症治疗可能比对因治疗更为迫切。

补充治疗（supplement therapy）用药目的在于补充营养物质或内源性活性物质的不

足，可部分起到对因治疗的作用，急则治其表，缓则治其本，但需注意病因。或者作为替代治疗（replacement therapy），如肾衰竭患者的透析治疗。

2. 药物的不良反应

凡是不符合用药目的并给患者带来不适或痛苦的反应统称为药物的不良反应（adverse drug reaction，ADR）。多数 ADR 是药物固有效应的延伸，在一般情况下是可以预知的，但不一定可以避免。少数较严重的 ADR 较难恢复，称为药源性疾病（drug induced disease），例如庆大霉素引起神经性耳聋。根据治疗目的，用药剂量大小或不良反应严重程度，分为以下方面：

副作用（side reaction）：指药物在治疗剂量时，出现的与治疗目的无关的不适反应。这与药理效应选择性低有关，当某一效应用作治疗目的时，其他效应就成为副作用。例如阿托品用于解除胃肠痉挛时，将会引起口干、心悸、便秘等副作用。副作用是在常用剂量下发生的，一般不太严重，但是难以避免。

毒性反应（toxic reaction）：指在剂量过大或蓄积过多时发生的危害性反应，一般比较严重，但是可以预知也是应该避免发生的 ADR。企图增加剂量或延长疗程以达到治疗目的是有限度的，过量用药会增加临床治疗风险。急性毒性反应多损害循环、呼吸及神经系统功能，慢性毒性反应多损害肝、肾、骨髓、内分泌等功能。致癌（carcinogenesis）、致畸胎（teratogenesis）、致突变（mutagenesis）的三致反应也属于慢性毒性范畴。

后遗效应（residual effect）：是指停药后血药浓度已降至阈浓度以下时仍残存的药理效应。例如长期应用肾上腺皮质激素，停药后肾上腺皮质功能低下，数月内难以恢复。

停药或撤药反应（Withdrawal reaction）：指长期服用某些药物，突然停药后原有疾病的加剧，又称反跳现象（rebound phenomemm）。例如长期服用可乐定降血压，停药次日血压将回升。

继发反应（secondary reaction）：指由于药物的治疗作用引起的不良后果。如长期应用广谱抗菌药物导致的二重感染。

变态反应（allergic reaction）：指机体受药物刺激所发生的异常免疫反应，可引起机体生理功能障碍或组织损伤，也称过敏反应（hypersensitive reaction）。常见于过敏体质患者。临床表现各药不同，各人也不同。反应性质与药物原有效应无关，用药理拮抗药解救无效。反应严重度差异很大，与剂量无关，从轻微的皮疹、发热至造血系统抑制、肝肾功能损害、休克等。可能只有一种症状，也可能多种症状同时出现。停药后反应逐渐消失，再用时可能再发。致敏物质可能是药物本身，可能是其代谢物，也可能是药剂中杂质。青霉素类抗生素临床用药前常做皮肤过敏试验，但仍有少数假阳性或假阴性反应。可见这是一类非常复杂的药物反应。

特异质反应（idiosyncratic reaction）：指某些药物可使少数患者出现特异质的不良反应，与遗传有关，属于遗传性生化缺陷。反应性质也可能与常人不同，但与药物固有药理作用基本一致，反应严重度与剂量成比例，药理拮抗药救治可能有效。这种反应不是免疫反应，故不需预先敏化过程。现在知道这是一类药理遗传异常所致的反应，例如葡萄糖-6-磷酸脱氢酶（glucose-6-phosphate dehydrogenase，G-6-PD）缺乏的患者，服用磺胺类药物会引起溶血反应。

药物耐受（drug tolerance）：指机体对药物反应的一种适应性状态和结果。当反复使用某种药物时，机体对该药物的反应性减弱，效价降低；为达到与原来相等的反应性和药效，就必须逐步增加用药剂量，这种叠加和递增剂量以维持药效作用的现象，称药物耐受。对于化疗药物，则存在病原体产生耐受的问题，称为耐药性（drug resistance）或抗药性。

药物依赖（drug dependence）：又称药瘾（drug addiction），是指对药物强烈的渴求。患者为了谋求服药后的精神效应以及避免断药而产生的痛苦，强制性地长期连续或周期性地服用。

WHO对药物不良反应的定义是：正常剂量的药物用于预防、诊断、治疗疾病或调节生理功能时出现有害的或与用药目的无关的反应。药物不良反应按与其正常药理作用有无关联而分为A、B两类。

A型又称剂量相关的不良反应。该反应为药理作用增强所致，常和剂量有关，可以预测，发生率高而病死率低。临床上出现药物副作用、毒性反应、过度效应、撤药反应、继发反应等皆属A型ADR。

B型又称剂量不相关的不良反应。是和药理作用无关的异常反应。一般与剂量无关，难以预测，发生率低而病死率高，如药物变态反应和特异质反应，属B型ADR。

（三）药物的效应关系

药物的效应取决于三种关系：量效关系、构效关系和时效关系。

1. 量效关系（dose-effect relationship）

在一定范围内，药理效应的强弱与单位时间内药物剂量大小或浓度高低呈一定的关系，即剂量-效应关系，简称量效关系。

2. 量效曲线（dose-effect curve）

以药理效应为纵坐标，药物剂量或浓度为横坐标做图得量效曲线，如以药物的效应（E）为纵坐标，药物的剂量或浓度（C）为横坐标作图，则得到直方双曲线；如将药物浓度或剂量改用对数值作图，则呈典型的S形曲线。

定量阐明药物的剂量（浓度）与效应之间的关系，有助于了解药物作用的性质，为临床用药提供参考。药理效应是连续增减的量变，可用具体数量或最大反应的百分数表示的，称为量反应（quantitative response），如血压、心率、血糖浓度等，其研究对象为单一的生物单位。如果药理效应表现为反应性质的变化，而不是随着药物剂量或浓度的增减呈连续性量的变化，则称为质反应（qualitative response），其反应只能用全或无、阳性或阴性表示，如存活与死亡、惊厥与不惊厥等，其研究对象为一个群体。量效曲线以累加阳性率与剂量（或浓度）作图，也呈 S 形曲线。

量效曲线在药理学上有重要意义，分析 S 形量效曲线，可解释如下概念：

（1）最小有效量（minimum effective dose）：药物产生效应的最小剂量，亦称阈剂量（threshold dose）。

（2）最小有效浓度（minimum effective concentration）：药物产生效应的最小浓度，亦称阈浓度（threshold concentration）。

（3）半数有效量（median effective dose，ED_{50}）：在量反应中是指能引起 50% 最大反应强度的药物剂量；在质反应中是指引起 50% 实验动物出现阳性反应的药物剂量。量效曲线在 50% 效应处的斜率最大，故常用半数有效量计算药物的效应强度。半数有效量常以效应指标命名，如果效应指标为死亡，则称为半数致死量（median lethal dose，LD_{50}）。

（4）半数有效浓度（median effective concentration，EC_{50}）：在量反应中指能引起 50% 最大反应强度的药物浓度，在质反应中指引起 50% 实验对象出现阳性反应时的药物浓度。

（5）中毒量（toxic dose，TD）和最小中毒量（minimum toxic dose）：分别为引起中毒的剂量和引起中毒的最小剂量。

（6）极量（maximum dose）和致死量（lethal dose）：分别为最大治疗剂量和引起死亡的剂量。

（7）治疗指数（therapeutic index，TI）和安全范围（margin of safety，MOS）：表示药物安全性的两个指标。治疗指数一般常以药物的 LD_{50}（临床用 TD_{50}）与 ED_{50} 的比值称为治疗指数用以表示药物的安全性，药物的 ED_{50} 越小，LD_{50}（或 TD_{50}）越大说明药物越安全。当药物的量效曲线与其剂量毒性曲线不平行，则 TI 值不能完全反映药物的安全性，此时，需要采用安全范围来表示药物的安全性。安全范围以 LD_5（临床用 TD_5）与 ED_{95} 值或/LD_1（临床用 TD_1）与 ED_{99} 之间的距离表示药物的安全性。药物安全范围越窄，用药越不安全，有的药物安全范围为负值（ED_{95} 与 LD_5 或 TD_5 相互重叠），说明该药极易中毒。

（8）治疗窗（therapeutic window）：一般来说，药物剂量在安全范围内不会发生严重毒性反应。近年来提出"治疗窗"的概念，指疗效最佳而毒性最小的剂量范围，比安全范围更窄。下列情况须确定治疗窗：①药理效应不易定量；②用于重症治疗，不允许无效；③安全范围小且毒性大的药物。

（9）效能（efficacy）：也称最大效应（maximum effect，Emax），指药物随着剂量或浓度的增加，效应也相应增加，当剂量增加到一定程度时再增加剂量或浓度其效应不再继续增强时的药理效应，即药物产生最大效应的能力。具有高效能的完全激动药（full agonist）占领很少部分受体可产生很大效应；具有低效能的部分激动药（partial agonist）或拮抗药（antagonist），即使占领极大部分受体，仅能产生较小或不产生效应。

（10）效价强度（potency）：能引起等效反应的药物相对浓度或剂量，其值越小则效价强度越大。药效性质相同的两个药物的效价强度进行比较称为效价比，如10mg吗啡的镇痛作用与100mg哌替啶的镇痛作用强度相当，则吗啡的效价强度为哌替啶的10倍。

效能与效价强度，是比较同类药物作用强弱的两个指标，评价一个药物需从效能与效价强度两个方面分析。药物的效能取决于药物本身的内在活性和药理作用特点。以利尿药呋塞米和环戊噻嗪为例，呋塞米的效能为每日能排出钠250mmol/L，而环戊噻嗪的效能为每日能排出钠160mmol/L，按效能呋塞米大于环戊噻嗪，约为环戊噻嗪的1.5倍；呋塞米每日排出钠100mmol/L时需要35mg，而环戊噻嗪只需用0.4mg，呋塞米和环戊噻嗪产生等效效应的剂量比为88（35/0.4）。因此，按效价强度环戊噻嗪是呋塞米的88倍。临床上选用产生同种药理效应的药物时，当然希望选用高效能的药物。高效能药物产生的疗效是低效能药物无论多大剂量也不能产生的。就呋塞米和环戊噻嗪的利尿作用而言，虽然环戊噻嗪的效价强度大于呋塞米，但其利尿效能却比呋塞米弱。当然高效能药物与低效能药物的适用范围和适应证也不同。如环戊噻嗪用于轻度水肿，而呋塞米用于严重水肿、急性肺水肿、脑水肿和急性肾衰竭。

3. 量效关系也与下述因素相关

（1）量效关系与个体差异（individual variability），药物效应的各种数据带有群体均值的性质，但人体对药物的反应存在着个体差异，有的差异甚至很大。例如，有的人对小剂量某种药物即产生强烈反应，称为高敏性，而有的人则需很大剂量才能产生反应，称为高耐受性，还有人对药物的反应与常人有质的不同，称为特异质。对个体差异大而且安全范围窄的药物应实行剂量（或用药方案）个体化。个体差异表现为两种情况：一是达到同样效应时不同患者需药剂量不同，二是用同等剂量时不同患者的效应不同。

（2）量效关系与连续用药，就同一个体而言，有些药物连续使用可产生耐受性，药量需不断加大，有的药物则形成依赖性。仅仅是心理或精神上的依赖性称习惯性；有的药物如麻醉性镇痛药、某些中枢兴奋药，能形成生理或功能上的依赖，即有成瘾性，停用则出现戒断症状。后一种情况已成为严重的社会问题，故对这些药品应严格控制，避免滥用。

（3）量效关系与药物剂型和给药途径，不同剂型可影响量效关系，这是因为个体使用不同剂型，药物实际吸收进入血液循环的药量不同，即人体对药物的生物利用度不同。同种药物的同一剂型，由于生产工艺、配方、原料质量的差别，不同厂家的产品即使所含药物的标示量相同，其效应也可能不同，称之为相对生物利用度不同，这是当前较普遍的问题，应引起注意。此外，随着药学的发展，出现了一些新的剂型，如缓释制剂和控释制剂等，影响药物的起效、达峰和维持时间，当然也影响量效关系。不同的给药途径也可影响量效关系，因为不同的给药途径，药物的生物利用度不同。

4. 构效关系（structure activity relationship，SAR）

是指药物或其他生理活性物质的化学结构与其生理活性之间的关系，是药物化学的主要研究内容之一。最早期的构效关系研究以直观的方式定性推测生理活性物质的结构与活性的关系，进而推测靶酶活性位点的结构和设计新的活性物质结构。随着信息技术的发展，以计算机为辅助工具的定量构效关系（quantitative structureactivity relationship，QSAR）成为构效关系研究的主要方向，QSAR 也成为药物设计的重要方法之一。

非特异性结构药物和特异性结构药物：根据药物的化学结构对生物活性的影响程度，宏观上将药物分为非特异性结构药物和特异性结构药物。前者的生物活性与结构的关系主要是由这些药物特定的理化性质决定的。而多数药物，其化学结构与活性相互关联，药物一般通过与机体细胞上的受体结合然后发挥药效，这类药物的化学反应性、官能团分布、分子的外形和大小及立体排列等都必须与受体相适应。即药物对受体的亲和力及其内在活性是由药物的化学结构决定的。如拟胆碱药物的化学结构与乙酰胆碱相似，都有季铵或叔胺基团。

构效关系没有普遍规律，自从提出用回归方程表示构效关系以来，定量构效关系的研究发展迅速，而将化合物的量子化学指数和分子连接性指数等引入 Hansch 方程中，使药物的定量构效关系研究更趋成熟。1990 年以后，随着计算机计算能力的提高和众多生物大分子三维结构的准确测定，基于结构的药物设计逐渐取代了定量构效关系在药物设计领域的主导地位。

在另一些情况下，相似的化合物也可具有相反或拮抗作用。这是由于这些药物虽然能与受体结合，但没有内在活性，同时还阻碍了激动药与受体的结合，因此具有对抗作用。如在去甲肾上腺素的同系物中，如果氮原子上的取代基逐渐增大，虽然与受体仍有亲和力，但其内在活力随碳原子数目的增加而逐渐降低，其作用也就由激动变为拮抗。

光学异构体（optical isomerism）：指分子结构完全相同，物理化学性质相近，但旋光性不同的物质。凡含有不对称碳原子的化合物就有光学异构体，在其两个对映体中，只有一个能与特定受体的分子相吻合。有的药物，其左旋体与右旋体的药理作用可完全不同，如奎尼丁为奎宁的右旋体，但奎尼丁为抗心律失常药而奎宁则为抗疟药。

药物的理化性质对药物的吸收与分布影响很大。药物结构中不同官能团的改变可使整个分子的理化性质、电荷密度等发生变化，进而影响或改变药物与受体的结合，影响药物在体内的吸收和转运，最终影响药物的药效，有时甚至会产生药物不良反应。因为不论是吸收还是分布，药物都必须借助主动或被动转运，越过重重生物膜的障碍。药物的油水分配系数与电离度等理化性质是决定其能否被动扩散通过生物膜的关键。离子化的物质亲水性很强，极易溶于水而难以溶于脂，因此不易透过生物膜。反之非离子化的物质亲脂性强，易溶于脂而难溶于水，易于通过生物膜。

5. 时效关系（time-effect relationship）

指药物进入人体后在不同时间内，其呈现的效应亦不同，这种时间与效应的关系称为时效关系。以横坐标为给药后时间，纵坐标为药物效应，根据给药后产生的药效随时间的变化（时效关系）绘制出的曲线，称时效曲线（time-effect curve）。

（四）药物作用的机制

药物效应多种多样，是不同药物分子与机体不同靶细胞间相互作用的结果。药理效应是机体细胞原有功能水平的改变，从药理学角度来说，药物作用机制要从细胞功能方面去探索。

（1）理化反应：抗酸药中和胃酸以治疗溃疡病，甘露醇在肾小管内提升渗透压而利尿等，分别是通过简单的化学反应及物理作用而产生的药理效应。

（2）参与或干扰细胞代谢：补充生命代谢物质以治疗相应缺乏症的药物很多，如铁盐补血、胰岛素治疗糖尿病等。有些药物化学结构与正常代谢物非常相似，掺入代谢过程却往往不能引起正常代谢的生理效果，实际上导致代谢抑制或阻断，称为伪品掺入也称抗代谢药。例如氟尿嘧啶结构与尿嘧啶相似，掺入肿瘤细胞 DNA 及 RNA 中可干扰蛋白合成而发挥抗肿瘤作用。

（3）影响生理物质转运：很多无机离子、代谢物、神经递质、激素在体内主动转运需要载体参与。干扰这一环节可以产生明显药理效应。例如利尿药抑制肾小管 Na^+-K^+、Na^+-H^+ 交换而发挥排钠利尿作用。

（4）对酶的影响：酶的品种很多，在体内分布极广，参与所有细胞生命活动，而且极易受各种因素的影响，是药物作用的一类主要对象。多数药物能抑制酶的活性，如新斯的明竞争性抑制胆碱酯酶，奥美拉唑不可逆性抑制胃黏膜 H^+-K^+-ATP 酶（抑制胃酸分泌）。尿激酶激活血浆纤溶酶原，苯巴比妥诱导肝微粒体酶，解磷定能使被有机磷酸酯抑制的胆碱酯酶复活，而有些药本身就是酶，如胃蛋白酶。

（5）作用于细胞膜的离子通道：细胞膜上无机离子通道控制 Na^+、Ca^{2+}、K^+ 等离子跨膜转运，药物可以直接对其产生作用，而影响细胞功能。

（6）影响核酸代谢：核酸（DNA 及 RNA）是控制蛋白质合成及细胞分裂的生命物质。许多抗肿瘤药是通过干扰肿瘤细胞 DNA 或 RNA 代谢过程而发挥疗效的。许多抗菌药物，如喹诺酮类也是作用于细菌核酸代谢而发挥抑菌或杀菌效应的。

（7）影响免疫机制：除免疫血清及疫苗外，免疫增强药（如左旋咪唑）及免疫抑制药（如环孢霉素）通过影响免疫机制发挥疗效。某些免疫成分也可直接入药。

根据药物作用的性质，可以把它们分为非特异性（nonspecific action）和特异性（specific action）两大类。

非特异性作用一般与药物的理化性质如离子化程度、溶解度、表面张力等有关，而与药物的化学结构关系不大。它们的作用可能是由于药物累积在一些对细胞功能有重要作用的部位上，导致一系列代谢过程发生紊乱，影响细胞功能。例如许多烃、烯、醇、醚等化合物由于具有较高的油水分配系数，亲脂性大，对神经细胞膜的脂相有高度的亲和力，因而可能抑制神经细胞的功能，如乙醚、氟烷具有麻醉作用，用于手术麻醉。又如消毒防腐药对蛋白质的变性作用，因此只能用于体外杀菌或防腐。还有一些药物的作用在于改变细胞膜兴奋性，但不影响其静息电位。膜稳定药可阻止动作电位的产生及传导，如局部麻醉药，某些抗心律失常药等；反之，称为膜易变药，如藜芦碱等，都是作用特异性低的药物。

特异性作用则不然，和药物的分子整体结构有密切关系，包括基本骨架、活性基团、侧链长短及立体构形等因素。凡是有相同有效基团的药物，一般都有类似的药理作用。有效基团的改变或消失，往往能使药物的作用强度或作用性质发生很大的变化。绝大多数药物的作用都属于这一类，引起的效应是药物与机体大分子组分（作用靶点）相互作用的结果。

药物作用靶点类型多样，研究表明蛋白质、核酸、酶、受体等生物大分子不仅是生命的基础物质，有些也是药物的作用靶点。现有药物中，以受体为作用靶点的药物超过50%，是最主要和最重要的作用靶点；以酶为作用靶点的药物占20%之多，特别是酶抑制药，在临床用药中具有特殊地位；以离子通道为作用靶点的药物约占6%；以核酸为作用靶点的药物仅占3%；其余近20%药物的作用靶点尚待研究中。

药物的作用靶点不仅为揭示药物的作用机制提供了重要信息和入门途径，而且对新药的开发研制、建立筛选模型、发现先导化合物，也具有特别意义。例如，第一个上市的 H_2 受体拮抗药西咪替丁，在极短的时间内就成为治疗胃肠溃疡的首选药物；第一个用于临床的 3-羟基-3-甲基戊二酰辅酶 A（HMG-CoA）还原酶抑制药洛伐他汀，对杂合子家族性高胆固醇血症、多基因性高胆固醇血症、糖尿病或肾病综合征等各种原因引起的高胆固醇均有良好的作用，促进了此类药物的发展。上述实例表明，药物的作用靶点一旦被人们认识和掌握，就能获取新药研发的着眼点和切入点，药物的作用靶点已成为药物设计的重要依托。

（五）联合用药及药物相互作用

同时使用两种或两种以上药物时，由于一种药物在体内对另一种药物药动学或药效学的影响，从而使药效减弱，失效，增强或引起不良反应。

在药效学上，药物以直接或间接的方式改变另一药物作用称为药效学的相互作用。如中枢抑制药（镇静催眠药、镇痛药）与另一种中枢抑制药（氯丙嗪）合用，会增强上述药物的中枢抑制作用，反之中枢抑制药与中枢兴奋药（如咖啡因）合用，则出现中枢作用的相互拮抗。故药物相互作用的效果可表现为协同作用和拮抗作用。

1. 协同作用

相加：合用时效应是各药分别作用的代数和，如复方磺胺甲噁唑片。

增强：合用时效应大于各药分别效应的代数和，如普鲁卡因中加入微量肾上腺素，使普鲁卡因毒性下降，局麻时间延长。

增敏：一药可使组织或受体对另一药敏感性增加，如可卡因使去甲肾上腺素或肾上腺素作用增强。

2. 拮抗作用

（1）药理性：药物与特异性受体结合后，阻止激动药与受体结合，如普萘洛尔拮抗异丙肾上腺素的 β 受体激动作用。

（2）生理性：两激动药分别作用于生理作用相反的特异性受体，如组胺和肾上腺素对支气管血压的效应。组胺可作用于 H_1 组胺受体，引起支气管平滑肌收缩，使小动脉、小静脉和毛细血管扩张，毛细血管通透性增加，引起血压下降，甚至休克；肾上腺素作用于 β-肾上腺素受体，使支气管平滑肌松弛，小动脉、小静脉和毛细血管前括约肌收缩，可迅速缓解休克，用于治疗过敏性休克。

（3）生化性：苯巴比妥诱导肝药酶，使苯妥英钠的代谢加速。

（4）化学性：鱼精蛋白对抗肝素的效应。硫酸鱼精蛋白具有一个强碱性基因，能与强酸性肝素钠或肝素钙形成稳定的盐而使肝素失去抗凝作用。

（六）药物安全性评价

药效学的研究有助于药物安全性评价。药物安全评价又称非临床药物安全性评价，是指通过实验室研究和动物体外系统研究，对治疗药物的安全性进行评估，是新药品进入最终临床试验和获得最终批准前的必要程序和重要步骤。药物安全性评价是整个新药发现和开发的一部分。研究内容包括：一般急性慢性毒性研究，病理组织学研究，生殖毒性试验，遗传毒性研究，安全药理学研究，调查研究，毒性和安全性生物标志物的研究。药物安全性研究必须先起草方案和协议，从而帮助制药科学家，毒理学家，生物化学家和分子生物学家以及其他所有相关学科的科学家了解相关药品的毒性信息。

（七）临床药效学

药物和机体间可产生影响。临床使用的药物对机体所产生的作用，属临床药效学范畴。研究的对象是使用药物的患者，目的是对已供临床使用的药物进行再评价，为临床筛选疗效高、毒性小的药物，避免药物不良反应，达到安全、合理用药的目的。临床药效学的研究内容如下：

（1）兴奋作用与抑制作用：使机体功能增强的作用称为兴奋作用；使机体功能减弱的作用称为抑制作用。

（2）局部作用与吸收作用：药物未吸收入血流之前在用药部位出现的作用称为局部作用；当药物吸收入血流后所出现的作用称为吸收作用。

（3）直接作用与间接作用：药物对所接触的组织器官直接产生的作用称为直接作用；

由直接作用所引起其他组织器官的效应称为间接作用。

（4）药物作用的选择性：药物吸收后对某组织器官产生明显的作用，而对其他组织器官作用很弱或几无作用，这种作用称为选择性作用。

（5）防治作用与不良反应：与防治疾病目的有关的作用称为防治作用。与防治目的无关甚至有害的作用称为不良反应，其中包括副作用、毒性反应、过敏反应、继发反应等。

（6）药物作用的机制：改变理化环境，酶促或酶抑作用，对代谢影响，影响细胞膜的通透性，影响活性物质释放，作用于受体。

三、影响药物作用的因素

药物应用后在体内产生的作用常常受到多种因素的影响，例如药物的剂量、剂型、给药途径、联合应用、患者的生理因素、病理状态等，都可影响到药物的作用，不仅影响药物作用的强度，有时还可改变药物作用的性质。临床应用药物时，除应了解各种药物的作用、用途外，还有必要了解影响药物作用的一些因素，以便更好地掌握药物使用的规律，充分发挥药物的治疗作用，避免引起不良反应。

（一）药物方面的因素

1. 剂量

药物剂量可以决定药物和机体组织相互作用的浓度，因而在一定范围内，剂量越大，药物的浓度越高，作用也越强；相反，剂量越小，作用就越小。

2. 药物剂型和制剂

同一药物可有不同剂型适用于不同给药途径。同一药物的不同制剂和不同给药途径，对药物的吸收、分布、代谢、排泄有很大的影响，从而会引起不同的药物效应。一般地说，注射药物比口服吸收快，作用往往较为显著。在注射剂中，水溶性制剂比油溶液或混悬液吸收快；在口服制剂中，溶液剂比片剂、胶囊容易吸收。同一药物，即使剂量相等、剂型也相同，但由于各个制剂的处方或工艺不同，甚至同一药厂不同批号的产品其疗效及毒性也会有所差别。采用生物利用度（bioavailability，F）评价制剂之间的效价。

3. 联合用药

在临床上，将两种或两种以上药物联合使用，称为联合用药。其目的不外乎增强疗效或对抗不良反应。一般来说，联合用药的结果，表现为药理作用或毒性相加，或大于相加，统称协同作用，前者称为相加作用，后者称为增强作用。反之，作用或毒性减弱，称为拮抗作用。

4. 配伍禁忌

两种或两种以上药物配伍在一起，引起药理或物理化学上的变化，影响治疗效果甚至影响患者用药安全，这种情况称为配伍禁忌。无论药物相互作用或配伍禁忌，都会影响药物的疗效及其安全性，必须注意分析，加以妥善处理。

5. 影响药动学的相互作用

两种或两种以上药物联合使用，可能使药物的吸收、分布、代谢和排泄等体内过程发生改变，凡影响这些过程的因素，必将影响药物的作用。如消化道 pH 值的改变影响药物吸收；促胃动力药（甲氧氯普胺、多潘立酮等）可使地高辛和核黄素加速通过十二指和小肠而减少吸收，而抗胆碱药则相反；金属离子药物（钙、镁、铝、铋、铁、锌等盐）可与某些药物（四环素类、青霉胺等）形成螯合物，使药物不能吸收等。又如某些药物可竞争结合血浆蛋白，从而阻碍其他药物结合或使其他药物自结合物中置换出来，致使后者的游离百分数升高而显示较强效应。再如代谢过程的药物相互作用分为酶促作用和酶抑作用，具有酶诱导作用的药物有氨鲁米特、巴比妥类、卡马西平、苯妥英、扑米酮、利福平等，以及吸烟；具有酶抑作用的药物有别嘌醇、氯霉素、西咪替丁、环丙沙星、依诺沙星、红霉素、氟康唑、氟西汀、异烟肼、酮康唑、甲硝唑、保泰松、维拉帕米、胺碘酮、氯丙嗪、地尔硫䓬、丙米嗪、美托洛尔、奋乃静、普萘洛尔、伯氨喹、奎尼丁、丙戊酸钠、甲氧苄啶等，以及乙醇。排泄过程中的药物相互作用，具有同样排泄机制的药物间可存在排泄竞争。肾血流对药物的经肾排泄有重要影响，如非甾体消炎药可通过抑制前列腺素减慢肾血流而影响一些药物经肾的排泄，使其作用加强并延长。

（二）患者的生理因素

（1）年龄：不同年龄的人在代谢和整体反应功能方面有差异，从而影响药物的效应。因为老年人的主要器官功能减退和对药物敏感性的改变，药典规定 60 岁以上患者用药量为成年人的 3/4。儿童用药量首先考虑体重的差异，通常可按比例折算，也要注意儿童对药物的敏感性与成年人不同。婴儿，特别是早产儿、新生儿，由于肝药酶系统尚未发育完善，药物的消除及持续时间延长。

（2）性别：不同性别对药物的反应也有明显的差别。如妇女的月经、妊娠、分娩和哺乳期用药应特别注意其特殊性。

（3）营养状态和精神因素：在营养不足、体重减轻的情况下，由于血浆蛋白不足，结合药物能力较小，肝药酶活性较低，甘氨酸、半胱氨酸与药物结合能力低下，故对药物作用较为敏感。患者的精神状态与药物的治疗效果有密切关系。乐观的情绪对疾病的痊愈产生有利的影响。相反，如果患者对疾病有很重的思想包袱，悲观失望，往往就会降低治疗效果。

（4）个体差异和种族差异：不同种族的人甚至是同种族的不同个体，对某一药物所需的治疗剂量可相差很多倍，这种种属或种族间的不同称为种属或种族差异，而个体间的差异称为个体差异。有的人对小剂量某种药物即产生强烈反应，称为高敏性，而有的人则需很大剂量才能反应，称为高耐受性，还有人对药物的反应与常人有质的不同，称为特异质。对个体差异大而且安全范围窄的药物应实行剂量（或用药方案）个体化。

（三）患者的病理状态

病理状态可以影响中枢神经系统、内分泌系统，以及其他效应器官的反应性，因而能改变药物的作用。例如，正常人服用利尿药后血压下降并不明显，高血压患者的血压则明显降低；退热药只对发热患者有降温作用；甲状腺功能亢进症患者对小剂量肾上腺素即有强烈的升压反应。肝功能不全时，将会增强经肝灭活的药物的毒性。肾功能不全时，药物在体内蓄积，以致达到中毒浓度，引起不良反应，甚至发生严重后果。在循环功能不足、休克和脱水情况下，药物的吸收、转运会发生障碍，在临床用药时应加以考虑。

（四）其他因素

（1）昼夜节律（circadian rhythm）：生物活动表现出昼夜节律，这是指某一生物指标在为时约24h的周期内的有规律波动。如体温、肾上腺皮质激素的分泌及尿钾排泄等，与外界环境的昼夜变化直接相关。药物作用也常常呈现这种昼夜节律：如用皮质激素治疗时，在上午8~10时一次给予，可以最大限度地避免抑制肾上腺皮质功能。

（2）遗传因素：特异质反应，是指个体对某些药物特有的异常敏感性。该反应和遗传有关，与药理作用无关，大多是由于机体缺乏某种酶，使药物在体内代谢受阻所致。如G-6-PD缺乏者，服用伯氨喹、磺胺、呋喃妥因等药物时可发生正铁血红蛋白血症，引起发绀、溶血性贫血等；乙酰化酶缺乏者，服用异烟肼后易出现多发性神经炎，服用异烟肼后易出现全身性红斑狼疮样综合征；假胆碱酯酶缺乏者，使用琥珀酰胆碱后，由于延长了肌肉松弛作用常出现呼吸暂停反应。

（3）在连续用药一段时间后机体对药物的反应可能发生改变，例如病原体的抗药性（耐药性）、机体的耐受性等，对药物作用有一定的影响，都应给予足够的重视。

第二节　药物分析

一、概述

药物分析（pharmaceutical analysis）是运用物理学、化学、生物学以及微生物学、信息学等分析测试手段和方法，通过药物研发和临床使用等过程的各个环节，研究和发展药品全面质量控制的一门科学，是药学科学领域中一个重要的组成部分。药物分析的目的是保证药物的安全、有效、质量可控。

传统的药物分析是一种应用化学分析方法对药物进行定性和定量测定、控制药品质量的技术。随着科学技术的发展，现代药物分析的分析对象、领域以及运用的分析手段都得到了广泛拓展，尤其是色谱、光谱、质谱以及其联用技术的快速发展，计算机和信息科学的进步，使得药物分析技术进一步向自动化和智能化、高灵敏和高通量方向发展，特别是对痕量组分的分析鉴定、复杂药物体系（如中药）的全面分析和质控、假冒伪劣药品的检查和打击，得以有效和顺利地开展，药物质量分析和质量控制水平得到了全面提高。

随着药物科学和医药工业的进一步发展，医药领域对于药物分析也不断提出更高要求。药物杂质的检查限量和方法快速更新，药品质量标准的制定愈加规范和严格，新剂型及新型给药系统不断出现，都向药物分析提出了新问题和新挑战。药物分析不再仅仅局限于对药物进行静态的质量控制，而是发展到对生产过程的质量监控、对生物体内和代谢过程进行综合评价和动态分析。

目前，药物分析已经渗透至药物研发、生产、使用和监管的各个方面，是药学科学体系中的"侦察兵"。药物分析为全面控制药品质量，系统建立质控标准，保证药品的质量稳定与可控，保障药品使用的安全、有效和合理，提供了科学的技术和方法。

二、药物的杂质检查

药物来源的广泛性、性质及制备方法的多样性，决定了药物在生产、储存、供应和使用过程中，不可避免会引入各种杂质。

杂质（impurity）是指药物中存在的无治疗作用或影响药物稳定性和疗效，甚至对人体健康有害的物质。为了确保用药安全、有效、合理，杂质检查是控制药物质量的一个重要方面。

（一）杂质的来源

药物中存在的杂质，主要有经生产过程中和贮藏过程中引入两个来源。

1. 生产过程中引入

药物在生产过程中引入杂质，主要是由于所用原料不纯或有一部分原料并未反应完全、反应中间产物以及反应副产物的存在。以上物质在精制时未能完全除去，成为产品中的杂质。例如，以工业用氯化钠生产注射用氯化钠为例，从原料中可能引进溴化物、碘化物、硫酸盐、钾盐、钙盐、镁盐和铁盐等杂质；盐酸普鲁卡因注射剂在高温灭菌过程中，可能水解为对氨基苯甲酸和二乙氨基乙醇等杂质。

2. 贮藏过程中引入

药品（特别是性质不稳定的药品）如在贮藏过程中由于包装破损、保管不善或贮藏时间过长，易受外界条件如温度、湿度、日光、空气或微生物作用等的影响，从而发生水解、氧化、分解、异构化、晶型转变、聚合、潮解或发霉而产生杂质。水解反应是药物最容易发生的变质反应，酯、内酯、酰胺、环酰胺、卤代烃及苷类药物在水分存在下均易水解，如阿司匹林易水解产生水杨酸和乙酸。氧化反应则是引起药物变质的另一常见因素，如麻醉乙醚易在空气中氧化分解成醛及有毒的过氧化物。

杂质的产生不仅使药物的外观性状发生改变，更重要的是降低了药物的稳定性和质量，使药物失去疗效甚至对人体产生毒害作用。

（二）杂质的分类

杂质按其性质可分为无机杂质和有机杂质。前者如氯化物、硫酸盐、硫化物、氟化物和重金属等；后者如有机药物中引入的原料、中间体、副产物、分解物、异构体和残留有机溶剂等。

杂质按其来源可分为一般杂质和特殊杂质。一般杂质是指在自然界中分布较广泛，在一般药物生产或贮藏过程中容易引入的杂质，如酸、碱、水分、氯化物、硫酸盐、铁盐、重金属和砷盐等；特殊杂质是指某药物在生产和贮藏过程中，根据其性质、特定的生产方法与工艺条件有可能引入的杂质，特殊杂质随药物品种的不同而异。

（三）杂质的检查

杂质的检查包括药物的纯度要求、有效性、均一性和安全性四个方面。

药物的纯度（purity of drug）：是指药物的纯净程度，它反映了药物质量的优劣。药物必须保证纯度，才能保证药物的有效和安全。药物的纯度通常可从药物的结构、外观性状、理化常数、杂质检查和含量测定等方面进行评定。

药物中含有杂质是影响纯度的主要因素：如药物中含有超过限量的杂质，就有可能其外观性状产生变异，理化常数发生改变，从而影响药物的稳定性，使药物中的有效成分含量明显偏低或使其活性降低，甚至增加药物的毒副作用。因此，药物的杂质检查是药物纯度要求的一项重要内容，药物的杂质检查也可称为纯度检查。

杂质检查是利用药物与杂质之间理化性质的差异，选择适当有效的方法检测杂质。因此，杂质检查在方法上分为两类，即利用药物和杂质在物理性质上的差异进行杂质检查以及利用药物和杂质在化学性质上的差异进行杂质检查。

（四）杂质的限量

药物的杂质越少越好，但从生产技术和生产成本方面考虑，要完全去除杂质是不可能的。因此，在不影响药物疗效和稳定性、对人体安全无害的前提下，允许有一定限量的杂质存在。

药物中所含杂质的最大允许量称为杂质限量，通常用百分之几（%）或百万分之几

（parts per million，ppm）来表示。

药物中杂质的检查方法有两种：杂质的定量测定和杂质的限量检查（limit test）。在药品质量标准中多采用限量检查法，即不测定杂质的含量，只检查其是否超过规定限量。

1. 标准对照法

取一定量的待检杂质标准溶液制成的对照品溶液，与一定量的供试品溶液在相同条件下处理后比较反应结果，从而判断供试品中所含杂质是否超过规定限量。

2. 灵敏度法

指在供试品溶液中加入试剂，在一定反应条件下观察反应结果，以不出现正反应为符合规定限量，即以检测条件下的灵敏度来控制杂质限量。

3. 限值法

指取一定量的供试品依法检查，测定的特性参数，如吸光度或旋光度等与规定值比较，不得更大。

一般来说，对人体有害或影响药物稳定性的杂质，必须严格控制其限量，如砷对人体有毒，其限量规定不超过10ppm。重金属等易引起慢性中毒或能在体内累积的杂质，其限量一般不超过50ppm。

（五）一般杂质的检查

一般杂质检查项目包括酸、碱、水分、氯化物、硫酸盐、硫化物、氰化物、铁盐、重金属、砷盐、溶液澄清度、干燥失重、炽灼残渣以及有机残留量等。

1. 氯化物的检查

（1）检查原理：氯化物在硝酸酸性溶液中与硝酸银试液作用，生成白色氯化银浑浊液，与一定量的标准氯化钠溶液在相同条件下生成的氯化银浑浊液比较，浊度不得更大。

（2）检查方法：检查方法及标准氯化钠溶液的制备见药典。

（3）注意事项

①标准氯化钠溶液每1ml相当于10μg的Cl^-。在测定条件下，氯化物浓度（以Cl^-计）以50ml中含50~80μg（即相当于标准氯化钠溶液5.0~8.0ml）为宜，此时所显浑浊梯度明显，便于比较。因此，应考虑供试品取样量，使氯化物的含量约在此范围内。

②加入硝酸可加速氯化银沉淀的生成，并可产生较好的乳浊，又可避免碳酸银、氧化银或磷酸银沉淀的形成。本法以50ml中含稀硝酸10ml为宜，酸度过大，所显浑浊度降低，结果重现性差。

③温度对产生氯化银的浊度有影响，以30~40℃产生的浊度最大，结果也最稳定。但作为限量检查，供试品和对照品在平行条件下操作，故可在室温下进行。

④供试品溶液如不澄明，可预先用含硝酸的酸性蒸馏水洗净滤纸中的可能存在的氯化

物，然后用该处理过的滤纸进行过滤。判断洗净的方法是接收洗涤液，加入硝酸银后，观察是否产生浑浊。

⑤供试品溶液如带颜色，除另有规定外，按药典操作，用"内消色法"消除颜色干扰。

⑥有其他干扰测定的物质存在时，必须在测定前除去。如 Br^-、I^- 与硝酸银作用均能生成卤化银沉淀，硫氰酸盐能与硝酸银作用生成硫氰酸银沉淀。

以下干扰氯化物检查的物质，均需要除去。

溴化物的除去：在供试品中加硝酸和30%的过氧化氢溶液，煮沸，使溴离子氧化为溴，挥去。

碘化物的除去：在供试品溶液中加入硝酸和30%的过氧化氢溶液，煮沸，使碘离子氧化为碘，挥去；或者在供试品溶液中依次加入氨试液和硝酸银试液，除去碘化银沉淀，而氯化银则溶于氨试液中成为银氨配离子，滤液加硝酸酸化后，又析出氯化银沉淀，再依法检查氯化物。

硫氰酸盐的除去：在供试品溶液中加入硫酸铜与亚硫酸以除去硫氰酸盐。

⑦检查有机氯杂质，可根据有机氯杂质结构，选择适宜的有机破坏方法，将有机氯转变成无机离子状态，再依法检查。如氯代脂烃中氯化物检查，应在碱性液中加热，脱去氯化氢。再如二羟丙茶碱中氯化物检查，可取一定量供试品，在氢氧化钠溶液煮沸30s，使水解成氯化钠，再依法检查。

⑧比浊试验一般在纳氏比色管中进行。药典规定为同置黑色背景上，从比色管上方向下观察比较。

2. 硫酸盐的检查

（1）检查原理：硫酸盐与氯化钡在酸性介质中生成白色硫酸钡混悬液，与一定量的标准硫酸钾溶液在同一条件下生成的混悬液比较，浊度不得更大。

（2）检查方法：方法及标准硫酸钾溶液的制备见药典。

（3）注意事项

①标准硫酸钾溶液每 1ml 相当于 $100\mu g$ 的 SO_4^{2-}。硫酸盐的浓度以 $200 \sim 500\mu g SO_4^{2-}/50ml$ 为宜，即为相当于标准硫酸钾溶液 $2 \sim 5ml$，此时所显浑浊梯度明显，便于比较。

②反应在盐酸溶液中进行，可避免碳酸钡或磷酸钡沉淀的形成。以 50ml 供试品溶液中含稀盐酸 2ml 为宜（0.1mol/L，pH = 1.1）。酸度过大，硫酸钡溶解度增大，所显浑浊度降低，反应灵敏度降低。

③测定时溶液温度对浑浊度有影响，温度太低产生浑浊慢且少，稳定性差。故室温低于10℃时应将比色管在 25 ~ 30℃ 水浴中放置 10min，再进行观察比较。

④供试品溶液加稀盐酸后如不澄明，可预先用含有盐酸的酸性蒸馏水洗净滤纸中可能存在的硫酸盐，然后用该处理过的滤纸进行过滤。

⑤供试品溶液如带颜色，可同氯化物检查一样，用"内消色法"进行处理。

⑥氯化钡试液浓度在 10%~25% 范围内，所得硫酸钡的浑浊度差异不大，但以 25% 氯化钡溶液出现硫酸钡浑浊的时间短，结果稳定。

3．铁盐的检查

药品中含有微量铁盐的检查，药典采用硫氰酸盐法。

（1）检查原理：硫氰酸盐在酸性溶液中与三价铁盐生成红色的可溶性硫氰酸铁配合物，与一定量标准铁溶液用同法处理后所呈红色进行比较，颜色不得更深。

（2）检查方法：方法及标准铁溶液的制备见药典。

（3）注意事项

①用硫酸铁铵 $[FeNH_4(SO_4)_2 \cdot 12H_2O]$ 配制标准铁溶液，并加入硫酸（1 000ml 中加入 2.5ml）防止铁盐水解。标准铁溶液于临用前取储备液稀释而成，每 1ml 标准铁溶液相当于 10μm 的 Fe^{3+}。以 50ml 溶液中含有 10~50μm 的 Fe^{3+}（相当于标准铁溶液 1.0~5.0ml）的溶液色泽梯度明显，易于比较。当 50ml 溶液中含 Fe^{3+} 为 5~90μm 时，溶液的吸光度与浓度线性良好。

②反应在盐酸的微酸性溶液中进行，防止 Fe^{3+} 水解，并可避免弱酸盐如醋酸盐、磷酸盐、砷酸盐等的干扰。以 50ml 供试品溶液中加稀盐酸 4ml 为宜。

③反应时需加入过量硫氰酸铵以增加生成配离子的稳定性，并可消除氯离子、硫酸根及枸橼酸根等离子的干扰。

④光线与温度均会影响硫氰酸铁的稳定性。温度越高，褪色越快，所以测定时应特别注意供试液与标准液实验条件一致，以免造成误差。光线促使硫氰酸铁还原而褪色，褪色的程度与光照时间的长短成正比。通常加入氧化剂过硫酸铵氧化供试品中的 Fe^{2+} 成 Fe^{3+}，同时可防止光线使硫氰酸铁还原而褪色。

⑤若供试品管与标准管色调不一致，或所显颜色太浅，可分别用正丁醇或异戊醇提取后，分取醇层比色。因 $Fe(SCN)_6^{3-}$ 配离子在正丁醇等有机溶剂中溶解度大，故可增加颜色深度，并能排除其他物质的影响。

⑥某些药物（如葡萄糖、碳酸氢钠、糊精和硫酸镁等）在检查过程中加硝酸处理，则不再加过硫酸铵，但必须加热煮沸除去氧化氮，否则硝酸中可能存在的亚硝酸会与硫氰酸根作用生成红色亚硝酰硫氰化物（NOCNS）而影响比色。

⑦某些具环状结构或不溶于水的有机药物，如呋喃唑酮等，需经炽灼破坏，使铁盐变成三氧化二铁留于残渣中，再依法检查。

4．重金属的检查

重金属是指在实验条件下，能与硫代乙酰胺或硫化钠作用显色的金属杂质，包括银、铅、汞、铜、镉、铋、砷、锑、锡、锌、钴与镍等。

（1）检查原理：由于在药品生产中掺入铅的机会较多，而且铅易积蓄中毒，故以铅为代表检查重金属的限量。

将稀乙酸及硫代乙酰胺或硫化钠试液加入供试品溶液中，使之与微量的重金属杂质作用生成棕色或黑色（以铅为代表）混悬液，并与一定量标准铅溶液经同法处理后所呈颜色进行比较，不得更深。

（2）检查方法：方法及标准铅溶液的制备见药典。药典共收载了三种检查方法：第一法为硫代乙酰胺法，适用于溶于水、稀酸及乙醇的不经有机物破坏的药物，为最常用方法；第二法为炽灼后硫代乙酰胺法，适用于含芳环、杂环以及不溶于水、稀酸及乙醇的需经灼烧破坏的有机药物，如卡马西平、克拉霉素等；第三法为硫化钠法，适用于溶于碱而不溶于稀酸或在稀酸中产生沉淀的药物，如磺胺类、巴比妥类等。

（3）注意事项：标准铅溶液应在临用前配制，使用期不得超过一周，以防铅水解造成误差。配制标准铅液使用的玻璃仪器，均不得含有铅的杂质。

检查新产品重金属时，除有标准管和供试管外，还应配有一个监测管（加入相同量的标准溶液和供试品溶液），三管依同法操作，供试管显色不得深于标准管，监测管显色应深于标准管或与标准管一致。若浅于标准管，则可能供试品中重金属杂质不呈游离状态存在，而与供试品形成配合物而未被检出，应另取供试品经有机破坏后再依法检查。

除以上共同注意事项外，以上三法各有其特别的注意事项。

①硫代乙酰胺法注意事项：重金属的含量以 Pb 计算为 20μg（即相当于标准铅溶液 2ml）时，加硫代乙酰胺试剂后所显的黄褐色最适用于目视法观察。

检查在醋酸盐缓冲液中进行，溶液酸度应严格控制在 3.0~3.5（如用硫化钠试液，容易分解析出硫，引起浑浊而影响比色），此时硫化物沉淀比较完全。酸度太大或太小都使颜色显色浅，结果不准确。

供试品在未加硫代乙酰胺以前如带颜色，可用稀焦糖液或其他无干扰的有色溶液调整标准溶液，使两者颜色一致，而后再加硫代乙酰胺试液比色。如按上述方法仍不能使供试品管与标准管颜色一致时，可取 2 倍量的供试品，加水溶解后，分成两等份，在一份中加硫代乙酰胺试液，用滤膜（孔径 3μm）滤除金属硫化物沉淀后，加入规定量的标准铅溶液作为对照溶液，再与另一份供试溶液按药典规定方法处理后比较。

微量高铁离子的存在，能在弱酸溶液中氧化硫化氢溶液而析出硫，产生浑浊而影响比色。药典中利用加入抗坏血酸或盐酸羟胺使高铁离子还原成对检查无干扰的亚铁离子。

②炽灼后硫代乙酰胺法注意事项：具有芳环或杂环的有机药物，炽灼的温度不能高于 600℃，以免重金属损失。

为使有机物分解破坏完全，炽灼残渣需加硝酸加热处理，处理后必须蒸干除去氧化氮，否则亚硝酸可氧化硫化氢析出硫，影响比色检查。

③硫化钠法注意事项：硫化钠试液稳定性与硫化钠的纯度有很大关系，采用分析纯硫化钠配制，硫化钠试液对玻璃有一定的腐蚀性，久置后会产生絮状物，应临用新配。

用硫化钠试剂作为显色剂时，反应在碱性溶液中进行。

5. 砷盐的检查

砷盐为毒性杂质，多由药物生产过程中所使用的无机试剂引入，须严格控制其限量，采用两种方法检查砷盐：古蔡氏法（Gutzeit）和二乙基二硫代氨基甲酸银（Ag-DDC）法。

（1）古蔡氏法

检查原理：锌与酸作用产生的新生态氢与供试品中微量砷盐反应生成具有挥发性砷化氢，遇溴化汞试纸生成黄色或棕黄色砷斑，与标准砷溶液在同一条件下所显砷斑的颜色深浅进行比较，颜色不得更深。

注意事项：

①用三氧化二砷配制砷储备液，临用前稀释成每 1ml 相当于 1μg As 的标准溶液。药典规定 2μgAs（即取 2ml 标准砷液）制备的砷斑清晰度好，适宜比色。故应根据标准砷溶液取用量和药品中的砷盐限量，确定供试品取用量。

②氢气发生速率影响砷化氢生成速率，从而影响砷斑清晰程度。影响氢气发生速率的因素主要有溶液的酸度、锌粒的粒度和反应温度等。一般采用溶液酸度为 2mol/L 的盐酸，锌粒粒径 2mm 以及 25%~40%：水浴进行反应。

③五价砷生成砷化氢速度较慢，故需加入碘化钾与酸性氯化亚锡还原剂，将五价砷还原为三价砷，碘化钾被氧化生成的 I_2 又被氯化亚锡还原，使反应溶液中维持碘化钾还原剂的存在。碘离子可与反应中生成的锌离子形成配合物，使生成砷化氢的反应不断进行。

氯化亚锡亦可在锌粒表面形成锌锡齐（锌锡的合金）起去极化作用，使锌粒与盐酸作用缓和，放出氢气连续均匀，有利于砷斑的形成，增加反应的灵敏度和准确性。

氯化亚锡与碘化钾存在，还可抑制锑化氢的生成（因它亦与溴化汞试纸作用生成锑斑）。

④锌粒中含有 S^{2-} 或供试品溶液中含有 S^{2-}、SO_3^{2-}、$S_2O_3^-$；等离子时，在酸性情况下可生成硫化氢，也能使溴化汞试纸染色（硫化汞）。故用醋酸铅棉花吸收硫化氢使之生成硫化铅而除去。

在测砷管内置干燥醋酸铅棉花时，应先将棉花撕成疏松薄片状，每次小量以细玻璃棒轻轻塞入测砷管中，长 5~6cm，上端距管口至少 3cm，勿塞入测砷管的近下端，以免醋酸铅棉花吸水使砷斑的灵敏度降低，或影响砷斑的形成。醋酸铅棉花塞入后，应呈均匀疏松状，使砷化氢气体通过，硫化氢气体吸收。但也不能过松而留有空隙，而使硫化氢通过干扰砷斑。测砷管中的醋酸铅棉花应保持干燥状态，如下端打湿，应重新操作。

⑤有机药物中砷盐的检查，通常应先进行有机物破坏，常用的有机物破坏有碱破坏法与酸破坏法。我国药典采用碱破坏法，即石灰法，方法是于供试品中加氢氧化钙或无水碳

酸钠，经高温灼烧完全灰化后依法检查。可溶于水的脂肪族有机酸，如枸橼酸、乳酸及其盐、葡萄糖酸钙等，以及可溶于水或酸中的某些芳香族化合物如糖精钠、酚磺酞等，一般可不经有机物破坏直接依法检查砷盐。

⑥若供试品中含有硫化物、亚硫酸盐、硫代硫酸盐等，可在酸性溶液中生成还原性的硫化氢或二氧化硫气体，使溴化汞试纸染色。故反应前先用硝酸或溴水氧化使之转变为硫酸盐，多余的硝酸加热除去，多余的溴水以氯化亚锡除去。

⑦若供试品中含有铁盐，高价铁可消耗还原剂（碘化钾、氯化亚锡）而影响检查，并能氧化砷化氢而干扰测定，故需将 Fe^{3+} 还原为 Fe^{2+} 以除去干扰。反应前需先加酸性氯化亚锡试液使黄色褪去，再依法检查。

⑧若供试品中含有锑盐，因其在同一实验条件下能生成易混淆的锑斑，故可改用白田道夫法（白田道夫法的原理是氯化亚锡在盐酸酸性条件下，能将砷盐还原成棕褐色的胶态砷，与一定量标准砷溶液用同法处理后的颜色进行比较，即可判断供试品的砷含量）检查砷盐。

（2）二乙基二硫代氨基甲酸银法

检查原理：锌与酸作用产生的新生态氢与供试品中微量砷盐反应生成具有挥发性砷化氢，砷化氢还原 Ag-DDC 产生红色的胶态银，与一定量标准砷溶液经同样处理后所得红色比较，颜色不得更深。或将所得溶液转移至 1cm 吸收池中，照紫外-可见分光光度在 510nm 波长处测定吸光度，以二乙基二硫代氨基甲酸银试液作空白，供试液的吸光度不得大于标准砷对照溶液的吸光度。

注意事项：

①当 As 浓度为 $1 \sim 10\mu g/40ml$ 时，线性关系良好，显色在 2h 内稳定，重现性好。

②Ag-DDC 法中需用有机碱吸收反应中产生的 HDDC，药典（2015 年版）采用 0.25% 的 Ag-DDC 的三乙胺-三氯甲烷溶液。

6. 炽灼残渣检查

（1）检查原理：炽灼残渣（residue cm ignition）是指有机药物经炭化或挥发性无机药物经加热分解后，遗留下的非挥发性无机杂质（多为金属的氧化物、碳酸盐、磷酸盐、硅酸盐和氧化物等），经加硫酸并炽灼（700~800℃），使之完全灰化，所得的硫酸盐，亦称为硫酸盐灰分。炽灼残渣检查是控制有机药物和挥发性无机药物中非挥发性无机杂质（主要为金属氧化物或无机盐）限量的方法。

（2）注意事项

①供试品的取样量应根据规定的残渣限度和称量误差决定。样品量过多，炭化和灰化时间过长，样品量过少，称量误差增大。一般应使炽灼残渣量为 $1 \sim 2mg$，如规定限度 0.1%，则取样约 1g；如规定 0.05%，取样以 2g 为宜；如规定 1%，取样可在 1g 以下；如遇特殊贵重的药品或供试品数量不足时，可考虑减少取样量。

②恒重是指供试品连续两次炽灼或干燥后的重量差异在0.3mg以下，干燥至恒重的第二次及以后各次称重均应在规定的条件下继续干燥1h后进行。

③如炽灼残渣需作重金属检查，则炽灼温度必须控制在500~600℃，炽灼至恒重的第二次称重应在继续炽灼约30min后进行。

7. 干燥失重测定

（1）检查原理：药品的干燥失重（loss on drying）是指药品在规定的条件下，经干燥后所减失的重量的百分率，主要是指水分、结晶水，也包括其他挥发性的物质，如残留的有机溶剂等。

（2）检查方法：主要有：常压恒温干燥法、常压室温干燥法及减压恒温干燥法3种。

（3）注意事项

①取供试品时应混合均匀，如为较大的结晶，应先迅速捣碎使成2mm以下的小粒，以使测定结果准确。

②取供试品干燥时，应平铺在扁形称量瓶中，取供试品适量（一般约1g或照规定重量），其厚度不可超过5mm，如为疏松物质，厚度不可超过10mm。置烘箱内干燥的供试品，应在干燥后取出，置干燥器中放冷至室温，然后称定重量。

③干燥器中干燥剂的选择：常用硫酸、五氧化二磷、硅胶、无水氯化钙及石灰等。

④减压干燥时，压力应控制在2.67kPa以下，温度为60℃。

8. 残留溶剂检查

（1）检查原理：药品中的残留溶剂（residual solvents），是指在原料药或辅料生产过程中使用的、但在工艺中未能完全除去的有机溶剂。按照其毒性大小，将药品中残存的常见有机溶剂分为四类：第一类有机溶剂毒性较大、致癌并对环境有害，应尽量避免使用；第二类有机溶剂对人体有一定毒性，应限量使用；第三类有机溶剂对人的健康危害较小，推荐使用；第四类其他溶剂，应根据生产工艺的特点，制定相应限度，使其符合标准要求。

（2）检查方法：采用气相色谱法检查残留溶剂，主要有三种。

①毛细管柱顶空进样等温法：适用于需要检查的有机溶剂的数量不多且极性差异较小时，可采用此法。

②毛细管柱顶空进样系统程序升温法：适用于需要检查的有机溶剂数量较多且极性差异较大的有机溶剂测定。

③溶液直接进样法：可采用填充柱、也可采用适宜极性的毛细管柱。

（3）注意事项：测定氮碱性化合物时，普通气相色谱的不锈钢管路、进样器的衬管等对有机胺等具有较强的吸附作用，使其检出灵敏度降低。当采用顶空进样系统测定此类化合物时，应采用惰性的硅钢材料或镍钢材料管路，或采用溶液直接进样法测定。供试品溶液应不呈酸性，以免待测物与酸反应后不易气化。通常采用弱极性的色谱柱或经碱处理过的色谱柱分析含氮碱性化合物，如果采用胺分析专用柱进行分析，效果更好。

对含卤素元素的残留溶剂如三氯甲烷等，采用电子捕获检测器（ECD），灵敏度较高。

除以上共同注意事项外，以上三法各有其特别的注意事项。

①毛细管柱顶空进样等温法注意事项：应根据供试品中残留溶剂的沸点选择顶空温度。对沸点较高的残留溶剂选择较高的顶空温度，但应注意温度过高可能使供试品热分解，对测定产生干扰。

顶空平衡时间一般为 20~45min，以保证供试品溶液的气-液两相达到平衡。

对照品溶液和供试品溶液分别连续进样不少于 2 次，测定待测峰的峰面积。

不适宜顶空法测定的残留溶剂有甲酰胺、2-甲氧基乙醇、2-乙氧基乙醇、乙二醇、N-甲基咯烷酮（在酸性环境中）。

②毛细管柱顶空进样程序升温法注意事项：对照品溶液和供试品溶液分别连续进样不少于 2 次，测定待测峰的峰面积。

③溶液直接进样法注意事项：对照品溶液和供试品溶液分别连续进样不少于 3 次，每次 24，测定待测峰的峰面积。

第三章
临床药剂学

第一节　药剂学概念及分类

一、药剂学的概念

药剂学（pharmaceutics）是研究药物制剂的基本理论、处方设计、制备工艺、质量控制和合理使用等内容的综合性应用技术科学。

药物剂型（dosage form）是适合于疾病的诊断、治疗或预防的需要而制备的不同给药形式，简称剂型，如注射剂、溶液剂、乳剂、混悬剂、软膏剂、栓剂、气雾剂、散剂、颗粒剂、片剂、胶囊剂等。

由于药物的性质和使用目的不同，需要将药物制备成各种适宜的剂型；不同剂型有其相应的给药方式，不同的给药方式导致药物在体内的行为发生相应的改变。各种剂型中的具体药品称为药物制剂（pharmaceutical preparations），简称制剂，如氯雷他定片、呋塞米注射剂、毛果芸香碱滴眼液等。制剂的研制过程也称为制剂（pharmaceutical manufacturing）。研究制剂的理论和制备工艺的科学称为制剂学（pharmaceutical engineering）。

药剂学的宗旨是制备安全、有效、稳定、使用方便的药物制剂。随着药学科学的不断发展，人们对药物在体内的吸收、分布、代谢、排泄等特征以及药物的作用机制有了进一步的认识，从而为制备安全、有效的制剂和选择合适的给药途径提供了理论依据。

药剂学是研究药物剂型及制剂的一门综合性学科，其研究内容主要包括：剂型的基础理论、制剂的生产技术、产品的质量控制以及临床的合理应用，研究、设计和开发药物新剂型及新制剂是其核心内容。20 世纪 90 年代以来，随着高分子材料学、分子药理学、生物药物分析、细胞药物化学、药物分子传递学及系统工程学等学科的发展、渗入以及新技术的不断涌现，药物剂型和制剂研究已进入药物传递系统（drug delivery system，DDS）时代，缓控释、透皮、靶向、大分子药物给药系统及基因转导系统已逐渐成为其发展主流。

新型药用辅料的出现为 DDS 的发展提供了坚实的物质基础。

二、药剂学的分支学科

药剂学是药学学科中最早设立的二级学科之一。近几十年来，随着生命科学、信息科学、材料科学等最新知识的渗入，药剂学领域研究发展了许多新技术，这些技术早已超出了药剂学的传统定义，从药剂学学科已经分离出了很多三级学科，如临床药剂学、工业药剂学、物理药剂学、药用高分子材料学、生物药剂学、药物动力学等学科体系。这些学科的出现和不断完善对于药剂学的整体发展具有重大影响。

（一）生物药剂学

生物药剂学是研究药物在体内的吸收、分布、代谢与排泄的机制及过程，阐明药物因素、剂型因素和生理因素与药效之间关系的边缘学科。生物药剂学是 20 世纪 60 年代迅速发展起来的药剂学新分支，为正确评价药物制剂质量、设计合理的剂型和制备工艺以及指导临床合理用药提供科学依据，以确保用药的有效性和安全性。它对指导给药方案的设计，探讨人体生理及病理状态对药物体内过程的影响，疾病状态时的剂量调整，剂量与药理效应间的相互关系及对药物相互作用的评价等均发挥重要作用。与药理学、生物化学比较，生物药剂学的研究重点有原则区别。它既不像药理学，把对机体某些部位的作用方式与机制作为主要研究内容；也不像生物化学，把药物如何参与机体复杂的生化过程作为中心内容。

（二）工业药剂学

工业药剂学是研究药物剂型及制剂的理论、生产制备技术和质量控制的综合性应用技术学科，是药剂学的核心。工业药剂学主要包括药物剂型及制剂的基本理论、制备技术、生产工艺和质量控制等方面内容，是从事药物制剂的生产、研究、开发新制剂和新剂型等工作的基础。工业药剂学在继承药剂学基本内容的同时，重点讲述了制剂加工技术，如粉碎、分级、混合、制粒、压片、过滤、灭菌、空气净化等制剂单元的操作过程以及设备组成。药品是特殊制品，这就要求其在生产过程必须遵循 GMP 规范化管理。工业药剂学是材料科学、机械科学、粉体工程学、化学工程学等课程理论和实践的有机结合体，在新剂型的研究与开发、处方设计、生产工艺技术的研究与改进以及提高质量方面均具有关键性作用。

（三）物理药剂学

物理药剂学是应用物理化学的基本原理、方法和手段研究药剂学中有关药物剂型设计的一门理论学科。在 20 世纪 50 年代，该科学已基本形成相对独立的科学体系。物理药剂学主要通过对物质的化学、物理变化规律与机制的认识，指导药物制剂、剂型的实践。例如：应用胶体化学及流变学的基本原理，指导混悬剂、乳剂、软膏剂等药物制剂的处方、工艺的设计和优化；应用粉体学原理，指导药物固体制剂的处方、工艺设计和优化；应用化学动力学原理，评价并提高药物制剂稳定性；应用表面化学和络合原理，阐述药物的增溶、助溶机制等。物理药剂学涉及的研究范围广泛，并随着生物物理学、分子药理学、基因工程学、酶化学等新科学、新技术的建立和发展而不断扩展。在不久的将来，物理药剂学的发展将使人体内机械给药装置的临床应用成为可能。总之，物理药剂学是药物新剂型发展的理论基础。

（四）药用高分子材料学

药用高分子材料学是以高分子物理、高分子化学、高分子材料工艺学为基础，研究各种药用高分子材料的合成、结构和性能的一门综合性学科。该学科吸收高分子物理、高分子化学和聚合物工艺学的有关内容，为新剂型设计和新剂型处方提供新型高分子材料和新方法。药用高分子材料学以研究聚合物的原理和特性、各种人工合成和天然功能性聚合物的结构、性能和应用等为基础，对创造新剂型、新制剂和提高制剂质量起着重要的支持和推动作用。因此，了解和掌握药用高分子材料学的基本理论与应用具有重要的意义。

（五）药物动力学

药物动力学（pharmacokinetics，PK）亦称药动学，系应用动力学原理与数学模式，定量地描述和概括药物通过各种途径（如静脉注射、静脉滴注、口服给药等）进入体内的吸收（absorption）、分布（distribution）、代谢（metabolism）和排泄（elimination），即吸收、分布、代谢、排泄（ADME）过程的"量–时"变化或"血药浓度–时"变化的动态规律的一门学科。药物动力学主要研究各种体液、组织和排泄物中，药物的代谢产物水平与时间关系的过程，并进一步探讨建立可反应该过程所需的数学模型。药物动力学与生物药剂学、药理学、毒理学等学科的关系密切，是这些学科的主要基础并推动这些学科不断地蓬勃发展。此外，药物动力学还与其他一些基础学科，如数学、化学动力学、分析化学也有着紧密的联系。近年来，该学科取得了飞速发展，其研究成果已经在指导新药设计，改进药物剂型并根据临床需要提供高效、速效、长效、低毒、低副作用的药物制剂，优选给药方案等方面发挥了重要作用。

（六）分子生物药剂学

分子生物药剂学（molecular biopharmaceutics）是药剂学与分子生物学、分子药理学、药物动力学等多学科相结合而产生的新型学科，从分子水平阐明药物吸收、分布、代谢、排泄等体内过程与原理。该学科的主要研究内容包括：膜转运蛋白的结构与功能、药物代谢酶的结构与功能、药物相互作用的分子机制、分子生物药剂学的研究手段与方法、靶向给药的分子机制等。分子生物药剂学结合分子生物学及细胞生物学的发展，研究药物吸收、转运及其结构，对药物设计及药物剂型的设计均可产生重要影响，是药剂学领域一个新兴的分支学科。

三、药剂学的任务

从药物的研发过程看，药剂学研究的是一个药品在被正式批准用于临床之前的最后阶段的一部分药学研究内容。在开始药物制剂研究前，该药物的化学结构或有效部分都已得到确证，原料的一般理化性质研究和质量控制方法也已完成，药效学、药理学及毒理学等性质都已明确。如何将这些原料药制成适宜的剂型，以最适合的优质（安全、有效、质量可控、顺应性好）制剂应用于临床，发挥预防、治疗和诊断的作用是药剂学的基本任务。由于疾病的性质各异，对剂型的要求也各不相同。在设计药物剂型时，必须从药物的特点出发，综合药物的理化性质，制剂的稳定性、安全性、有效性以及生产、质量控制、运输、储存，病人的顺应性等各方面进行全面考虑，满足临床治疗和患者的需要。综合而言，药剂学的任务包括以下六个方面内容：

（一）药剂学的基本理论和生产技术

药剂学基本理论的研究对提高药物制剂的生产技术水平，制成安全、有效、稳定的制剂具有重要的意义。目前，药剂学已形成了一些基础理论，如界面科学、粉体学、药物稳定性、药物压缩与成型技术、固体制剂药物释放、药物动力学等理论。这些理论主要通过物理学、化学及生物学的一些基本理论发展而来，并引领药剂学学科的发展和进步。药剂学基本理论的研究是剂型设计的基础，药剂学生产技术是制剂成型的保障，它们对于剂型的改进和完善，新剂型和新制剂的开发以及提高药物制剂的产品质量都有重要的指导作用。

（二）新剂型的设计和开发

随着科学技术的发展和人们对健康需求的提高，原有的剂型和制剂已不能完全满足人们的需要。以普通片剂、注射剂、丸剂和溶液剂等为例，这些剂型已难以满足临床对药物制剂高效、长效、低毒、缓释、控释、定位释放的要求。因此，积极开发新剂型是药剂学的一个重要任务。基于生物药剂学、药物动力学、时辰药理学的原理，人们把剂型的设计视作为药物的载体设计，即药物应用于临床所需的载体，实际上就是目前发展的药物传递系统，即前述的 DDS。DDS 强调定时、定位、定量的概念，在时控、位控和量控的指导原则下进行制剂的处方设计和工艺学研究。目前，发展中的 DDS 有缓释、控释、靶向和自调式释药系统。这些新型的给药系统已显示出了多方面的优点，如延长药物在体内的作用时间、增加药物作用的持久性、降低或减少血药浓度的峰谷现象、增加药物对病灶组织的选择性、提高药物的治疗指数、减少毒副作用、增加病人的耐受性等。因此，积极开发新剂型和新制剂在药剂学研究中具有十分重要的地位。

（三）辅料、设备、工艺和技术的革新

辅料、制备技术和设备是构成一个理想剂型和优良制剂不可缺少的三大支柱。无论制备速释制剂、缓控释制剂或靶向制剂，首先必须选择理想的辅料。可以说，没有优质的辅料，就无法实现药剂学的发展任务。新剂型的开发更是离不开新辅料的产生。目前，我国药典虽已收载了多种药用辅料，但仍不能满足新剂型的开发需求。药品生产设备在具备高效的特点同时，如何符合 GMP 的要求，已成为制剂机械设备发展的前提。为了最大限度地保障药品质量和用药安全，要求制药机械和设备应向一机多用、多机联动和高度自动化的方向发展。制药机械和设备的研制和创新，不仅推进了新剂型的发展，而且有利于提高生产效率、降低成本。

（四）整理中药传统剂型开发现代剂型

中医中药已有几千年历史，是我国的伟大文化宝库之一。开发中药现代制剂，不仅可以提高中药疗效，改善中药制剂质量，而且对提升我国中医药文化传统无疑具有重大意义。明代李时珍在《本草纲目》中共记载了 11 096 个偏方，涉及的剂型达 130 多种。然而，目前在我国沿用的剂型已不到 30 种，绝大多数在继承中流失或遗漏。因此，我国药剂工作者在这方面仍有大量工作要做。除了在中医药理论指导下继承、整理和发展中药的传统剂型外，还应探索运用现代药剂学知识和理论大力开发中药现代制剂，如中药缓释制剂和中药靶向制剂等。

（五）制剂设计理论的推广应用

一种良好的剂型设计必须有客观的科学基础。利用生物药剂学的原理，深入开展药物的吸收、分布、代谢和排泄等体内过程的研究，指导制剂设计已被广泛认可和实践。在药物制剂设计和剂型开发阶段，如何逐步摆脱经验式的摸索模式并开发出高效、创新的方法，减少工作的盲目性，提高工作效率也是药剂学的研究任务之一。

（六）生物技术药物制剂的研究与开发

随着生物技术的迅速发展，生物大分子药物品种也迅速增加，对非注射给药剂型的需求提高，使得提供安全、无损伤性口服给药途径和经皮给药途径剂型的研究成为生物技术

药物制剂发展的重要方向。如何研究和开发适合于这类药物的长效、安全、稳定、使用方便的新剂型，是摆在我们药剂工作者面前的艰巨任务。

四、药物剂型的分类

（一）按分散系统分类

按分散系统对药物剂型分类，便于应用物理化学的原理来阐明各类制剂的特征。但是，该种分类方法不能反应出用药部位与用药方法对剂型的要求，如一种剂型可以分到几个分散体系中。

1. 溶液型

药物以分子或离子状态（质点的直径<1nm）分散于分散介质中所形成的均匀分散体系，也称为低分子溶液，如芳香水剂、溶液剂、糖浆剂、甘油剂、醑剂、注射剂等。

2. 胶体溶液型

主要以高分子（质点的直径在 1~100nm）分散在分散介质中所形成的均匀分散体系，也称高分子溶液，如胶浆剂、火棉胶剂、涂膜剂等。

3. 乳剂型

油类药物或药物油溶液以液滴状态分散在分散介质中所形成的非均匀分散体系，如口服乳剂、静脉注射乳剂、部分搽剂等。

4. 混悬型

固体药物以微粒状态分散在分散介质中所形成的非均匀分散体系，如合剂、洗剂、混悬剂等。

5. 气体分散型

液体或固体药物以微粒状态分散在气体分散介质中所形成的分散体系，如气雾剂。

6. 微粒分散型

药物以不同大小微粒呈液体或固体状态分散，如微球制剂、微囊制剂、纳米囊制剂等。

7. 固体分散型

固体药物以聚集体状态存在的分散体系，如片剂、散剂、颗粒剂、胶囊剂、丸剂等。

（二）按给药途径分类

按给药途径对药物剂型进行分类，就是将给药途径相同的剂型归为一类。该种分类方法与药物的临床应用密切相关。

1. 经胃肠道给药剂型

系指药物制剂经口服用后进入胃肠道，局部或经吸收而发挥全身作用的剂型，如常用的散剂、片剂、颗粒剂、胶囊剂、溶液剂、乳剂、混悬剂等。容易受胃肠道中的酸或酶破坏的药物，一般不能采用这类简单剂型。口腔黏膜吸收的剂型不属于胃肠道给药剂型。

2. 非经胃肠道给药剂型

系指经非胃肠道途径给药的剂型，这些剂型可在给药部位起局部作用或被吸收后发挥全身作用。一些药物制剂可以同时设计成经胃肠道和非胃肠道途径给药的剂型，例如：同一药物可以设计成口服散剂和外用散剂；乳剂可以制成口服乳剂和外用乳剂等。

（1）注射给药剂型：如注射剂，包括静脉注射、肌肉注射、皮下注射、皮内注射及腔内注射等多种注射途径。

（2）呼吸道给药剂型：如喷雾剂、气雾剂、粉雾剂等。

（3）皮肤给药剂型：如外用溶液剂、洗剂、搽剂、软膏剂、硬膏剂、糊剂、贴剂等。

（4）黏膜给药剂型：如滴眼剂、滴鼻剂、眼用软膏剂、含漱剂、舌下片剂、粘贴片及贴膜剂等。

（5）腔道给药剂型：如栓剂、气雾剂、泡腾片、滴剂及滴丸剂等，用于直肠、阴道、尿道、鼻腔、耳道等。

（三）按形态分类

将药物剂型按物质形态分类，包括以下几种类型：

1. 液体剂型

如芳香水剂、溶液剂、注射剂、合剂、洗剂、搽剂等。

2. 气体剂型

如气雾剂、喷雾剂等。

3. 固体剂型

如散剂、丸剂、片剂、膜剂等。

4. 半固体剂型

如软膏剂、栓剂、糊剂等。

形态相同的剂型，其制备工艺也比较相近。例如，制备液体剂型时多采用溶解、分散等方法；制备固体剂型多采用粉碎、混合等方法；半固体剂型多采用熔化、研和等方法。

五、药物的传递系统

药物传递系统（drug delivery svstem，DDS）系指人们在防治疾病的过程中所采用的各种治疗药物的不同给药形式，在 20 世纪 60 年代以前的药剂学中称为剂型，如注射剂、片剂、胶囊剂、贴片、气雾剂等。随着科学的进步，剂型的发展已远远超越其原有的内涵，需要用药物传输系统或给药器（device）这一类术语进行表述。即传统的药物与辅料制成的各种剂型已不能满足临床治疗的需要，有的 DDS 可将药物制成输注系统使用，有的给药器则是采用钛合金制成并植入体内应用。DDS 和给药器的应用，保障了临床用药更安全、有效。

为克服普通制剂有效血药浓度维持时间短的缺陷，药剂工作者开发了长效注射剂、口服长效给药系统或缓/控释制剂、经皮给药系统等一系列新型制剂。缓释制剂通常是指口服给药后，能在机体内缓慢释放药物达有效血药浓度，且有效血药浓度能维持较长时间的制剂。控释制剂系指释药速度仅受给药系统本身的控制，而不受外界条件，如 pH 值、酶、离子、胃肠蠕动等因素的影响，按预定程序控制释药的制剂，如零级释药的渗透泵、脉冲释药的微丸、结肠定位释药的片剂或胶囊以及自动调节释药的胰岛素给药器等。与上述缓释、控释制剂定义不同，亦有些文献对缓释、控释制剂不加以严格区分，统称为缓/控释制剂。由于缓/控释制剂的特点，其市场应用前景较好。

综上所述，随着科学技术的进步，药剂学从经验探索阶段逐渐进入了在理论指导下，应用新技术、新方法开展剂型、制造工艺和应用研究的阶段，并已逐渐发展为由多个分支学科组成、多个其他相关学科参与的学科。药剂学综合性地应用和发展多门类自然科学的理论、技术和方法，用于药物剂型及制剂的研究、设计、开发和生产。数理、电子、生命、材料、信息等科学领域的发明和创造，也有利地推动了药剂学的发展，为药剂学开辟了新的研究领域和课题。药剂学的基础研究则是新剂型和新制剂产生的源头，它的发展不能脱离国际药物制剂工业发展的需要；同时，又需要走在制剂工业的前面，从源头上推进我国剂型、制剂及相关技术从仿制药物向创新药物的转变。从我国药学学科和制药工业发展的现状分析，全面、创新性的药物研发无疑是我国医药工业长期发展的战略需求，但其投资高、周期长、风险大。药剂学的研究则由于投资少、周期较短、风险较小，很有可能对我国医药工业的近、中期发展起到更显著的促进作用。同时，也是我国医药工业长期发展的保障。

第二节 药剂学基本理论

一、药物溶液的形成理论

药物溶液的形成是制备液体制剂的基础，以溶液状态使用的制剂有注射剂，供内服的合剂、芳香水剂、糖浆剂、溶液剂和酊剂等，以及供外用的洗剂、搽剂、灌肠剂、含漱剂、滴耳剂、滴鼻剂等。另外，药物溶液还包括高分子溶液，如右旋糖酐注射剂等代用血浆制剂等。药物的溶解性能是决定其能否形成溶液剂的首要条件。药用溶剂的选择有一定的要求，尤其是注射用非水溶剂，其种类、用量等均受限制。

（一）常用药用溶剂的种类与用途

在制备液体制剂时，溶剂选择合适与否直接影响药物的质量和疗效。优良的溶剂应具有理化性质稳定、不干扰主药的含量测定和药理作用、无刺激性、毒性小、成本低、无不良气味、对药物具有良好的溶解性和分散性，且有一定的防腐能力等特点。药物溶解度与溶剂的极性密切相关。溶剂的极性通常用介电常数（dielectric constant）表示，介电常数大则表示溶剂分子极性大。根据介电常数大小，可将溶剂分为极性溶剂、半极性溶剂和非极性溶剂。

1. 极性溶剂

水是最常用的极性溶剂，其本身无任何药理及毒理作用，有很好的生理相容性，价廉易得，能与乙醇、甘油、丙二醇等极性溶剂任意混合。根据制剂的需要，可将水制成注射用水、纯化水与无菌用水等使用。

2. 半极性溶剂

（1）乙醇：无特殊说明时，溶剂用乙醇通常指95%（V/V）乙醇。乙醇可与水、甘油、丙二醇等溶剂任意比例混合，能溶解大部分有机药物和中药材中的有效成分，如生物碱及其盐类、挥发油、树脂、鞣质、有机酸和色素等。当乙醇浓度>20%时，即可发挥防腐作用。与水比较，乙醇具有一定的生理活性，具有易挥发、易燃烧等缺点。

（2）丙二醇：用溶剂一般选择1，2-丙二醇。1，2-丙二醇的性质与甘油相近，但黏度比甘油小，可作为内服及肌内注射剂的溶剂。丙二醇毒性小、无刺激性，能溶解许多有机药物，合适配比的丙二醇和水的混合溶剂可延缓许多药物的水解，增加药物的稳定性。丙二醇可对药物在皮肤和黏膜的吸收产生一定的促进作用。

（3）聚乙二醇：制备液体制剂时，常用聚乙二醇300～600。聚乙二醇为无色澄明液体，理化性质稳定，能与水、乙醇、丙二醇、甘油等溶剂任意混合。一定配比的聚乙二醇、水混合溶液是良好的溶剂，能溶解许多水溶性无机盐和水不溶性的有机药物。聚乙二醇对一些易水解的药物，有一定的稳定作用。在洗剂中，聚乙二醇能增加皮肤的柔韧性，具有一定的保湿作用。

3. 非极性溶剂

（1）脂肪油：脂肪油为常用非极性溶剂，如麻油、豆油、花生油、橄榄油等植物油。植物油能与非极性溶剂混合，而不能与极性溶剂混合。在制剂中，脂肪油能溶解油溶性药物，如激素、挥发油、游离生物碱和许多芳香族药物。脂肪油容易酸败，也易受碱性药物的影响而发生皂化反应，进而影响制剂的质量。脂肪油多作为外用制剂的溶剂，如洗剂、擦剂、滴鼻剂等。

（2）液状石蜡：液状石蜡是从石油产品中分离得到的液状烃混合物，无色无臭，化学性质稳定。液状石蜡接触空气，可被氧化并产生不快臭味，加入油性抗氧化剂可抑制其氧化过程。本品能与非极性溶剂混合，能溶解生物碱、挥发油及一些非极性药物等。本品在肠道中不分解也不吸收，能使粪便变软，有润肠通便的作用。此外，液状石蜡还可作为口服制剂和搽剂的溶剂。

（3）乙酸乙酯：乙酸乙酯是一种无色油状的液体，微臭，相对密度（20℃）为0.897~0.906，有挥发性和可燃性。本品在空气中易氧化、变色，需加入抗氧化剂。本品能溶解挥发油、甾体药物及其他油溶性药物，常作为搽剂的溶剂。

（二）药物的溶解度、溶解速度

1. 溶解度

在一定温度下（气体要求在一定压力下），药物在一定量溶剂中所能溶解的最大溶质量称为溶解度（solubility）。通常情况下，用一定温度下100g溶剂（或100g溶液或100ml溶液）中溶解药物的最大克数表示。

2. 影响溶解度的因素

（1）药物的化学结构和溶剂的极性：各种药物具有不同的化学结构，因而极性也不尽相同。当溶剂的极性与药物的极性相似或相近时，药物的溶解度高。

（2）温度：温度对药物溶解度的影响取决于药物的溶解过程是吸热或放热。绝大多数固体药物的溶解是吸热过程，温度升高药物的溶解度增大。与固体药物不同，气体药物的溶解多属于放热过程，溶解度随温度升高而下降。

（3）粒子大小：对于可溶性药物，粒子的大小对溶解度没有影响；对于难溶性药物，当粒径<0.01μm时，其溶解度随粒径减小而增大。

（4）晶型：不同晶格排列的结晶，称多晶型（polymorphism）。晶型不同，晶格能不同。晶格能越小，晶型越稳定，溶解度就越小、溶解速度也慢。与稳定型晶型比较，亚稳定型晶型溶解度较大、溶解速度更快。无定形晶型由于无晶格能，自由能大，其溶解度和溶解速度均比结晶型晶型大。

（5）溶剂化物：药物在结晶过程中，因溶剂分子的加入而使结晶的晶格发生改变，得到的结晶称为溶剂化物。溶剂化物和非溶剂化物的熔点、溶解度和溶解速度等均有差异，多数情况下，溶解度和溶解速度的顺序按水化物<无水物<有机溶剂化物排列。

（6）pH值：有机弱酸、有机弱碱的溶解度受pH值影响较大。弱酸性药物的溶解度随着溶液pH值升高而增大，弱碱性药物的溶解度则随着溶液的pH值下降而增大。两性化合物在等电点的pH值时，溶解度最小。

（7）同离子效应：对于电解质类药物，当水溶液中含有的离子与其解离产生的离子相同时，可使其溶解度下降。

（8）其他：电解质溶液中加入非电解质（如乙醇），由于溶液的极性降低，可使电解质溶液的溶解度下降；非电解质溶液中加入电解质，由于电解质的强亲水性，破坏了非电解质溶液与水的弱结合键，可使其溶解度下降。

3. 增加药物溶解度的方法

（1）增溶作用：表面活性剂因其在水中可形成"胶束"，故能增加难溶性药物在水中的溶解度。溶剂中加入表面活性剂后，非极性药物可溶解于胶束的非极性中心区；而具有极性基团且不溶于水的药物，则可在胶束中定向排列，分子中的非极性部分插入胶束中心区，极性部分则伸入胶束的亲水基团方向；对于极性基团占优势的药物，则可完全分布在胶束的亲水基团之间。

（2）助溶作用：由于第三种物质的加入，在溶剂中形成可溶性的络合物或复合物，从而增加难溶性药物溶解度的过程称为助溶（hydrotropy）。常用的助溶剂有：①有机酸及其钠盐：苯甲酸（钠）、水杨酸（钠）、对氨基苯甲酸等；②酰胺类：乌拉坦、尿素、烟酰胺、乙酰胺等；③无机盐类：碘化钾等。例如，碘在10%碘化钾水溶液中可制成含碘达5%的水溶液，即是利用碘与碘化钾形成了可溶性络合物，进而增大了碘在水中的溶解度；咖啡因在水中的溶解度为1∶50，用苯甲酸钠助溶，则可形成安钠咖复合物，咖啡因的溶解度可增大至1∶1.2。

（3）成盐：一些难溶性的弱酸或弱碱药物，因其极性小，在水中溶解度很小或不溶。若加入适当的碱或酸，将它们制成盐类，使之成为离子型极性化合物，则可增加其溶解度。含羧基、磺酰胺基、亚胺基等酸性基团的药物，常可用氢氧化钠、碳酸氢钠、氢氧化钾、氢氧化铵、乙二胺、二乙醇胺等碱性化合物作用生成溶解度较大的盐。天然及合成的有机碱，一般用盐酸、醋酸、硫酸、硝酸、磷酸、氢溴酸、枸橼酸、水杨酸、马来酸、酒石酸等制成盐类。通过制成盐类来增加药物的溶解度时，还需考虑成盐后溶液的pH值、溶解性、毒性、刺激性、稳定性、吸潮性等因素对药物的影响。

（4）药物分子结构修饰：在一些难溶性药物的分子中引入亲水基团，可增加药物在水中的溶解度。难溶性药物中可引入的亲水基团包括：磺酸钠基（-SO$_3$Na）、羧酸钠基（-COONa）、醇基（-OH）、氨基（-NH$_2$）及多元醇或糖基等。例如，樟脑在水中微溶（1∶800），但制成樟脑磺酸钠后，则易溶于水，且毒性低；维生素K$_3$（甲萘醌）在水中不溶，引入亚硫酸氢钠基团（-SO$_3$HNa），制成亚硫酸氢钠甲萘醌后，溶解度可增大至1∶20。

（5）更换溶剂或选用混合溶剂：药物在单一溶剂中的溶解能力差，但在混合溶剂中比单一溶剂更易溶解的现象称为潜溶（cosolvency），这种混合溶剂称为潜溶剂（cosolvent）。潜溶剂可提高药物溶解度的原因在于两溶剂间发生氢键缔合后，改变了原来溶剂的介电常数，更有利于药物溶解。常用的潜溶剂包括乙醇、丙二醇、甘油和聚乙二醇等。

此外，升高温度、应用微粉化技术和 P-环糊精包合技术等，均可促进药物的溶解。

4. 溶解速度

溶解速度是指在某一溶剂中单位时间内溶解溶质的量。溶解速度的快慢，取决于溶剂与溶质间的吸引力胜过固体溶质结合力的程度及溶质的扩散速度。有些药物虽然溶解度较大，但因其达到溶解平衡的时间较长，所以溶解速度也较小，直接影响药物的吸收与疗效。对于这样的药物，常需要设法增加其溶解速度。

5. 影响溶解速度的因素和改善药物溶出速度的方法

影响溶解速度的因素主要有以下几点：

（1）药物的粒径：同一重量的固体药物，其粒径小，表面积大，溶出速度快；对于相同表面积的固体药物，孔隙率高，溶出速度大；对于颗粒状或粉末状的固体药物，如其在溶出介质中易结块，可加入润湿剂改善。

（2）药物的溶解度（Cs）：药物在溶出介质中的溶解度增大，能增加溶出速度。所有影响药物溶解度的因素，均能影响药物的溶出速度，如温度、溶出介质的性质和晶型等。

（3）溶出介质的体积（V）：溶出介质的体积小，溶液中药物的浓度高，溶出速度慢；溶出介质的体积大，溶液中药物的浓度低，则溶出速度快。

（4）扩散系数（D）：溶质在溶出介质中的扩散系数越大，溶出速度越快。在一定温度时，D 的大小与溶出介质的黏度和扩散分子大小相关。

（5）扩散层的厚度（h）：扩散层的厚度越大，溶出速度越慢。扩散层的厚度与搅拌程度有关。搅拌程度取决于搅拌或振摇的速度，搅拌器的形状、大小、位置，溶出介质的体积，容器的形状、大小及溶出介质的黏度。

因此，可采取以下措施改善药物的溶出速度。例如，通过粉碎减小粒径，崩解等措施来增大药物的溶出面积；通过加强搅拌，以减少药物扩散边界层厚度或提高药物的扩散系数，从而增大溶解速度常数；通过提高温度，改变晶型，制成固体分散物等措施来提高药物的溶解度。

二、表面活性剂

（一）表面活性剂的概念及结构

表面活性剂（surfactant）是指能够显著降低液体表面张力的物质。表面活性剂为双亲性分子结构，包含了亲油的非极性烃链和一个以上亲水的极性基团。其结构中，亲油部分的烃链碳原子多在 8 个以上。

（二）表面活性剂的基本性质

1. 形成胶束与增溶作用

当水中表面活性剂的浓度很低时，表面活性剂分子在水-空气界面产生定向排列，亲水基团朝向水而亲油基团朝向空气。当溶液中的表面活性剂浓度较稀时，表面活性剂几乎完全集中在溶液表面并形成单分子层。此时，溶液表面层的表面活性剂浓度大大高于溶液中的浓度，可将溶液的表面张力降低至纯水表面张力以下。当表面活性剂的正吸附到达饱和后，如继续加入表面活性剂，则其分子进一步转入溶液中。因其亲油基团的存在，水分子与表面活性剂分子间的相互排斥力远大于吸引力，导致表面活性剂分子自身依赖范德华力相互聚集，形成亲油基团向内、亲水基团向外，在水中稳定分散，由多个表面活性剂分子缔合形成的胶束（micelles）。可形成胶束的表面活性剂最低浓度，即为临界胶束浓度（critical micelle concentration，CMC）。表面活性剂在水中达到CMC后，由真溶液变为胶体溶液，并具有增溶作用。一些水不溶性或微溶性药物会进入胶束的不同位置而使其在水中的溶解度显著增加，该过程称为增溶，而表面活性剂则称为增溶剂。

2. 亲水亲油平衡值

表面活性剂分子中亲水基团和亲油基团对油或水的综合亲和力称为亲水亲油平衡值（hydrophile lipophile balance，HLB）。HLB值越高，亲水性越强；HLB值越低，亲油性越强。非离子型表面活性剂的HLB值介于0~20，不同的非离子型表面活性剂混合使用时，其HLB值具有加和性。

3. Krafft点与浊点

（1）Krafft点：离子型表面活性剂的溶解度随温度升高而增大，当达到某一温度时，溶解度可急剧增大，该温度即为Krafft点。Krafft点越高的表面活性剂，其临界胶束浓度越小。Krafft点是表面活性剂应用温度的下限。

（2）浊点：对于某些聚氧乙烯型非离子表面活性剂，当温度升高到一定程度时，可导致聚氧乙烯链与水分子之间的氢键断裂，而在水中的溶解度急剧下降并析出，溶液出现浑浊，这一现象称为起昙，此温度称为浊点或昙点（cloud point）。起昙是一种可逆的现象，当温度低于浊点时，溶液仍可恢复澄明。吐温类表面活性剂可发生起昙现象，浊点范围是70~100℃，而泊洛沙姆188等聚氧乙烯类非离子表面活性剂在常压下则观察不到浊点。

4. 对药物吸收的影响

有研究发现，表面活性剂可增进药物的吸收，也可降低药物的吸收。表面活性剂对药物吸收的影响取决于多种因素，如药物在胶束中的扩散、生物膜的通透性改变、对胃排空速率的影响等，所以很难做出准确预测。如果药物顺利从胶束内扩散或胶束本身迅速与胃肠黏膜融合，则可以增加药物的吸收，如应用吐温80可明显促进螺内酯的口服吸收；如果表面活性剂溶解生物膜脂质，增加上皮细胞的通透性，则可以改善药物的吸收，如十二烷基硫酸钠改进头孢菌素钠、四环素、磺胺脒、氨基苯磺酸等药物的吸收，而吐温 80 和吐温 85 因其在胃肠中形成高粘度团块降低胃排空速率、进而增加一些难溶性药物的吸收等。此外，表面活性剂可促进胰岛素在鼻黏膜的吸收，如分别将含有 1%泊洛沙姆（Poloxamer）108、1%苄泽（Brij）35 或癸酸钠（NaCap）的胰岛素溶液，经大鼠鼻腔给药 30min 后，即可引起血糖较大幅度的降低。当以 8U/kg 剂量的胰岛素给药 30min 后，血糖可降至给药前血糖值的 60%左右。这一结果表明含 1%表面活性剂的胰岛素溶液，可从鼻黏膜迅速吸收并起效。与上述过程不同，当聚氧乙烯类或纤维素类表面活性剂增加胃液黏度而阻止药物向黏膜面的扩散时，则药物的吸收速率随胃液黏度上升而降低，此类表面活性剂延缓了药物的吸收过程。

5. 与蛋白质的相互作用

蛋白质分子结构中氨基酸的羧基，在碱性条件下发生解离而带有负电荷；在酸性条件下，结构中的氨基或胍基发生解离而带有正电荷。因此，在两种不同带电情况下，可分别与阳离子表面活性剂或阴离子表面活性剂发生电性结合。此外，表面活性剂还可破坏蛋白质二维结构中的盐键、氢键和疏水键，使蛋白质各残基之间的交联作用减弱，螺旋结构变得无序或受到破坏，最终使蛋白质发生变性。

6. 毒性

一般而言，阳离子表面活性剂的毒性最大，其次是阴离子表面活性剂，非离子表面活性剂毒性最小。两性离子表面活性剂的毒性小于阳离子表面活性剂。表面活性剂用于静脉给药时的毒性大于口服。阳离子及阴离子表面活性剂不仅毒性较大，而且还有较强的溶血作用。非离子表面活性剂的溶血作用较轻微，在亲水基为聚氧乙烯基非离子表面活性剂中，以吐温类的溶血作用最小，其顺序为聚氧乙烯烷基醚>聚氧乙烯烷芳基醚>聚氧乙烯脂肪酸酯>吐温类；吐温 20>吐温 60>吐温 40>吐温 80。阳离子表面活性剂由于毒性较大，只能作为消毒杀菌药使用；阴离子表面活性剂有较强的溶血作用和刺激性，也只能外用使用；非离子型表面活性剂毒性较小，可用作口服使用。

7. 刺激性

各类表面活性剂都可用于外用制剂，但长期或高浓度使用，可对皮肤或黏膜造成损害。阳离子表面活性剂的刺激性最强，阴离子表面活性剂次之，两性离子和非离子表面活性最弱。表面活性剂的刺激性，随温度和湿度的增加而增加。

（三）表面活性剂的种类及应用

1. 阴离子型表面活性剂

此类表面活性剂中发挥表面活性作用的是阴离子，主要包括肥皂类、硫酸化物和磺酸化物三类。

（1）肥皂类（soaps）：通式为（RCOO）$^{n-}$M^{n+}，具体可分为碱金属皂（如硬脂酸钠、硬脂酸钾等）、碱土金属皂（如硬脂酸钙、硬脂酸镁等）和有机胺皂（如三乙醇胺皂）三类。碱金属皂和有机胺皂具有较强的亲水性，可作增溶剂和 O/W 型乳化剂使用。碱土金属皂（如硬脂酸钙、硬脂酸镁等）的亲水性较弱，只能作 W/O 型乳化剂及疏水性润滑剂使用。

（2）硫酸化物（sulfates）：通式为 ROSO$_3^-$M$^+$，对黏膜有一定刺激性。硫酸化物中以十二烷基硫酸钠（又称月桂硫酸钠）最为常用，易溶于水，以 pH 值 6~7 为宜。在硬水中，硫酸化物仍能发挥表面活性作用，常用作湿润剂及外用乳剂的乳化剂。

（3）磺酸化物（sulfonates）：通式为 ROSO$_3^-$M$^+$。磺酸化物在酸性介质中不水解，对热也较稳定。常用的磺酸化物是丁二酸二辛酯磺酸钠（商品名阿洛索-OT），可用作湿润剂，或与其他乳化剂联合作为软膏及其他外用乳剂的乳化剂。另一种常用的磺酸化物是十二烷基苯磺酸钠，是广泛使用的洗涤剂。

2. 阳离子型表面活性剂

此类表面活性剂中，发挥表面活性作用的是阳离子，故也称为阳性皂。阳离子型表面活性剂为季铵化物，通式为 RNH$_3^+$X$^-$阳离子型表面活性剂的表面活性弱、毒性大，杀菌力强，常用作消毒、杀菌防腐剂，很少单独用作药剂辅料，如苯扎氯铵（洁尔灭）和苯扎溴铵（新洁尔灭）等。

3. 两性离子型表面活性剂

该类表面活性剂的结构中同时存在正、负电荷基团，并随着溶液 pH 值的变化而表现出不同的性质。在等电点以上时，表现出阴离子表面活性剂的性质，即具有很好的起泡、去污作用；在等电点以下时，则呈现出阳离子表面活性剂的性质，即具有很强的杀菌能力。天然的两性离子型表面活性剂包括卵磷脂、脑磷脂等，毒性很小，可供静脉注射使用，是制备注射用乳剂及脂质体制剂的主要辅料。

4. 非离子型表面活性剂

该类表面活性剂在水中不解离，亲水基团一般为多元醇，亲油基团是长链脂肪酸或长链脂肪醇以及烷基或芳基等。非离子型表面活性剂的配伍禁忌少，毒性小，广泛用于外用、口服制剂和注射剂中，个别品种的非离子型表面活性剂也可用于静脉注射。

（1）脱水山梨醇脂肪酸酯（脂肪酸山梨坦）：商品名为司盘（Span），多不溶于水，是常用的 W/O 型乳化剂。根据脂肪酸的不同，可将司盘分为司盘 20、司盘 40、司盘 60、司盘 65、司盘 80 和司盘 85 等。其 H/B 值从 1.8~3.8，常与吐温配合使用。

（2）聚氧乙烯脱水山梨醇脂肪酸酯（聚山梨酯）：商品名为吐温（Tween），多溶于水，可用作增溶剂、分散剂、润湿剂及 O/W 型乳化剂。与司盘的命名相对应，根据脂肪酸不同，有吐温（聚山梨酯）20、40、60、65、80、85 等多种。由于吐温的结构中增加了聚氧乙烯基团，使得其亲水性大大提高，HLB 值均在 8 以上。

（3）聚氧乙烯脂肪酸酯/醇醚：商品名为卖泽（Myrij）/苄泽（Brij），两类都具有较高的 HLB 值，亲水性较强，可作为增溶剂及 O/W 型乳化剂使用。

（4）聚氧乙烯-聚氧丙烯共聚物：又称泊洛沙姆（Poloxamer），商品名普朗尼克（Pinronic），通式为 HO（C_2H_4O）$_a$-（C_3H_6O）$_b$-（C_2H_4O）$_a$H，相对分子量在 1 000 ~ 1 400。当聚氧乙烯一聚氧丙烯共聚物结构中的聚氧丙烯基团比例增加时，其亲水性增加。本品具有乳化、润湿、分散、起泡和消泡等作用，但增溶能力较弱。本品毒性低、刺激性小、不易过敏，可高压灭菌，常用于静脉注射用的脂肪乳剂中。Poloxamer188（Pluronic F68）是一种 O/W 型乳化剂，是目前可用于静脉乳剂的极少数乳化剂之一。

（5）其他：非离子型表面活性剂除以上品种外，尚有脂肪酸的蔗糖醚、蔗糖酯、烷基酚基聚醚醇类等。

三、微粒分散体系

（一）微粒分散体系的定义与分类

分散体系（disperse system）是一种或几种物质高度分散在某种介质中所形成的体系。连续的介质称为分散介质（disperse medium），被分散的物质称为分散相（disperse phase）。将微粒直径在 10^{-9} ~ 10^{-4}nm 范围的分散相统称为微粒，由微粒构成的分散体系则统称为微粒分散体系。分散体系按分散相粒子的直径大小分为真溶液：<1mn，胶体分散体系：1~100nm，粗分散体系：>100nm，微粒分散体系：1nm~100μm。

（二）微粒分散体系的主要性质与特点

微粒分散体系的性质包括其热力学性质、动力学性质、光学性质和电学性质等。这里主要介绍与其粒径大小和物理稳定性有关的基本性质。

1. 微粒大小

微粒大小是微粒分散体系的重要参数，对其体内外的性能有十分重要的影响。微粒大小完全均一的体系称为单分散体系；微粒大小不均一的体系称为多分散体系。微粒大小的测定方法有光学显微镜法、电子显微镜法、激光散射法、库尔特计数法、Stokes 沉降法、吸附法等。

2. 微粒大小与体内分布

不同大小的微粒分散体系在体内具有不同的分布特征。小于 50nm 的微粒能够穿透肝内皮，通过毛细血管末梢或淋巴传递而进入骨髓组织。静脉或腹腔注射 0.1 ~ 3.0μm 的微粒分散体系,则能很快被网状内皮系统(RES)的巨噬细胞吞噬。最终,多数药物微粒将浓集于巨噬细胞丰富的肝和脾等组织,而血液中的微粒则逐渐被清除。若注射>50μm的微粒至肠系膜动脉、门静脉、肝动脉或肾动脉,则微粒可分别被截留在肠、肝、肾等相应组织。

3. 微粒的动力学性质和热力学性质

布朗运动是微粒扩散的微观基础,而扩散现象又是布朗运动的宏观表现。正是由于布朗运动,使得很小的微粒具有了动力学的稳定性。微粒分散体系是典型的多相分散体系,存在大量的相界面。随着微粒粒径的变小,表面积不断增加,表面张力降低。分散系中普遍存在微粒的絮凝、聚结、沉降等物理稳定性问题,属于热力学与动力学不稳定体系。

4. 微粒的光学性质

当微粒的半径大小适当时,对光的散射现象十分明显。当一束光线在暗室内通过微粒分散体系时,可在其侧面观察到明显的乳光,称为丁达尔现象(Tyndall)。丁达尔现象是微粒散射光的宏观表现,同时也是判断纳米体系的一个简单的方法。同样条件下,粗分散体系由于以反射光为主,不能观察到丁达尔现象;而低分子的真溶液则是以透射光为主,同样也观察不到。可见,微粒大小不同,光学性质差异较大。

5. 微粒的电学性质

微粒的表面可因电离、吸附或摩擦等而带上电荷。如果将两个电极插入微粒分散体系的溶液中,再通以电流,则分散于溶液中的微粒可向阴极或阳极移动,这种在电场作用下微粒的定向移动就是电泳(electrophoresis)。微粒在电场作用下移动的速度与其粒径大小成反比,其他条件相同时,微粒越小,移动越快。

(三)微粒分散体系在药剂学中的应用

在药剂学中,微粒分散体系已被发展成为微粒给药系统。属于粗分散体系的微粒给药系统主要包括微球、微囊、乳剂、混悬剂等,其粒径在500nm~100μm范围内;属于胶体分散体系的微粒给药系统主要包括纳米微乳、脂质体、纳米粒、纳米囊、纳米胶束等,其粒径一般都<1 000nm。上述两者的粒径范围有一定交叉。微粒分散制剂可供静脉、动脉注射,亦可用于口服、皮下注射或植入,还可供肌肉注射、关节腔内注射、眼内及鼻腔用药等。

微粒分散体系在药剂学中具有重要的意义,如可以提高药物在分散介质中的溶解度和分散性;提高制剂稳定性及口服生物利用度;通过粒径和处方的设计,构建药物靶向载体,控制药物进入特定的靶器官或靶细胞;延长药物在体内的作用时间,减少剂量,降低毒副作用等。在恶性肿瘤化疗中,可将较大微粒的分散体系用于动脉栓塞,治疗肝癌、肾癌等(40~200μm)。含药的微粒一方面使肿瘤部位血管闭锁,切断对肿瘤的营养;另一方面，也使肿瘤细胞内的药物浓度较高且持久，而在体循环中的药物浓度相对较低，因而极大提高疗效，降低化疗药物的毒副作用。脂质体静脉注射后，可优先被富含网状内皮系统的组织，如肝、脾等摄取。利用脂质体这一被动靶向性的特点，可将用于杀灭某特定生长周期且主要在网状内皮系统繁殖的寄生虫的药物及主要作用于网状内皮系统白细胞的免疫调节药制备成脂质体，可极大改善药物的疗效、降低毒副作用。

微粒分散体系因具有诸多的优良性能，故在缓控释、靶向制剂等方面发挥着重要的作用。纳米药物载体的应用，为现代给药系统的研究提供了新途径，同时也对微粒分散体系的发展提出了更高、更新的要求。纳米药物载体的研究方向是开发智能化的给药系统：研究并制备可与药物特异性结合的纳米级载体，该载体需具有自动靶向和定量、定时释药的特点，以改善并提高疾病的诊断和治疗效果。随着纳米生物技术的发展，药剂工作者在未来将制备出更为理想且具有智能效果的纳米药物载体，围绕着微粒给药体系的研究和应用，必将有一个非常广阔的前景。

四、药物制剂的稳定性

（一）研究药物制剂稳定性的意义

药物制剂的基本要求是安全、有效、稳定。药物制剂的稳定性（stability）包括化学稳定性（如药物氧化、水解、异构化、聚合、脱羧等）、物理稳定性（如乳剂的乳析、破裂，混悬粒子的沉降、凝固、结块等）、生物活性稳定性（如微生物污染生长，引起药剂的霉败、分解、变质等）以及疗效稳定性和毒性稳定性等。药物制剂的稳定性研究主要指药物在体外的稳定性。研究药物制剂稳定性的任务，就是探讨影响药物制剂稳定性的因素与提高制剂稳定性的措施，同时研究药物制剂稳定性的试验方法，制定药物产品的有效期，保证药物产品的质量，为新产品提供稳定性依据。

药物若分解变质，不仅疗效降低，有些药物甚至可产生毒副作用，故药物制剂稳定性对保证制剂的安全有效是非常重要的。药物产品在不断更新，一个新的产品，从原料合成、剂型设计到制剂研制，药物制剂的稳定性研究是其中最基本的内容。我国已有规定，新药申请必须呈报有关药物制剂稳定性的资料。因此，为了合理地进行剂型设计，提高制剂质量，保证药品疗效与安全，提高经济效益，必须重视药物制剂稳定性的研究。

（二）化学动力学简介

化学动力学是研究化学反应速度和反应机制的科学。自从 20 世纪 50 年代初期，用化学动力学的原理来评价药物的稳定性以来，化学动力学作为药物稳定性的预测理论即已得到了广泛应用。

零级反应速度与反应物浓度无关，但可受其他因素如反应物的溶解度或某些光化反应中光强度、光照时间等因素影响。一级反应速率与反应物浓度的一次方成正比。如果反应速率与两种反应物浓度的乘积成正比，则称为二级反应。若其中一种反应物的浓度大大超过另一种反应物，或保持其中一种反应物浓度恒定不变的情况下，则此反应表现出一级反应的特征，故称为伪一级反应（pseudo first-order reaction）。例如，在酸或碱的催化下，酯的水解可用伪一级反应处理。绝大多数药物的降解过程可以用零级、一级和伪一级反应来处理。药物的有效期（shelf life），常用药物降解10%所需的时间。

（三）制剂中药物的降解途径

药物的降解途径主要有氧化、水解、脱羧、异构化、聚合等，最常见的是氧化和水解。

1. 水解

水解为药物的主要降解途径，酯类（包括内酯）和酰胺类（包括内酰胺）药物均易水解。与酯类药物比较，酰胺类药物稍稳定。

（1）酯类药物：含有酯键的药物在水溶液中或吸收水分后很易发生水解，生成相应的醇和酸，盐酸普鲁卡因、阿司匹林的水解即是此类药物水解反应的代表。酯类药物水解后可产生酸性物质，使溶液的 pH 值下降。当某些酯类药物灭菌后 pH 值下降时，即提示我们药物可能发生了水解反应。与酯类药物相同，内酯在碱性条件下很易水解开环，如毛果芸香碱、华法林均有内酯结构，易发生水解反应。

（2）酰类药物：酰胺类药物易水解生成相应的胺与酸（有内酰胺结构的药物，水解后易开环、失效），这类药物主要有氯霉素、青霉素类、头孢菌素和巴比妥类等。

2. 氧化

氧化也是导致药物变质最常见的反应。药物在催化剂、热或光等因素的影响下，易与氧形成游离基，然后产生游离基的链反应。所以，对于易氧化的药物，要特别注意光、氧和金属离子等对其的影响。氧化作用与药物的化学结构有关，酚类、烯醇类、芳胺类、吡唑酮类和噻嗪类药物较易氧化。药物氧化后，可发生变色、沉淀、失效，甚至产生有毒物质。

（1）酚类药物：肾上腺素、左旋多巴、吗啡、阿扑吗啡和水杨酸钠等药物分子中都具有酚羟基，极易被氧化。例如，肾上腺素氧化后，可先生成肾上腺素红，最后变成棕红色聚合物或黑色素；左旋多巴氧化后，可生成有色物质，最后产物为黑色素。

（2）烯醇类药物：分子中含有烯醇基的药物极易氧化，维生素 C 即是这类药物的代表，其氧化过程较为复杂。在有氧条件下，维生素 C 先氧化成去氢抗坏血酸，然后经水解成为 2,3-二酮古罗糖酸，此化合物进一步氧化为草酸与 L-丁糖酸。pH 值为 5.4 时，维生素 C 最稳定；无铜离子时，pH 值在 9 以上时，可发生明显的氧化反应，铁和铝离子对维生素 C 的氧化反应具有催化作用。

（3）其他：芳胺类（如磺胺嘧啶钠），吡唑酮类（如氨基比林、安乃近）和噻嗪类（如盐酸氯丙嗪、盐酸异丙嗪）等药物也易发生氧化降解反应。

3. 异构化

异构化一般分光学异构（optical isomerization）和几何异构（geometric isomerization）两种。光学异构化又分为外消旋化和差向异构化。药物发生异构化后，通常其生理活性降低甚至活性消失。例如，左旋肾上腺素具有生理活性，其水溶液在 pH<4 时的外消旋化速度较快，生理活性可降低 50%；在碱性条件下，毛果芸香碱可发生差向异构化并生成活性较低的异毛果云香碱；维生素 A 的活性形式是全反式，可发生几何异构化，当全反式维生素 A 在 2、6 位形成顺式异构化时，此种异构体的维生素 A 活性比全反式低。

4. 脱羧

在光、热和水分等因素存在的条件下，对氨基水杨酸钠极易发生脱羧现象而生成间硝基酚，并可进一步氧化变色。

5. 聚合

聚合（polymerization）是指两个或多个药物分子结合在一起而形成复杂分子的过程。浓度较高的氨苄西林水溶液在储存过程中可发生聚合反应，形成二聚物。

（四）影响药物制剂稳定性的因素与稳定化措施

药物制剂的处方组成比较复杂，除主药外，溶液的 pH 值、溶剂、离子强度、附加剂等处方因素均可影响主药的稳定性。环境因素中，温度对各种降解途径均有影响，而光线、空气、金属离子主要影响氧化反应，湿度、水分主要影响固体制剂。此外，包装材料对药物制剂稳定性的影响也是需要考虑的问题。

1. 处方因素

（1）酸-碱催化：许多药物的水解或氧化反应均受 pH 值的影响，被 H^+ 和 OH^- 催化的反应，其速度在很大程度上随 pH 值而改变。在 pH 值较低时，主要受 H^+ 催化；在 pH 值较高时，主要受 OH^- 催化；在 pH 值近中性时，受 H^+、OH^- 共同催化，称为特殊酸-碱催化（specific acid-base catalysis）。有些药物的水解反应还受缓冲盐的影响，称广义酸-碱催化（general acid-base catalysis），如磷酸盐对青霉素 G 钾盐，醋酸盐、枸橼酸盐、磷酸盐对氯霉素的催化等。确定某药物是否被所用的缓冲液催化，可在保持离子强度不变的条件下，改变缓冲盐的浓度，然后观察药物分解速度是否随缓冲盐的浓度增加而增大。为减少 pH 值和缓冲液的催化作用，应将溶液的酸碱性控制在最稳定的 pH 值或者调节成偏酸性，缓冲盐应保持在最低的浓度或选用无催化作用的缓冲体系。

（2）离子强度：在制剂处方中，为了调节 pH 值、维持等渗、抗氧化等，常需在溶液中加入电解质。电解质可产生离子强度，进而影响药物的降解速度。当药物带正电荷并受 H^+ 催化或药物带负电荷并受 OH^- 催化时，可因盐的加入，引起离子强度的增加，造成降解反应速度的加快；如果药物是中性分子，则离子强度的改变对药物降解的速度无较大影响。制剂制备过程中，控制溶液的离子强度，尽量避免加入外来离子，采用与主药具有相同酸根离子的酸或能产生水的碱，可提高制剂的稳定性。

（3）溶剂：溶剂的极性和介电常数均能影响药物的降解反应，尤其对药物的水解反应影响更大。离子与离子间的引力与溶剂的介电常数有关，介电常数越大，离子间的引力越弱，对反应速度影响越大。当以介电常数较低的溶剂全部或部分代替水时，可提高易水解药物的稳定性。例如，使用丙二醇、乙醇、甘油等可延缓酰胺类药物的水解；巴比妥类药物的水溶液中加入低介电常数的溶剂时，可使巴比妥类药物的水解速度减慢。

（4）表面活性剂：溶液中加入表面活性剂可影响药物稳定性。多数情况下，一些易水解的药物加入表面活性剂可使稳定性提高，药物被增溶在胶束内部，形成了所谓的"屏障"。但表面活性剂的加入，有时也可使某些药物的分解速度加快，如吐温 80（聚山梨酯 80）可使维生素 D 的稳定性下降。因此，在不确定表面活性剂影响的情况下，应通过实验选用合适的表面活性剂。

（5）其他附加剂：一些半固体剂型的药物制剂，如软膏、霜剂，其稳定性与制剂处方的基质有关，如以聚乙二醇为基质会促进氢化可的松软膏中药物的降解。一些片剂的润滑剂对主药的稳定性也有一定影响，如硬脂酸镁可加速阿司匹林的降解。因此，进行处方研究时，应充分考虑附加剂对主药的影响，通过大量科学实验进行筛选、确定。

2. 环境因素

（1）温度

温度每升高 $10℃$，反应速度增加 $2\sim4$ 倍。温度越高，药物的降解速度越快。例如，青霉素水溶液的水解，在 $4℃$ 储存时，7d 后损失效价 16%；而在 $24℃$ 贮存时，7d 后损失效价则高达 78%。对于易水解或易氧化的药物，要特别注意控制工艺的温度。尤其是对注射液、一些抗生素和生物制品等，要根据其药物性质，合理地设计处方；生产中采取特殊工艺，如无菌操作、冷冻干燥、低温储存等，在保证充分灭菌的前提下，适当减低灭菌的温度或缩短时间，避免不必要的长时间高温，以防止药物过快地水解或氧化。

（2）光线

光是一种辐射能，波长较短的紫外线更易激发药物的氧化反应，加速药物的降解。药物的光解主要与药物的化学结构有关，酚类药物如肾上腺素、吗啡、苯酚、可待因和水杨酸等，以及分子中有双键的药物如维生素 A、维生素 D、维生素 B、维生素 B_2、维生素 B_{12}、维生素 K_1、维生素 K_4、叶酸、利舍平、硝苯地平和尼群地平等都对光线很敏感。光解反应较热反应更为复杂，光的强度、波长、灌装容器的组成、种类、形状、离光线的距离等，均可对光解反应的速度产生影响。对于易发生光解反应而氧化变质的药物，在生产过程和储存过程中，应尽量避免光线的照射，必要时需使用有色遮光容器保存。

（3）金属离子

原辅料中的微量金属离子可对自动氧化反应产生显著的催化作用，如0.000 2mol/L的铜离子即能使维生素的氧化速度增加1万倍。金属离子主要来源于原辅料、溶剂、容器及操作工具等。为了避免金属离子的影响，除应选择纯度较高的原辅料并尽量不使用金属器具外，还需在药液中加入金属离子络合剂，如依地酸盐、枸橼酸、酒石酸等。上述金属络合剂可与溶液中的金属离子生成稳定的水溶性络合物，进而避免金属离子的催化作用。

（4）空气

空气中的氧是引起药物制剂氧化的重要因素，大多数药物的氧化是自动氧化反应。对于易氧化的药物，除去氧气是防止氧化的最根本措施。通入惰性气体（如氮气和二氧化碳等），可除去容器空间和药液中的绝大部分氧。另一重要的抗氧化措施是加入抗氧剂（antioxidants），常用的水溶性抗氧剂有焦亚硫酸钠和亚硫酸钠，油溶性抗氧剂有叔丁基对羟基茴香醚（BHA）、二丁甲苯酚（BHT）、生育酚等。酒石酸、枸橼酸和磷酸等可显著增强抗氧剂的效果，被称为协同剂（synergists）。使用抗氧剂时，还应考察抗氧剂是否与主药发生相互作用。

（5）湿度与水分

空气中的湿度与原辅料的含水量主要影响固体制剂稳定性，如阿司匹林、青霉素G、氨苄西林、对氨基水杨酸钠和硫酸亚铁等的固体制剂。只要有微量水分存在时，就能加速上述药物的分解。因此，制剂制备时应严格控制环境的湿度，降低原辅料的含水量（一般在1%以下）并采用合适的包装材料。

（6）包装材料

药物制剂最常用的容器材料是玻璃、金属、塑料和橡胶等。不适合的包装，可使稳定性好的制剂失效，包装材料的恰当与否、质量好坏对药物受外界环境因素的影响及药物自身的稳定都有直接关系。故在给产品选择包装材料时，必须以实验结果和实践经验为依据，经过"装样试验"，确定合适的包装材料。

（五）药物制剂稳定性试验方法

1. 稳定性试验的目的

考察原料药或药物制剂在温度、湿度和光线等因素的影响下随时间变化的规律，为药品的生产、包装、储存、运输条件提供科学依据，同时通过试验确定药品的有效期。

2. 稳定性试验内容及方法

（1）影响因素试验（强化试验，stress testing）：该试验是在相比加速试验更为剧烈的条件下进行的试验。①高温试验：供试品开口置适宜的洁净容器中，60℃温度下放置10d，分别于第5、10天取样，按稳定性试验的重点考察项目进行检测。同时，还需准确称量试验前后供试品的重量，以考察供试品风化失重的情况。若供试品的特性发生明显变化（如含量下降5%），则需在40℃条件下同法进行试验。②高湿度试验：供试品开口置恒湿密闭容器中，在25℃于相对湿度90%±5%条件下放置10d，于第5、10天取样，按稳定性重点考察项目要求检测，同时准确称量试验前后供试品的重量，以考察供试品的吸湿潮解性能。若吸湿增重5%以上，则在相对湿度75%±5%条件下，同法进行试验。③强光照射试验：供试品开口置光照仪器内，于照度为4 500lx±500lx的条件下放置10d，于第5、10天取样，按稳定性试验的重点考察项目进行检测，特别要注意供试品的外观变化。

（2）加速试验（accelerated testing）：加速试验在超常条件下进行，其目的旨在通过加速药物的化学或物理变化，为药品审评、包装、运输及储存提供必要的资料。原料药和制剂均需进行此项试验。加速试验中的供试品要求3批，按市售包装，在温度（40±2℃），相对湿度75%±5%的条件下放置6个月。加速试验期间，每月取样1次，按稳定性试验的重点考察项目检测，如6个月内供试品经检测不符合制定的质量标准，则应在中间条件下，即在温度（30±2)℃、相对湿度60%±5%的情况下进行加速试验，时间仍为6个月。

（3）长期试验（Long term testing）：长期试验是在接近药品的实际储存条件下进行的，其目的是为制订药物的有效期提供依据。原料药与制剂均需进行长期试验。长期试验中的供试品为3批，按市售包装，在温度（25±2)℃、相对湿度60%±10%的条件下放置12个月。每3个月取样1次，分别于0、3、6、9、12个月，按稳定性重点考察项目检测。

五、粉体学基础

（一）粉体学的概念

粉体（powder）是无数个固体粒子集合体的总称。粉体学（mlcromeritics）是研究粉体的表面性质、力学性质、电学性质及其应用的科学。通常所说的"粉""粒"都属于粉体的范畴，将粒径<100μm的粒子叫"粉"，粒径>100μm的粒子叫"粒"

（二）粉体的性质

通常物态有三种，即固体、液体和气体。液体与气体具有流动性，而固体无流动性。将较大粒径的固体粉碎成粒子群后，该粒子群则具有与液体类似的流动性、与气体类似的压缩性和与固体相似的抗变形能力。因此，人们也常把"粉体"视为第四种物态处理。由于在散剂、颗粒剂、片剂和胶囊剂等固体制剂的生产中需要对原辅料进行粉碎、混合等处理，以改善粉体的性质，使之满足工艺操作和制剂加工的要求，所以粉体的性质在固体制剂中占有较为重要的地位。

1. 粉体的粒子大小与粒度分布及其测定方法

（1）粉体的粒子大小与粒度分布：粉体的粒子大小（particle size）是粉体的基本性质，它对粉体的溶解性、可压性、密度和流动性等均有显著影响，进而影响药物的溶出与吸收等过程。采用一般方法处理过的粉体，多数情况是组成粉体的各个粒子的大小不同、各方向长度不同、形态不同且不规则，很难像球体、立方体等规则粒子以特征的长度表示其大小。因此，根据实际应用情况选择适当的测定方法，求算其相当径或有效径等。粉体粒径的几种表示方法有：定方向径（显微镜测定）、等价径（粒子的外接圆的直径）、体积等价径（库尔特计数法测定）、有效径（又称 Stocks 径，根据沉降公式计算所得）和筛分径（筛分法测得）等。

粉体的大小不可能均匀一致，而是存在着粒度分布（particle size distribution）的问题，分布不均会导致制剂的分剂量不准、可压性差异以及粒子密度不同等问题。粉体的粒径分布，常用频率分布来表示，即各个平均粒径相对应的粒子占全体粒子群中的百分比。

（2）粒径测定方法

①光学显微镜法（microscopic method）：该法是使用最早、应用最广泛的粒径测定方法之一，测定的粒径范围为 0.5~100μm，但通常用于测定粒径>45μm 的粒。一般需测定 200~500 个粒子，才具有统计学意义。

②库尔特计数法（coulter counter method）：该法的原理是利用电阻与粒子的体积成正比的关系，将电信号换算成粒径，以测定粒径及其分布情况。本法测得的粒径为等体积球的相当径，可求得以个数为基准的粒度分布或以体积为基准的粒度分布。本法可用于混悬剂、乳剂、脂质体和粉末药物等粒径的测定。

③沉降法（sedimentation method）：该法是液相中混悬的粒子在重力场中恒速沉降时，根据 Stocks 方程求出粒径的方法。Stocks 方程适用于粒径<100μm 粒子的测定。沉降法中，比较常用的为 Andreasen 吸管法。该法即设定一定的沉降高度，假设在此高度范围内粒子以等速沉降（求出粒子径），并在一定时间间隔内再用吸管取样，测定粒子的浓度或沉降量，最后求得粒度分布。该法测得的粒度分布是以重量为基准的。

④比表面积法（specific surface area method）：比表面积法是利用粉体的比表面积随粒径的减少而迅速增加的原理，通过粉体层中比表面积的信息与粒径的关系，最后求得平均粒径的方法。比表面积可用吸附法和透过法测定。本法不能求得粒度分布，可测定的粒度范围为 100μm 以下。

⑤筛分法（sieving method）：筛分法是利用筛孔将粉体机械阻挡的分级方法。将筛子由粗到细按筛号顺序上下排列，将一定量粉体样品置于最上层中，振动一定时间后，称量各个筛号上的粉体重量，求得各筛号上的不同粒级的重量百分数，最后据此获得以重量为基准的筛分粒径分布及平均粒径。与光学显微镜法相同，筛分法也是使用最早、应用最广泛的粒径测定方法之一，常用于测定 45μm 以上的粒子。筛分法中所用筛子的筛号常用

"目"表示，"目"系指在筛面的 25.4mm 长度上开有的孔数。

2. 粉体的比表面积

粉体的比表面积（specific surface area）是表征粉体中粒子粗细及固体吸附能力的一种量度，可用于计算无孔粒子和高度分散粉末的平均粒径。比表面积不仅对粉体性质，而且对制剂性质和药理性质都具有重要意义。

（1）比表面积的表示方法：粒子比表面积的表示方法根据计算基准不同，可分为体积比表面积（Sv）和重量比表面积（Sw）。

（2）比表面积的测定方法：直接测定粉体的比表面积时，常用的方法有气体吸附法和气体透过法。

3. 粉体的孔隙率

孔隙率（porosity）是粉体中总孔隙所占有的比率。总空隙包括粉体内孔隙和粉体间空隙。孔隙率大小与粒子的形态、大小、排列等有关，孔隙率对散剂、胶囊剂的吸湿性，片剂的崩解度等均有很大影响。粉体的充填体积（V）为粉体的真体积（Vt）、粉体内孔隙体积（V 内）与粉体间空隙体积（V 间）之和。

孔隙率的测定方法有压汞法和气体吸附法等。常用的测定粉体孔隙率的方法是将粉体用液体或气体置换法测得的，粉体通过加热或减压法脱气后，将粉体浸入液体中，测定粉体排出液体的体积，从而求得孔隙率。

4. 粉体的密度

粉体的密度系指单位体积粉体的质量。由于粉体的颗粒内部和颗粒间存在空隙，粉体的体积具有不同含义。粉体的密度根据所指的体积不同分为真密度、颗粒密度和松密度三种。

5. 粉体的流动性

粉体的流动性（flowability）与粒子的形状、大小、表面状态、密度和空隙率等有关，是粉体的重要性质之一。粉体的流动性对散剂、颗粒剂、胶囊的分装和片剂的分剂量等均有较大影响。

（1）流动性的评价：粉体的流动形式很多，如重力流动、振动流动、压缩流动和流态化流动等，其对应的流动性的评价方法也有所不同。流动性的评价可用休止角、流出速度和压缩度衡量。

（2）改善粉体流动性的措施：粒子间的黏着力、摩擦力、范德华力和静电力等，均可阻碍粒子的自由流动，影响粉体的流动性。为了减弱这些力的作用，可采取以下措施：

适当增大粒径：对于黏附性的粉末粒子，可通过制粒，减少粒子间的接触，降低粒子间的吸着力。

改进粒子的表面及形状：球形粒子的表面光滑，可减少接触点数，减少粒子间的摩擦力。当粉体中加入粗粉或改进粒子形状，均可改善粉体的流动性。

加入助流剂：在粉体中加入 0.5%~2% 滑石粉和微粉硅胶等助流剂时，可极大改善粉体的流动性。其原因主要是微粉粒子可填平粉体粒子的粗糙面而形成光滑表面，减少阻力和静电力等。但若在粉体中加入过多的助流剂，则反而会增加阻力。

适当干燥：由于粉体具有吸湿作用，其粒子表面吸附的水分可增加粒子间的黏着力。因此，对粉体进行适当干燥，有利于减弱粉体粒子间的作用力。

6. 粉体的吸湿性

吸湿性（moisture absorption）是指固体表面吸附水分的现象。将药物粉末置于湿度较大的空气中时，易发生不同程度的吸湿现象，致使粉末的流动性下降、固结、润湿和液化等，甚至加速化学反应而降低药物的稳定性。因此，制定合适的防湿对策是药物制剂中的一个重要课题。

（1）水溶性药物的吸湿性特点：水溶性药物在相对湿度较低的环境时，几乎不吸湿；而当相对湿度增大到一定值时，水溶性药物的吸湿量可急剧增加。一般情况下，把吸湿量开始急剧增加时的相对湿度称为临界相对湿度（critical relative humidity，CRH）。CRH 是水溶性药物固定的特征参数，CRH 越小，越易吸水；反之，则不易吸水。在药物制剂的处方中，多数为两种或两种以上的药物或辅料的混合物。与其他混合物比较，水溶性药物的混合物吸湿性更强。根据 Flder 假说，水溶性药物混合物的 CRH 约等于各成分 CRH 的乘积，而与各成分的量无关。

（2）非水溶性药物的吸湿性特点：非水溶性药物的吸湿性随着相对湿度的变化而缓慢变化，无临界点，无特定 CRH。当非水溶性药物的混合物各组分间无相互作用时，其吸湿量具有加和性。

（三）粉体学在药剂学中的应用

粉体学是药剂学的基础理论，可为固体制剂的处方设计、生产过程控制、质量拉制和包装等提供重要的理论依据和试验方法。药物颗粒的大小可影响固体制剂的外观质量、色泽、味道、含量均匀度、稳定性和生物利用度等。一些重要的单元操作，如粉碎、分级、混合、制粒、干燥、压片、包装、输送和储存等，都涉及粉体学的相关理论。另外，药用辅料的粉体学性质对制剂工艺和制剂质量均有重要影响，例如，在控释制剂辅料的粒度分布、密度及弹塑性可影响制片的孔隙率和孔径分布，进而影响不溶性骨架控释片的药物释放。在制剂过程中，通过研究辅料的粉体学性质及其与制剂间的关系，可以寻找到更适宜的辅料，优化药物处方。粉末气雾剂和混悬剂中粒子的大小均可改变药物的沉降速度，影响制剂的稳定性，干扰药物的吸收。综上所述，粉体学是药剂学理论的重要组成部分之一，对药物制剂的设计、生产、包装和使用等均具有重要的指导意义。

六、流变学基础

（一）概述

流变学（theology）是力学的一个分支学科，它主要研究物质在应力、应变、温度、湿度和辐射等条件下，与时间因素有关的变形和流动的规律。流变学研究的对象是流体的流动性质、半固体的黏弹性和固体的弹性形变等性质。

变形（deformation）是指对某一物体施加外力时，它的几何形状和尺寸发生变化的过程。固体在外应力作用下产生固体变形，当去除外应力时恢复原状的现象，称为弹性（e-lasticity）。黏性（viscosity）是指液体内部所存在并阻碍液体流动的摩擦力，也称内摩擦力。流动是液体的主要性质，流动的难易程度与物质本身的黏性相关，因此，流动也可视为一种非可逆变形过程。在药剂学中，流变学原理已在混悬剂、乳剂、软膏剂和栓剂等剂型中得到了广泛应用，并为这些剂型的开发研究和质量控制提供了重要的理论基础。

物体按流动和变形的特点一般分为牛顿流体和非牛顿流体两类。水、甘油、真溶液和稀溶胶体系等属于牛顿流体；乳剂、混悬剂、软膏和糊剂等属于非牛顿流体。

（二）流变学在药剂学中的应用

流变学理论对乳剂、混悬剂和半固体制剂等剂型设计、处方组成以及制备、质量控制等研究均具有重要意义。

在混悬液中，流变学原理可用于讨论黏性对粒子沉降的影响，如混悬液经振荡后从容器中倒出时的流动性变化和混悬液应用于某投药部位时的伸（铺）展性等。良好的混悬剂应该是在贮藏过程中的切变速度很小，呈现较高的黏性；而在应用时，切变速度变大，显示较低的黏性。混悬剂在振摇、倒出及铺展时均能自由流动，是形成理想的混悬剂的最佳条件。

乳剂在制备和使用过程中经常会受到各种剪切力的影响，大部分乳剂表现为非牛顿流动。乳剂的流动性体现在铺展性、通过性和适应性等方面。掌握制剂处方对乳剂流动性的影响非常重要，据此可以改变乳剂的相体积比、粒度和黏度等。

半固体制剂的处方组成发生变化时，也可改变其流变性质。此外，外界因素（如温度等）也可对半固体制剂的流变性质产生影响。具有适宜的黏度，是半固体制剂的处方设计和制备工艺过程优化的关键。

第二篇　西药篇

第四章
消化系统药物

第一节　助消化药、泻药及止泻药

一、助消化药

（一）胰酶

1. 作用与特点

胰酶为多种酶的混合物，主要为胰蛋白酶，胰淀粉酶和胰脂肪酶。本品在中性或弱碱性环境中活性较强，促进蛋白质和淀粉的消化，对脂肪亦有一定的消化作用。

2. 适应证

主要用于消化不良、食欲不振及肝、胰腺疾病引起的消化障碍。

3. 用法与用量

每次 0.3~0.6 g，每日 3 次，饭前服。

4. 不良反应与注意事项

不宜与酸性药物同服。与等量碳酸氢钠同服可增加疗效。

5. 制剂与规格

肠溶片：0.3 g，0.5 g。

6. 医保类型及剂型

乙类：口服常释剂。

（二）慷彼申片

1. 作用与特点

本品可取代和补充人体本身分泌之消化酶，刺激胃和胰之天然分泌，对消化食物有重大的作用。米曲菌酶促使蛋白质及糖类在胃及十二指肠降解。在空肠及回肠中释放出的胰酶继续完成食物蛋白质、糖类及脂肪的降解。所包含的植物性酶和动物性胰酶，能在任何不同的酸碱度中发挥其最佳的效果。

2. 适应证

肠胃之消化酶不足，消化不良，受胆囊、肝或胰腺病影响而引起之消化失常。其他药物所引起的肠胃不适。高龄所致消化功能衰退。促进病后初愈，尤其是传染病或手术后之消化功能障碍，促进食物吸收，帮助咀嚼功能受限或食物限制等特种病情之消化能力。

3. 用法与用量

每次 1~2 片，进食时服用。如未见效，剂量可加倍。

4. 不良反应与注意事项

急性胰腺炎，慢性胰腺炎的急性发作期禁用。

5. 制剂与规格

糖衣片：每片含胰酶 220 mg，脂肪酶 7 400 U，蛋白酶 420 U，淀粉酶 7 000 U，米曲菌中提取的酶 120 mg，纤维素酶 70 U，蛋白酶 10 U，淀粉酶 170 U。

二、泻药

（一）酚酞

1. 作用与特点

口服后在肠内遇胆汁及碱性液形成可溶性钠盐，刺激结肠黏膜，促进其蠕动，并阻止肠液被肠壁吸收而起缓泻作用。由于小量吸收后（约 15%）进行肠肝循环的结果，其作用可持续 3~4 d。

2. 适应证

适用于习惯性顽固便秘。

3. 用法与用量

睡前口服 0.05~0.2 g，经 8~10 h 排便。

4. 不良反应与注意事项

本品如与碳酸氢钠及氧化镁等碱性药并用，能引起变色。连用偶能引起发疹；也可出现变态反应、肠炎、皮炎及出血倾向等。婴儿禁用，幼儿及孕妇慎用。

5. 制剂与规格

片剂：50 mg，100 mg。

6. 医保类型及剂型

甲类：口服常释剂。

（二）开塞露

1. 作用与特点

本品为治疗便秘的直肠用溶液剂，系将含山梨醇、硫酸镁或甘油的溶液装入特制塑料容器内制得。

2. 适应证

便秘。

3. 用法与用量

用时将容器顶端刺破，外面涂油脂少许，徐徐插入肛门，然后将药液挤入直肠内，引起排便。成人用量每次 20 mL，小儿酌减。

4. 制剂与规格

溶液剂：10 mL，20 mL。本品有两种制剂，一种为含 55% 甘油制剂，另一种为含山梨醇 45%~50%、硫酸镁 10%、羟苯乙酯（尼泊金乙酯）0.05%、苯甲酸钠 0.1% 的制剂。

5. 医保类型及剂型

甲类：溶液剂。

（三）硫酸镁

1. 别名

硫苦、泻盐。

2. 作用与特点

本品给药途径不同呈现不同的药理作用。①导泻作用，内服由于不被吸收，在肠内形成一定的渗透压，使肠内保有大量水分，刺激肠道蠕动而排便；②利胆作用，口服高浓度

第二篇 西药篇

（33%）硫酸镁溶液，或用导管直接灌入十二指肠，可刺激十二指肠黏膜，反射性地引起胆总管括约肌松弛、胆囊收缩，促进胆囊排空，产生利胆作用；③对中枢神经系统的作用，注射本品，提高细胞外液中镁离子浓度，可抑制中枢神经系统，阻断外周神经肌肉接头，从而产生镇静、镇痉、松弛骨骼肌的作用，也能降低颅内压对心血管系统的作用，注射给药，过量镁离子可直接舒张周围血管平滑肌，引起交感神经节冲动传递障碍，从而使血管扩张，血压下降；④消炎去肿作用，本品50%溶液外用热敷患处，有消炎去肿的功效。

3. 适应证

用于便秘及治疗食物或药物中毒，阻塞性黄疸及慢性胆囊炎、惊厥、尿毒症、破伤风、高血压脑病及急性肾性高血压危象等，也用于外用热敷消炎去肿。

4. 用法与用量

导泻：每次口服5~20 g，清晨空腹服，同时饮100~400 mL水，也可用水溶解后服用。利胆：每次2~5 g，每日3次，饭前或两餐间服；也可服用33%溶液，每次10 mL。抗惊厥、降血压等：肌肉注射1次1 g，10%溶液，每次10 mL；静脉滴注每次1~2.5 g。

5. 不良反应与注意事项

导泻时如服用大量浓度过高的溶液，可能自组织中吸取大量水分而导致脱水。注射须缓慢，并注意患者的呼吸与血压。如有中毒现象（如呼吸肌麻痹等）可用10%葡萄糖酸钙注射液10mL静脉注射，以行解救。肠道出血患者、急腹症患者及孕妇、经期妇女禁用本品导泻。中枢抑制药（如苯巴比妥）中毒患者不宜使用本品导泻排除毒物，以防加重中枢抑制。

6. 制剂与规格

注射液：1 g∶10 mL，2.5 g∶10 mL。白色合剂：由硫酸镁30 g、轻质碳酸镁5 g、薄荷水适量，配成100 mL，1次服15~30 mL。一二三灌肠剂：由50%硫酸镁溶液30 mL、甘油60 mL，蒸馏水90 mL配成，常用于各种便秘的治疗。

7. 医保类型及剂型

甲类：口服液体剂、口服散剂。

（四）聚乙二醇

1. 别名

福松。

2. 作用与特点

本品是一种渗透性缓泻剂，作用机制基本上是物理作用：通过增加局部渗透压，使水分保留在结肠肠腔内，增加肠道内液体的保有量，因而使大便软化，进而促进其在肠道内的推动和排泄。

3. 适应证

成人便秘的症状治疗。

4. 用法与用量

10~20 g/d。

5. 不良反应与注意事项

本品没有毒性作用已被大量的文献充分证实。

6. 药物相互作用

本品与其他药物同时服用时可能会阻碍其他药物的吸收，建议最好与其他药物间隔2h口服。

7. 制剂与规格

粉剂：10 g。

8. 医保类型及剂型

乙类：口服散剂。

（五）导肠粒

1. 别名

舒立通。

2. 作用与特点

本品由81%卵叶车前子积团纤维和19%番泻果苷以合理比例组成，能确保温和地调节排便习惯。卵叶车前子纤维在水中膨胀形成黏液团，以确保大便有足够水分，增加粪便在大肠内的体积，完成直肠填充，适应排便。天然的番泻果苷能轻微刺激大肠，使大肠蠕动正常。番泻果苷在药粒中逐渐释放，一般服药后12~24h显效。

3. 适应证

便秘，特别适用于慢性便秘；调节产后妇女的肠活动功能；长期卧床患者；习惯使用强烈泻药的患者；结肠手术后有排便困难的患者。

4. 用法与用量

1~2茶匙于晚饭后或早餐前以一杯液体送服，不应嚼碎，药物起作用后可按个别情况将剂量减至1/2~1茶匙，1~2次/d。

5. 不良反应与注意事项

肠梗阻及胃肠道狭窄患者禁用。

6. 药物相互作用

勿与收敛剂或抗腹泻剂如氰苯哌酯、地芬诺酯、咯哌丁胺、氢氯化物和阿片制剂合用。

7. 制剂与规格

颗粒剂：100 g×1 听（每 100 g 含卵叶车前草种子 52 g，卵叶车前草果壳 2.2 g，番泻果实 12.4 g）。

三、止泻药

（一）复方地芬诺酯

1. 别名

止泻宁。

2. 作用与特点

本品对肠道作用类似吗啡，可直接作用于肠平滑肌，通过抑制肠黏膜感受器，消除局部黏膜的蠕动反射而减弱肠蠕动，同时可增加肠的节段性收缩，使肠内容物通过延迟，有利于肠内水分的吸收。本品吸收后在体内主要代谢为地芬诺辛，其止泻作用比母体化合物强 5 倍。地芬诺辛的 $t_{1/2}$ 为 12~24 h，主要由粪便排出，少量由尿中排出。

3. 适应证

适用于急、慢性功能性腹泻及慢性肠炎等。

4. 用法与用量

口服，每次 1~2 片，每日 2~4 次。腹泻控制后，应即减少剂量。

5. 不良反应与注意事项

服药后偶见口干、腹部不适、恶心、呕吐、嗜睡、烦躁、失眠等，减量或停药后即消失。长期使用可致依赖性。肝功能不全患者及正在服用有药物依赖性患者慎用。婴儿不推荐使用。不能用作细菌性痢疾的基本治疗药物，

6. 药物相互作用

可增强巴比妥类、阿片类及其他中枢抑制药的作用，故不宜合用。

7. 制剂与规格

片剂：每片含盐酸地芬诺酯 2.5 mg，硫酸阿托品 0.025 mg。

8. 医保类型及剂型

甲类：口服常释剂。

（二）酵母

1. 别名

亿活。

2. 作用与特点

本品为生物性止泻剂。布拉酵母菌具有抗微生物和抗毒素作用，并对肠黏膜有营养作用。布拉酵母菌不会被胃肠液、抗生素或磺胺类药物所破坏，在肠内具有活性作用。药理学动物实验研究表明，无论在体外或体内，该药具有抗菌（包括白色念珠菌）作用，还可促进动物体内的免疫作用。它能合成维生素 B，如维生素 B_1，维生素 B_2，维生素 B_6，泛酸，烟酸。此外，还能显著增加人与动物上皮细胞刷状缘内的二糖酶。

3. 适应证

治疗成人或儿童感染性或非特异性腹泻。预防和治疗由抗生素诱发的结肠炎和腹泻。

4. 用法与用量

口服：每次 1~2 袋或 1~2 粒，每日 1~2 次最好避免在吃饭时服用。

5. 不良反应与注意事项

可引起胃部不适或腹胀感。

6. 药物相互作用

不可与全身性或口服抗真菌药物及某些唑啉类衍生物合用。

7. 制剂与规格

袋装：250 mg。胶囊：250 mg。

（三）嗜酸性乳杆菌

1. 别名

乐托尔。

2. 作用与特点

本品为灭活的嗜酸乳杆菌菌体及其代谢产物，由于采用真空冷冻干燥法，细菌经过热处理已被灭活，其代谢过程中产生的乳酸及结构未明的抗生素有直接的抑菌作用；所含 B 族维生素能刺激肠道内正常产酸菌丛的生长；对肠黏膜有非特异性免疫刺激作用，能增强免疫球蛋白的合成。

3. 适应证

主要用于急慢性腹泻的对症治疗。

4. 用法与用量

胶囊剂：成人及儿童每日 2 次，每次 2 粒，成人首剂量加倍；婴儿每日 2 次，每次 1~2 粒，首剂量 2 粒。

5. 不良反应与注意事项

本品所含菌株已经被灭活，故与抗生素合用时不影响疗效，也不诱导病菌产生耐药性，怀孕期间用药无致畸作用的报道。

6. 制剂与规格

胶囊剂：每胶囊含灭活冻干嗜酸乳杆菌 50 亿和后冻干培养基 80 mg；散剂：每小袋含灭活冻干嗜酸乳杆菌 50 亿和后冻干的培养基 160 mg。

（四）双歧三联活菌

1. 别名

培菲康。

2. 作用与特点

本品含双歧杆菌、嗜酸性乳杆菌及粪链球菌。直接补充正常生理性细菌，调整肠道菌群，抑制肠道中对人具有潜在危害的菌类甚至病原菌；促进机体对营养物的分解、吸收；合成机体所需的维生素；激发机体免疫力；减少肠源性毒素的产生和吸收。

3. 适应证

肠菌群失调症，轻、中型急性腹泻，慢性腹泻，腹胀，便秘。

4. 用法与用量

成人每次 2~3 粒，每日 2~3 次，口服。6~13 岁儿童每次 1~2 粒，1~6 岁儿童每次 1 粒，1 岁以下婴儿每次 1/2 粒，每日 2~3 次，口服。

5. 制剂与规格

散剂：1 g，2 g。胶囊：210 mg。

（五）双歧杆菌

1. 别名

丽珠肠乐。

2. 作用与特点

本品可补充对人体有益的正常生理性肠道细菌，纠正菌群失调；维持正常的肠蠕动；减少内毒素来源，降低血内毒素水平；还可产生多种生物酶，使蛋白质转变成为氨基酸，脂肪转变成为脂肪酸，糖特别是乳糖分解成为乳酸，从而促进这三大营养素的吸收与利用。对于肝炎患者，能够改善肝功能，促进肝细胞功能的恢复，对于肝硬化患者，能够改善肝脏蛋白质的代谢，减轻肝脏负担，发挥保肝、护肝等作用。

3. 适应证

各种原因所致肠菌群失调疾病，如急慢性肠炎、腹泻、便秘等肠功能紊乱的防治，以及菌群失调所致血内毒素升高，如急慢性肝炎、肝硬化、肝癌等的辅助治疗。

4. 用法与用量

成人每次 1~2 粒，早晚各 1 次，餐后口服。儿童剂量酌减，重症加倍。婴幼儿可取出胶囊内药粉用凉开水调服。

5. 制剂与规格

胶囊：10 粒。

第二节　肠胃解痉药及肝胆病辅助药物

一、肠胃解痉药

（一）枸橼酸阿尔维林

1. 别名

斯莫纳。

2. 作用与特点

枸橼酸阿尔维林为罂粟碱之人工合成衍生物，直接作用于平滑肌。其作用机制为影响离子通道之电位敏感度与磷酸-肌醇代谢途径等。本药对平滑肌作用的选择主要在胃肠道、生殖泌尿器官，因此可适用于不宜使用抗胆碱药物的患者。本药在正常剂量下几乎不影响气管或血管平滑肌，其作用浓度不受诱发物作用机制不同而改变。本药口服吸收后，其代谢物主要由尿道排出。

3. 适应证

缓解平滑肌痉挛。如肠易激综合征或憩室疾病等引起的疼痛，痛经，子宫痉挛及尿道痉挛。

4. 用法与用量

12 岁以上患者每次 60~120 mg，每日 3 次。用水吞服，勿咀嚼。

5. 不良反应与注意事项

一般治疗剂量下几乎无不良反应。过量服用可能会出现中枢神经系统兴奋的症状和低血压。可按阿托品中毒进行处理。对于出现低血压的患者，可行支持疗法。妊娠前 3 个月慎用。

6. 制剂与规格

胶囊：60 mg。

（二）颠茄

1. 作用与特点

本品为阻断 M 胆碱受体的抗胆碱药，作用与阿托品相似，但药效较弱。

2. 适应证

主要用于轻度胃肠绞痛和消化性溃疡，以及胆绞痛、痛经、夜间遗尿等。

3. 用法与用量

颠茄酊剂：口服每次 0.3～1 mL，每日 3 次。复方颠茄片：口服每次 1～2 片，每日 3 次。

4. 不良反应与注意事项

常用量很少有不良反应，大剂量可出现阿托品样反应。长期服用复方颠茄片，可对所含的苯巴比妥产生药物依赖性。青光眼和对所含药物过敏者禁用。高血压、心脏病、甲状腺功能亢进、肝肾功能损害、胃肠阻塞性疾病等患者慎用。

5. 药物相互作用

与可待因或美沙酮等配伍时可发生严重便秘，导致麻痹性肠梗阻或尿潴留，与制酸剂或吸附性泻药配伍，可使本品吸收减少。故两者应隔开 1h 服用。

6. 制剂与规格

①浸膏剂：含生物碱 1%；②酊剂：含生物碱 0.03%。

7. 医保类型及剂型

甲类：口服常释剂，口服液体剂。

（三）匹维溴铵

1. 别名

得舒特。

2. 作用与特点

本品是第一个对胃肠道有高度选择性解痉作用的钙拮抗剂。它通过抑制钙离子流入肠壁平滑肌细胞，防止肌肉过度收缩而发挥解痉作用。而对心血管平滑肌细胞的亲和力很低，不会引起血压变化。本品能消除肠平滑肌的高反应性，并增加肠道蠕动能力。本品为高极性化合物，口服吸收差，仅不足 10% 剂量的药物进入血液，并几乎全部与血浆蛋白结合。口服 100 mg 后 0.5~3 h 后达血药浓度峰值，$t_{1/2}$ 为 1.5 h。代谢迅速，主要经肝、胆从粪便排出体外。

3. 适应证

本品主要用于治疗与肠易激综合征有关的腹痛、排便紊乱、肠道不适，以及与肠道功能性疾患有关的疼痛和钡灌肠前准备等。

4. 用法与用量

口服，每次 50 mg，每日 3 次，必要时每日可增至 300 mg。胃肠检查前用药，每次 100 mg，每日 2 次，连服 3 d，以及检查当天早晨服 100 mg。切勿嚼碎，于进餐前整片吞服。

5. 不良反应与注意事项

本品耐受性良好，少数患者可有腹痛、腹泻或便秘。偶见皮疹、瘙痒、恶心和口干等。儿童与孕妇禁用。

6. 制剂与规格

片剂：50 mg。

7. 医保类型及剂型

乙类：口服常释剂。

（四）硫酸阿托品

1. 作用与特点

本品是由颠茄、洋金花、莨菪等生药中提取而得的生物碱，为阻断 M 胆碱受体的抗胆碱药，可用于胃肠道痉挛引起的疼痛、胆绞痛、胃及十二指肠溃疡、胰腺炎及肾绞痛等。本品通过阻断平滑肌和腺体的胆碱受体而解除平滑肌痉挛，这种作用与平滑肌的功能状态有关。治疗时，对正常活动的平滑肌影响较小，而在平滑肌过度活动或痉挛时，则有显著解痉作用，故称之为平滑肌解痉药。此外，较大剂量可抑制胃酸分泌，但对胃酸浓度及胃蛋白酶和黏液的分泌影响很小。

2. 适应证

缓解内脏绞痛，包括胃肠痉挛引起的疼痛、肾绞痛、胆绞痛、胃及十二指肠溃疡。有时用于治疗胰腺炎。

3. 用法与用量

解除胃痉挛：口服，每次 0.3~0.6 mg，每日 2~3 次。解痉止痛的剂量为每次 1 mg，每日 3 mg。

4. 不良反应与注意事项

有口干、无汗、散瞳、睫状肌麻痹、心动过速、便秘、急性尿潴留等不良反应，偶有皮肤反应，继续用药和（或）减少用量，其中有些反应可以耐受，但疗效可能降低。中毒剂量时可出现严重口干，伴有烧灼样感觉。此外有吞咽困难、恶心、呕吐、怕光、面红、发热、白细胞增多、皮疹、心动过速、血压降低或升高。有严重肠道炎症和缺血或阿米巴结肠炎患者，可以发生梗阻和中毒性巨结肠症。大剂量可引起中枢兴奋症状。如烦躁、兴奋、谵妄、幻觉、震颤等，最后导致抑制以及延脑麻痹而死亡。儿童对抗胆碱药比较敏感，容易中毒。抗胆碱药禁用于反流性食管炎，因能降低胃和食管运动以及松弛食管下端括约肌，延缓胃的排空和促进胃的滞留，从而使反流加剧。对于前列腺肥大、幽门梗阻、伴有心动过速的充血性心力衰竭等患者均应慎用。此外，因扩瞳而可能诱发闭角型青光眼，尤以注射给药容易引起，口服则少见。但对用缩瞳药治疗的开角型青光眼患者，仍可应用抗胆碱药。

5. 药物相互作用

与 H_2 受体阻断药、抗酸药合用，能有效抑制胃酸夜间分泌，缓解持续性溃疡疼痛和顽固性胃泌素瘤患者的症状。抗酸药能干扰胆碱药的吸收，两者宜分开服用。

6. 制剂与规格

片剂：0.3 mg。

7. 医保类型及剂型

甲类：口服常释剂。

二、肝胆病辅助药物

（一）谷氨酸

1. 别名

麸氨酸。

2. 作用与特点

肝功能损害严重时体内氨代谢紊乱，导致肝性脑病。本品钠盐静脉滴注后，能与血中过多的氨结合而成为无害的谷酰胺，由尿排出。口服本品亦可防止肝性脑病。谷氨酸还参与脑蛋白质代谢与糖代谢，促进氧化过程，改善中枢神经系统的功能。

3. 适应证

治疗肝性脑病，癫痫小发作以及胃酸不足和胃酸过少症。

4. 用法与用量

预防肝性脑病：每次 2.5~5 g，每日 4 次。用于癫痫小发作：每次 2~3 g，每日 3~4 次。治疗胃酸不足：每次 0.3 g，每日 3 次。

5. 不良反应与注意事项

肾功能不全或无尿患者慎用。

6. 药物相互作用

不宜与碱性药物合用。与抗胆碱药合用有可能减弱后者的药理作用。

7. 制剂与规格

①片剂：0.3 g，0.5 g。②注射剂：20 mL（含谷氨酸钠 5.75g，谷氨酸钾 6.3 g）。

8. 医保类型及剂型

甲类：注射剂。

（二）乳果糖

1. 别名

杜密克。

2. 作用与特点

本品的活性成分为乳糖的合成衍生物，在肠内能分解成低分子量有机酸，可降低肠道pH 值，促进肠道有益菌种的生长，由此产生一系列有利的治疗作用。另外，其分解产物可以自然地刺激大肠蠕动，加快大便的移动，同时，使大便中保留更多的水分，软化大便，使之易于排泄。因此，本品可缓解便秘，并使结肠的生理节律得以恢复。本品是糖分解菌的营养物，大剂量的乳果糖可促进糖分解菌的繁殖，从而抑制蛋白分解菌的生长，减少了其他内毒素的产生，降低血中氨的含量。大剂量本品可降低结肠 pH 值，低 pH 值状态下，大多数的氨转变为难以吸收的氨离子，导致氨的吸收减少。pH 值下降，而血中的氨将有更多渗入到结肠中。结肠蠕动增加，内容物通过时间缩短，排泄加快，进一步增加了降低血氨的作用。这种氨代谢过程的改变导致血氨下降、内毒素血症减轻。由于乳果糖以原形在肠道中转运，直至大肠部后才能发挥作用，所以在服用 24~48 h 后才出现显著疗效。

3. 适应证

肝性脑病：用于治疗和预防肝昏迷和昏迷前状态。便秘：用于需用缓泻剂的急慢性便秘，尤其是可恢复老人或儿童正常的排便习惯；预防大便干结；孕妇、产妇、手术后患者、必须卧床的患者以及药物引起的便秘；肛裂或痔疮引起的排便疼痛。

第二篇 西药篇

4. 用法与用量

肝性脑病：起始剂量 30~50 mL，每日 3 次，维持剂量为个体化剂量，应注意避免腹泻。便秘：个体化剂量。

5. 不良反应与注意事项

需低半乳糖饮食的患者勿服用本品。治疗肝性脑病时，糖尿病患者慎用。剂量过大可出现腹泻，应及时调整剂量。

6. 制剂与规格

①糖浆剂：5 g∶10 mL。②粉剂、溶液剂：5 g∶10 mL，50 g∶100 mL。

7. 医保类型及剂型

乙类：糖浆剂、口服散剂、口服液体剂。

（三）鸟氨酸、天冬氨酸

1. 别名

雅博司。

2. 作用与特点

本品能直接参与肝细胞代谢，使肝细胞摄入的大部分血氨与鸟氨酸结合，并通过尿素循环进行代谢，生成尿素，最终以无毒的形式排出体外。天冬氨酸间接参与核酸合成并提供能量代谢的中间产物增强肝脏供能，从而有效地改善肝功能，恢复机体的能量平衡。本品口服给药后 0.5~1 h 后达血药浓度峰值，$t_{1/2}$ 为 3.5 h。

3. 适应证

主要适用于因急、慢性肝病引起的血氨升高及肝性脑病。

4. 用法与用量

颗粒剂：每次 1 袋，每日 2~3 次。注射液：急性肝炎每日 5~10 g 静滴。慢性肝炎或肝硬化，每日 10~20 g 静滴，病情严重者可适当增加剂量，但每日不得超过 40 g。肝性脑病早期可视病情轻重，但每日不得超过 40 g。

5. 不良反应与注意事项

大剂量静脉滴注会有轻、中度的消化道反应，减少用量或减慢滴速时反应会减轻。严重肾衰竭患者禁用。

6. 制剂与规格

①颗粒剂：5g。②注射液：5g∶10mL。

7. 医保类型及剂型

乙类：注射剂。

（四）联苯双酯

1. 作用与特点

本品为治疗肝炎的降酶药物，是合成五味子丙素的一种中间体。药理学实验证明，小鼠口服本品能减轻因四氯化碳及硫代乙酰胺引起的血清丙氨酸氨基转移酶升高。本品还能增强肝脏解毒功能，减轻肝脏的病理损伤，促进肝细胞再生并保护肝细胞，从而改善肝功能。本品近期降丙氨酸氨基转移酶作用肯定，远期疗效较差。此外本品对肝炎主要症状如肝区痛，乏力，腹胀等的改善有一定疗效。

2. 适应证

适用于迁延性肝炎及长期单项丙氨酸氨基转移酶异常者。

3. 用法与用量

口服：片剂每日 75～150 mg，每日 3 次；滴丸每日 22.5～45 mg。每日 3 次。

4. 不良反应与注意事项

本品不良反应轻微，对造血系统无不良影响。服用本品后个别病例可出现轻度恶心。有报道本品治疗过程中出现黄疸及病情恶化，应引起注意。

5. 制剂与规格

①片剂：25mg。②滴丸：1.5 mg。

6. 医保类型及剂型

甲类：口服常释剂、滴丸剂。

（五）硫普罗宁

1. 别名

凯西莱。

2. 作用与特点

硫普罗宁为一种新型的含巯基类化合物，在参与机体生化代谢方面具有重要作用。药理学实验证实，硫普罗宁可使肝细胞线粒体中的 ATP 酶活性降低，ATP 含量升高，电子传递功能恢复正常，从而改善肝细胞功能，对抗各类肝损伤负效应。硫普罗宁对线粒体的作用可能在于保护线粒体某些特异巯基功能，亦有人认为通过增加线粒体膜小分子多肽而起作用=硫普罗宁对线粒体的作用可能是其对抗多种肝损伤、保护肝细胞的主要机制。硫普罗宁含有巯基，能与某些自由基可逆性结合成二硫化物，作为一种自由基清除剂，在体内形成一个再循环的抗氧化系统。口服后在肠道易吸收，生物利用度为 85%～90%，血浆蛋白结合率为 49%。单剂给药 500 mg 后，$t_{1/2}$ 为 5 h。本品在肝脏代谢，由尿排出。

3. 适应证

脂肪肝、早期肝硬化、急慢性肝炎、乙醇及药物引起的肝炎。重金属中毒。降低化疗和放疗的不良反应，升高白细胞。预防化疗、放疗所致二次肿瘤的发生。

4. 用法与用量

肝病治疗：饭后口服，每次 0.1~0.2 g，每日 3 次，连服 12 周，停药 3 个月后继续下1 个疗程。急性病毒性肝炎初期每次 0.2~0.4 g，每日 3 次，连服 1~3 周，以后每次 0.1~0.2 g，每日 3 次。重金属中毒：每次 0.1~0.2 g，每日 2 次。化疗及放疗引起的白细胞减少症：饭后口服，化疗及放疗前 1 周开始服用，每次 0.2~0.4 g，每日 2 次，连服 3 周。

5. 不良反应与注意事项

偶可出现皮疹、皮肤瘙痒、发热等过敏或胃肠道反应。重症肝炎或并发高度黄疸、顽固性腹水、消化道出血、并发糖尿病或肾功能不全的患者应在医师指导下服用。孕妇、哺乳期妇女、儿童及对本品有严重不良反应的患者禁用。

6. 制剂与规格

①片剂：0.1 g。②注射剂：100 mg。

7. 医保类型及剂型

乙类：口服常释剂、注射剂。

（六）水飞蓟宾

1. 别名

水飞蓟素、益肝灵。

2. 作用与特点

本品系从菊科植物水飞蓟的种子中提取的总黄酮，主要成分为水飞蓟宾。本品对四氯化碳、硫代乙酰胺、α-鹅膏素、乙硫氨酸和乙醇引起的实验性肝损害，均有一定的保护作用，可减轻脂肪变性、肝细胞坏死，抑制谷丙转氨酶升高，使肝细胞内线粒体和内质网的损伤恢复。口服吸收后主要经肝脏代谢，绝大部分以代谢物形式由胆汁排出（80%），少部分由尿排出（20%），口服后 48 h 中约排出给药剂量的 20%。

3. 适应证

本品适用于治疗急性黄疸型肝炎、慢性肝炎和迁延性肝炎，亦用于治疗胆石症和降低黄疸等。

4. 用法与用量

口服：每次 70 mg，每日 3 次。3 个月后，每次 35 mg，每日 3 次。有效者可服维持量6~12 个月。

5. 不良反应与注意事项

口服无明显毒性，少数患者有头晕和恶心等。

6. 制剂与规格

片剂：35 mg。

7. 医保类型及剂型

乙类：口服常释剂。

（七）肝活素

1. 作用与特点

本品含甲硫氨酸、重酒石酸胆碱及 B 族维生素。亲脂药物重酒石酸胆碱是卵磷脂的有效成分，能使肝脏中脂肪磷脂化，从而易溶于体液而运出肝脏，故可防止脂肪酸在肝脏中的浸润和蓄积；抗脂肪肝素甲硫氨酸经腺苷转移酶催化转变为久腺苷甲硫氨酸，作为氨基乙醇基的供给体，可合成胆碱，有保护肝细胞免受损伤、并有细胞修复和再生功能，故可防止肝细胞坏死和肝硬化。

2. 适应证

脂肪肝、肝硬化、急性肝炎、慢性肝炎。

3. 用法与用量

口服，每日 3 次，每次 1 片。

4. 制剂与规格

片剂：48 片。

（八）腺苷蛋氨酸

1. 别名

思美泰。

2. 作用与特点

腺苷蛋氨酸是存在于人体所有组织和体液中的一种生理活性分子，作为甲基供体（转甲基作用）和生理性硫基化合物（如半胱氨酸、牛磺酸、谷胱甘肽和辅酶 A 等）的前体（转硫基作用）参与体内重要的生化反应。在肝内，通过使质膜磷脂甲基化而调节肝脏细胞膜的流动性，而且通过转硫基反应可以促进解毒过程中硫化产物的合成。只要肝内腺苷蛋氨酸的生物利用度在正常范围内，这些反应就有助于防止肝内胆汁淤积。

3. 适应证

肝硬化前和肝硬化所致肝内胆汁淤积，妊娠期肝内胆汁淤积。

4. 用法与用量

初始治疗：每日 500~1 000 mg，1 次静滴或分 2 次肌肉或静脉注射，共 2~4 周。维持治疗：每日 1~2 g，共口服 4 周。

5. 不良反应与注意事项

对有血氨增高的肝硬化前及肝硬化患者应注意监测血氨水平。注射粉剂须在临用前用所附溶剂溶解，静脉注射必须非常缓慢。注射剂不可与碱性液体或含钙离子的液体混合。药物变色后不能再继续使用。口服片剂为肠溶性，必须整片吞服。为使本品更好地吸收和发挥疗效，建议在两餐之间服用。

6. 制剂与规格

①注射粉剂：500 mg。②肠溶片：500 mg。

（九）熊去氧胆酸

1. 别名

达吉、优思弗。

2. 作用与特点

本品为肠肝循环药物，长期服用本品，可增加胆汁酸的分泌，同时导致胆汁酸成分的变化，使本品在胆汁中的含量增加。本品还能显著降低人胆汁中胆固醇及胆固醇酯的物质的量和胆固醇的饱和指数，从而有利于结石中胆固醇逐渐溶解。但本品不能溶解其他类型的胆结石，如胆色素结石、混合结石及 X 射线不透性结石。口服后肠道吸收迅速，经门静脉入肝，大部分随胆汁排入胆及十二指肠，重新进入肠道，是一种肠肝循环药物。血药浓度较低。本品在肝脏形成结合物，经微生物作用后由结合型变成非结合型，大部分形成石胆酸，由大便排出，尿中仅排出微量。

3. 适应证

主要用于不宜手术治疗的胆固醇型胆结石，还用于中毒性肝障碍、胆囊炎、胆管炎等胆管系统疾病。

4. 用法与用量

口服。利胆：每次 50 mg，每日 150 mg。早、晚进餐时分次给予。疗程最短为 6 个月，6 个月后超声波检查及胆囊造影无改善者可停药；如结石已有部分溶解则继续服药直至结石完全溶解。如治疗中有反复绞痛发作，症状无改善甚至加重，或出现明显结石钙化时则宜中止治疗，并进行外科手术。溶胆石：每日 450~600 mg，分 2 次服用。

5. 不良反应与注意事项

不良反应主要为腹泻，发生率约 2%。其他罕见不良反应有便秘、变态反应、瘙痒、头痛、头晕、胃痛、胰腺炎和心动过缓等。胆管完全阻塞和严重肝功能减退患者忌用本品。孕妇不宜服用。

6. 制剂与规格

①片剂：50mg。②胶囊剂：50mg。

7. 医保类型及剂型

甲类：口服常释剂。

第三节　止吐药、催吐药及促肠胃动力药

一、马来酸曲美布汀

（一）别名

舒丽启能。

（二）作用与特点

本品为胃肠运动节律调节剂，具有胃运动调节作用，消化系统推进性运动的诱发作用，胃排空功能的改善作用，肠运动的调节作用，食管下端括约压的调节作用，对消化道平滑肌的直接作用以及末梢性镇吐作用。口服 100 mg 本品 30 min 后，马来酸曲美布汀血药浓度达峰值 32.5~42.3 ng/mL，$t_{1/2}$ 为 2 h。马来酸曲美布汀在体内代谢后由尿排出。

（三）适应证

慢性胃炎引起的胃肠道症状（腹部胀满感、腹痛、恶心、嗳气）。肠易激综合征。

（四）用法与用量

慢性胃炎常用剂量为 100 mg，每日 3 次。肠易激综合征常用剂量为 100~200 mg，每日 3 次。可酌情增减剂量。

（五）不良反应与注意事项

主要不良反应为腹泻、便秘和口渴。偶有口内麻木感，心动过速，困倦，眩晕，倦怠，头痛，肝功异常，变态反应。

（六）制剂与规格

薄膜包衣片：100 mg。

（七）医保类型及剂型

乙类：口服常释剂。

二、多潘立酮

（一）别名

吗丁啉。

（二）作用与特点

本品为强效止吐剂，其作用比甲氧氯普胺强 23 倍。本品可阻断催吐化学感受区多巴胺的作用，抑制呕吐的发生。药理实验证明，本品不仅能舒缓实验性胃蠕动抑制，并能加速餐后胃排空。此外，还可增进食管下部括约肌的紧张性，促进幽门括约肌餐后蠕动的扩张度。然而，本品并不影响胃液的分泌。由于其不能通过血脑屏障，故对多巴胺受体不发生作用，不会产生任何镇静、嗜睡及锥体外系的不良反应。本品口服后吸收迅速，15~30 min 达血药浓度峰值。大鼠的药物标记实验表明，本品除中枢神经系统浓度较低外，在体内其他部分均有广泛的分布。由于存在"首过效应"和肠壁代谢，生物利用度仅 13%~17%。$t_{1/2}$ 为 7h。约有 60% 经粪便排泄。

（三）适应证

临床用于治疗伴有胃排空缓慢及食管反流的消化不良，及由于偏头痛、血液透析、手术后及放射治疗等各种原因所引起的呕吐、恶心、呃逆。

（四）用法与用量

口服：片剂、滴剂、混悬剂，饭前 15~30 min 服用。成人，每日 3 次，每次 10 mg 或 10 mL 口服混悬剂。儿童，体重 1 滴/kg，每日 3 次。栓剂：成人每日 2~4 个栓剂（每粒 60 mg）；2 岁以内儿童每日 2~4 个栓剂（每粒 10 mg）；2 岁以上儿童每日 2~4 个栓剂（每粒 30 mg）。

（五）不良反应与注意事项

无严重不良反应。但不排除对 1 岁以下婴儿神经系统有不良反应的可能性。

（六）制剂与规格

片剂：每片 10 mg。滴剂：10 mg/mL。口服混悬剂：1 mg/mL。栓剂：成人用每枚 60 mg；儿童用每枚 30 mg；幼儿用每枚 10 mg。

（七）医保类型及剂型

乙类：口服常释剂、栓剂。

三、盐酸昂丹司琼

（一）别名

富米汀。

（二）作用与特点

本品为高选择性的 5-羟色胺受体拮抗剂。拮抗外周和中枢神经元 5-羟色胺受体，从而阻断因化疗和放疗引起的小肠 5-羟色胺释放，阻断通过 5-羟色胺受体引起迷走传入神经兴奋而导致的呕吐反射。$t_{1/2}$ 约为 3 h，完全代谢，代谢物由粪、尿排泄，血浆蛋白结合率为 75%。

（三）适应证

用于放疗和细胞毒药物化疗引起的呕吐。

（四）用法与用量

对于高度催吐的化疗药物引起的呕吐：化疗前 15 min，化疗后 4 h、8 h 各静脉注射本品 8 mg，停止化疗后，每 8 h 口服本品 8 mg，连用 5 d；对于放疗引起的呕吐：首剂必须于放疗前 1~2 h 口服片剂 8 mg，以后每 8 h 口服 8 mg，疗程视放疗的疗程而定。

（五）不良反应与注意事项

可有头痛、腹痛不适、便秘，偶有一过性无症状转氨酶增高。孕妇和哺乳期妇女慎用，胃肠道梗阻者及对本品过敏者禁用。

（六）制剂与规格

注射液：4 mg∶1mL，8 mg∶2 mL。片剂：4 mg，8 mg。

（七）医保类型及剂型

乙类：口服常释剂、注射剂。

第四节 抗酸药及治疗消化性溃疡药

一、复方氢氧化铝

（一）别名

达胃宁、胃舒平。

（二）作用与特点

本品有抗酸、吸附、局部止血、保护溃疡面等作用，效力较弱、缓慢而持久。

（三）适应证

主要用于胃酸过多、胃及十二指肠溃疡、反流性食管炎及上消化道出血等。由于铝离子在肠内与磷酸盐结合成不溶解的磷酸铝自粪便排出，故尿毒症患者服用大剂量氢氧化铝后可减少磷酸盐的吸收，减轻酸血症。鸟粪石型尿结石患者服用本品，可因磷酸盐吸收减少而减缓结石的生长或防止其复发。也可用于治疗甲状旁腺功能减退症和肾病型骨软化症患者，以调节钙磷平衡。

（四）用法与用量

口服：每次 2~4 片，每日 3 次，饭前 30 min 或胃痛发作时嚼碎后服。

（五）不良反应与注意事项

可致便秘。因本品能妨碍磷的吸收，故不宜长期大剂量使用。便秘者、肾功能不全者慎用。

（六）药物相互作用

本品含多价铝离子，可与四环素类形成络合物而影响其吸收，故不宜合用。可通过多种机制干扰地高辛、华法林、双香豆素、奎宁、奎尼丁、氯丙嗪、普萘洛尔、吲哚美辛、异烟肼、维生素及巴比妥类的吸收或消除，使上述药物的疗效受到影响，应尽量避免同时使用。

（七）制剂与规格

片剂：每片含氢氧化铝 0.245 g，三硅酸镁 0.105 g，颠茄流浸膏 0.0026 mL。

（八）医保类型及剂型

甲类：口服常释剂。

二、碳酸氢钠

（一）别名

重碳酸钠、酸式碳酸钠、重曹、小苏打。

（二）作用与特点

本药口服后能迅速中和胃中过剩的胃酸，减轻疼痛，但作用持续时间较短。口服易吸收，能碱化尿液，与某些磺胺药同服，可防止磺胺在尿中结晶析出。

（三）适应证

胃痛，苯巴比妥、阿司匹林等的中毒解救，代谢性酸血症，高钾血症，各种原因引起的伴有酸中毒症状的休克，早期脑栓塞以及严重哮喘持续状态经其他药物治疗无效者，真菌性阴道炎。

（四）用法与用量

口服：每次 0.5~2 g，每日 3 次，饭前服用。静脉滴注：5% 溶液，成人每次 100~200 mL，小儿 5 mL/kg。4% 溶液阴道冲洗或坐浴：每晚 1 次，每次 500~1 000 mL，连用 7 d。

（五）不良反应与注意事项

可引起继发性胃酸分泌增加，长期大量服用可能引起碱血症。静脉滴注本品时，低钙血症患者可能产生阵发性抽搐，而对缺钾患者可能产生低钾血症的症状。严重胃溃疡患者慎用，充血性心力衰竭、水肿和肾衰竭的酸中毒患者，使用本品应慎重。

（六）药物相互作用

不宜与胃蛋白酶合剂，维生素 C 等酸性药物合用，不宜与重酒石酸间羟胺、庆大霉素、四环素、肾上腺素、多巴酚丁胺、苯妥英钠、钙盐等同瓶静脉滴注。

（七）制剂与规格

①片剂：每片 0.3 g，0.5 g；②注射液：0.5 g：10 mL，12.5 g：250 mL。

（八）医保类型及剂型

甲类：口服常释剂。

三、硫糖铝

（一）别名

胃溃宁、素得。

（二）作用与特点

能与胃蛋白酶络合，抑制该酶分解蛋白质；并能与胃黏膜的蛋白质（主要为清蛋白及纤维蛋白）络合形成保护膜，覆盖溃疡面，阻止胃酸、胃蛋白酶和胆汁酸的渗透、侵蚀，从而利于黏膜再生和溃疡愈合。本品在溃疡区的沉积能诱导表皮生长因子积聚，促进溃疡愈合。同时本品还能刺激胃黏膜合成前列腺素，改善黏液质量，加速组织修复。服用本品后，仅 2%~5% 的硫酸二糖被吸收，并由尿排出。

（三）适应证

胃及十二指肠溃疡。

（四）用法与用量

口服：每次 1 g，每日 3~4 次，饭前 1 h 及睡前服用。

（五）不良反应与注意事项

主要为便秘。个别患者可出现口干、恶心、胃痛等。治疗收效后，应继续服药数月，以免复发。

（六）药物相互作用

不宜与多酶片合用，否则两者疗效均降低。与西咪替丁合用时可能使本品疗效降低。

（七）制剂与规格

①片剂：0.25 g，0.5 g；②分散片：0.5 g；③胶囊剂：0.25 g；④悬胶剂：5 mL（含硫糖铝 1 g）。

（八）医保类型及剂型

乙类：口服常释剂、口服液体剂。

四、铝碳酸镁

（一）别名

他尔特、碱式碳酸铝镁。

（二）作用与特点

其为抗酸药。抗酸作用迅速且作用温和，可避免 pH 值过高引起的胃酸分泌加剧。作用持久是本品的另一特点。

（三）适应证

胃及十二指肠溃疡。

（四）用法与用量

一般每次 1.0 g，每日 3 次，饭后 1 h 服用。十二指肠壶腹部溃疡 6 周为 1 个疗程，胃溃疡 8 周为 1 个疗程。

（五）不良反应与注意事项

本品不良反应轻微，但有个别患者可能出现腹泻。

（六）药物相互作用

本品含有铝、镁等多价金属离子，与四环素类合用时应错开服药时间。

（七）制剂与规格

片剂：0.5 g。

（八）医保类型及剂型

乙类：口服常释剂。

五、奥美拉唑

（一）别名

洛赛克。

（二）作用与特点

本品高度选择性地抑制壁细胞中的 H^+，K^+-ATP 酶（质子泵），使胃酸分泌减少。其作用依赖于剂量。本品对乙酰胆碱或组胺受体均无影响。除了本品对酸分泌的作用之外，临床上未观察到明显的药效学作用。本品起效迅速，每日服 1 次即能可逆地控制胃酸分泌，持续约 24 h。本品口服后 3 h 达血药浓度峰值。血浆蛋白结合率为 95%，分布容积 0.34~0.37 L/kg。本品主要由肝脏代谢后由尿及粪中排出。其血药浓度与胃酸抑制作用无明显相关性。每日服用 1 次即能可逆地控制胃酸分泌，持续约 24 h。

（三）适应证

十二指肠溃疡、胃溃疡、反流性食管炎、卓-艾综合征（促胃液素瘤）。

（四）用法与用量

口服：每次 20 mg，每日 1 次。十二指肠溃疡患者，能迅速缓解症状，大多数病例在 2 周内愈合。第 1 疗程未能完全愈合者，再治疗 2 周通常能愈合。①胃溃疡和反流性食管炎患者，能迅速缓解症状，多数病例在 4 周内愈合。第 1 疗程后未完全愈合者，再治疗 4 周通常可愈合。对一般剂量无效者，改每日服用本品 1 次，40 mg，可能愈合。②卓-艾综合征：建议的初始剂量为 60 mg，每日 1 次。剂量应个别调整。每日剂量超过 80 mg 时，应分 2 次服用。

（五）不良反应与注意事项

本品耐受性良好，罕见恶心、头痛、腹泻、便秘和肠胃胀气，少数出现皮疹。这些作用均较短暂且轻微，并与治疗无关。因酸分泌明显减少，理论上可增加肠道感染的危险。本品尚无已知的禁忌证。孕妇及儿童用药安全性未确立，本品能延长地西泮和苯妥英的消除。与经 P450 酶系代谢的其他药物如华法林，可能有相互作用。

（六）制剂与规格

胶囊剂：20 mg。

（七）医保类型及剂型

乙类：口服常释剂、注射剂。

六、泮托拉唑

（一）别名

潘妥洛克、泰美尼克。

（二）作用与特点

泮托拉唑是第 3 个能与 H^+-K^+-ATP 酶产生共价结合并发挥作用的质子泵抑制药，它与奥美拉唑和兰索拉唑同属苯并咪唑的衍生物，与奥美拉唑和兰索拉唑相比，泮托拉唑与质子泵的结合选择性更高，而且更为稳定。泮托拉唑口服生物利用度为 77%，达峰时间为 2.5 h，$t_{1/2}$ 为 0.9~1.9 h，但抑制胃酸的作用一旦出现，即使药物已经从循环中被清除以后，仍可维持较长时间。泮托拉唑无论单次、多次口服或静脉给药，药动学均呈剂量依赖性关系。

（三）适应证

本品主要用于胃及十二指肠溃疡、胃-食管反流性疾病、卓-艾综合征等。

（四）用法与用量

常用量每次 40 mg，每日 1 次，早餐时间服用，不可嚼碎。个别对其他药物无反应的病例可每日服用 2 次。老年患者及肝功能受损者每日剂量不得超过 40 mg。十二指肠溃疡疗程 2 周，必要时再服 2 周。胃溃疡及反流性食管炎疗程 4 周，必要时再服 4 周。总疗程不超过 8 周。

（五）不良反应与注意事项

偶可引起头痛和腹泻，极少引起恶心、上腹痛、腹胀、皮疹、瘙痒及头晕等。个别病例出现水肿、发热和一过性视力障碍。神经性消化不良等轻微胃肠疾患不建议使用本品。用药前必须排除胃与食管恶性病变。肝功能不良患者慎用。妊娠头 3 个月和哺乳期妇女禁用本品。

（六）制剂与规格

肠溶片：40 mg。

（七）医保类型及剂型

乙类：口服常释剂、注射剂。

七、法莫替丁

（一）作用与特点

本品拮抗胃黏膜壁细胞的组胺 H_2 受体而显示强大而持久的胃酸分泌抑制作用。本品的安全范围广，又无抗雄激素作用及抑制药物代谢的作用。本品的 H_2 受体拮抗作用比西咪替丁强 10~148 倍，对组胺刺激胃酸分泌的抑制作用比西咪替丁约强 40 倍，持续时间长 3~15 倍。能显著抑制应激所致大鼠胃黏膜中糖蛋白含量的减少。对大鼠实验性胃溃疡或十二指肠溃疡的发生，其抑制作用比西咪替丁强，连续给药能促进愈合，效力比西咪替丁强。对失血及给予组胺所致大鼠胃出血具有抑制作用，本品口服后 2~3 h 达血浓度峰值，口服及静脉给药 $t_{1/2}$ 均约 3 h。尿中仅见原形及其氧化物，口服时，后者占尿中总排量的 5%~15%，静脉给药时占 80%，人给药后 24 h 内原形药物的尿排泄率，口服时为 35%~44%，静脉给药为 88%~91%。

（二）适应证

口服用于胃溃疡、十二指肠溃疡、吻合口溃疡、反流性食管炎。口服或静注用于上消化道出血（消化性溃疡、急性应激性溃疡、出血性胃炎所致）及卓-艾综合征。

（三）用法与用量

口服：每次 20 mg，每日 2 次（早餐后、晚餐后或临睡前）。静注或滴注：每次 20 mg 溶于生理盐水或葡萄糖注射液 20 mL 中缓慢静注或滴注，每日 2 次，通常 1 周内起效，患者可口服时改口服。

（四）不良反应与注意事项

不良反应较少。最常见的有头痛、头晕、便秘和腹泻，发生率分别为 4.7%、1.3%、1.2% 和 1.7%。偶见皮疹、荨麻疹（应停药）、白细胞减少、氨基转移酶升高等。罕见腹部胀满感、食欲不振及心率增加、血压上升、颜面潮红、月经不调等。本品慎用于有药物过敏史、肾衰竭或肝病患者。孕妇慎用。哺乳期妇女使用时应停止哺乳。对小儿的安全性尚未确立。本品应在排除恶性肿瘤后再行给药。

（五）制剂与规格

①片剂：10 mg，20 mg；②注射剂：20 mg∶2 mL；③胶囊剂：20 mg。

（六）医保类型及剂型

乙类：口服常释剂、注射剂。

八、西咪替丁

（一）别名

甲氰咪胍。

（二）作用与特点

本品属组胺 H_2 受体拮抗剂的代表性药品，能抑制基础胃酸及各种刺激引起的胃酸分泌，并能减少胃蛋白酶的分泌。本品口服生物利用度约 70%，口服后吸收迅速，1.5 h 血药浓度达峰值，$t_{1/2}$ 约为 2 h，小部分在肝脏氧化为亚砜化合物或 5-羟甲基化合物，50%～70% 以原形从尿中排出，12 h 可排出口服量的 80%～90%。

（三）适应证

适用于治疗十二指肠溃疡、胃溃疡、反流性食管炎、复发性溃疡病等；本品对皮肤瘙痒症也有一定疗效。

（四）用法与用量

口服：每次 200 mg，每日 3 次，睡前加用 400 mg；注射：用葡萄糖注射液或葡萄糖氯化钠注射液稀释后静脉滴注，每次 200～600 mg；或用上述溶液 20 mL 稀释后缓慢静脉注射，每次 200 mg，4～6 h 1 次。每日剂量不宜超过 2 g。也可直接肌内注射。

（五）不良反应与注意事项

少数患者可能有轻度腹泻、眩晕、嗜睡、面部潮红、出汗等。停药后可恢复。极少数患者有白细胞减少或全血细胞减少等。少数肾功能不全或患有脑病的老年患者可有轻微精神障碍。少数患者可出现中毒性肝炎，转氨酶一过性升高，血肌酐轻度升高或蛋白尿等，一般停药后可恢复正常。肝、肾功能不全者慎用，应根据肌酐清除率指标调整给药剂量。肌酐清除率为 0~15 mL/min 者忌用。

（六）药物相互作用

本品为一种强效肝微粒体酶抑制药，可降低华法林、苯妥英钠、普萘洛尔、地西泮、茶碱、卡马西平、美托洛尔、地高辛、奎尼丁、咖啡因等药物在肝内的代谢，延迟这些药物的排泄，导致其血药浓度明显升高，合并用药时需减少上述药物的剂量。

（七）制剂与规格

①片剂：每片 200 mg；②注射剂：每支 200 mg。

（八）医保类型及剂型

甲类：口服常释剂、注射剂。

九、大黄碳酸氢钠

（一）作用与特点

有抗酸、健胃作用。

（二）适应证

用于胃酸过多、消化不良、食欲不振等。

（三）用法与用量

口服，每次 1~3 片，每日 3 次，饭前服。

（四）制剂与规格

片剂：每片含碳酸氢钠、大黄粉各 0.15 g，薄荷油适量。

（五）医保类型及剂型

甲类：口服常释剂。

十、碳酸钙

（一）别名

兰达。

（二）作用与特点

本品为中和胃酸药，可中和或缓冲胃酸，作用缓和而持久，但对胃酸分泌无直接抑制作用，并可因提高胃酸 pH 值而消除胃酸对壁细胞分泌的反馈性抑制。本品与胃酸作用产生二氧化碳与氯化钙，前者可引起嗳气，后者在碱性液中再形成碳酸钙、磷酸钙而引起便秘。本品在胃酸中转化为氯化钙，小肠吸收部分钙，由尿排泄，其中大部分由肾小管重吸收。本品口服后约 85% 转化为不溶性钙盐如磷酸钙、碳酸钙，由粪便排出。

（三）适应证

缓解由胃酸过多引起的上腹痛、反酸、胃部烧灼感和上腹不适。

（四）用法与用量

2~5 岁儿童（11~21.9 kg）每次 59.2 g，6~11 岁儿童（22~43.9 kg）每次 118.4 g，饭后 1 h 或需要时口服 1 次，每日不超过 3 次，连续服用最大推荐剂量不超过 14 d。

（五）不良反应与注意事项

偶见嗳气、便秘。大剂量服用可发生高钙血症。心肾功能不全者慎用。长期大量服用本品应定期测血钙浓度。

（六）药物相互作用

与噻嗪类利尿药合用，可增加肾小管对钙的重吸收。慎与洋地黄类药物联合使用。

（七）制剂与规格

①混悬剂：11.84 g×148 mL；②片剂：0.5 g。

十一、盐酸雷尼替丁

（一）别名

西斯塔、兰百幸、欧化达、善卫得。

（二）作用与特点

本品为一选择性的 H 受体拮抗剂，能有效地抑制组胺、五肽胃泌素及食物刺激后引起的胃酸分泌，降低胃酸和胃酶的活性，但对胃泌素的分泌无影响。作用比西咪替丁强 5~8 倍，对胃及十二指肠溃疡的疗效高，具有速效和长效的特点。本品口服生物利用度约 50%，$t_{1/2}$ 为 2~2.7 h，静脉注射 1 mg/kg，瞬间血药浓度为 3 000 ng/mL，维持在 100 ng/mL 以上可达 4 h。大部分以原形药物从肾排泄。

（三）适应证

临床上主要用于治疗十二指肠溃疡、良性溃疡病、术后溃疡、反流性食管炎及卓-艾综合征等。

（四）用法与用量

口服：每日 2 次，每次 150 mg，早晚饭时服。

（五）不良反应与注意事项

较轻，偶见头痛、皮疹和腹泻。个别患者有白细胞或血小板减少。有过敏史者禁用。除必要外，妊娠哺乳妇女不用本品。8 岁以下儿童禁用。肝、肾功能不全者慎用。对肝有一定毒性，个别患者转氨酶升高，但停药后即可恢复。

（六）药物相互作用

本品与普鲁卡因、N-乙酰普鲁卡因合用，可减慢后者从肾的清除速率。本品还能减少肝血流，使经肝代谢的普萘洛尔、利多卡因、美托洛尔的代谢减慢，作用增强。

（七）制剂与规格

①片剂：0.15 g；②胶囊剂：0.15 g。

（八）医保类型及剂型

甲类：口服常释剂、注射剂。

十二、尼扎替定

（一）别名

爱希。

（二）作用与特点

本药是一种组胺 H_2 受体拮抗剂，和组胺竞争性地与组胺 H_2-受体相结合，可逆性地抑制其功能，特别是对胃壁细胞上的 H_2 受体，可显著抑制夜间胃酸分泌达 12 h，亦显著抑制食物、咖啡因、倍他唑（氨乙吡唑）和五肽胃泌素刺激的胃酸分泌。口服后并不影响胃分泌液中胃蛋白酶的活性，但总的胃蛋白酶分泌量随胃液分泌量的减少相应的减少，此外可增加他唑刺激的内因子分泌，本药不影响基础胃泌素分泌。口服生物利用度为 70% 以上。口服 150 mg，0.5~3 h 后达到血药浓度峰值，为 700~1 800 Mg/L，与血浆蛋白结合率约为 35%，$t_{1/2}$ 为 1~2 h。90% 以上口服剂量的尼扎替定在 12 h 内从尿中排出，其中约 60% 以原形排出。

（三）适应证

活动性十二指肠溃疡。胃食管反流性疾病，包括糜烂或溃疡性食管炎，缓解烧心症状。良性活动性胃溃疡。

（四）用法与用量

①活动性十二指肠溃疡及良性活动性胃溃疡：300 mg/d，分 1~2 次服用；维持治疗时 150 mg，每日 1 次。②胃食管反流性疾病：150 mg，每日 2 次。中、重度肾功能损害者剂量酌减。

（五）不良反应与注意事项

可有头痛，腹痛，肌痛，无力，背痛，胸痛，感染和发热以及消化系统、神经系统、呼吸系统不良反应，偶有皮疹及瘙痒。罕见肝功异常，贫血，血小板减少症及变态反应。开始治疗前应先排除恶性溃疡的可能性。对本品过敏者及对其他 H_2 受体拮抗剂有过敏史者禁用。

（六）药物相互作用

本药不抑制细胞色素 P450 关联的药物代谢酶系统。与大剂量阿司匹林合用会增加水杨酸盐的血浓度。

（七）制剂与规格

胶囊剂：150 mg。

十三、拉贝拉唑钠

（一）别名

波利特。

（二）作用与特点

本品具有很强的 H^+，K^+-ATP 酶抑制作用，胃酸分泌抑制作用以及抗溃疡作用。健康成年男子在禁食情况下口服本剂 20 mg，3.6 h 后达血药浓度峰值 437 ng/mL，$t_{1/2}$ 为 1.49 h。

（三）适应证

胃溃疡、十二指肠溃疡、吻合口溃疡、反流性食管炎、卓-艾综合征。

（四）用法与用量

成人推荐剂量为每次 10~20 mg，每日 1 次。胃溃疡、吻合口溃疡、反流性食管炎的疗程一般以 8 周为限，十二指肠溃疡的疗程以 6 周为限。

（五）不良反应与注意事项

严重的不良反应有休克，血象异常，视力障碍。其他不良反应有过敏症，血液系统异常，肝功异常，循环系统、精神神经系统异常。此外有水肿，总胆固醇、中性脂肪、BUN 升高，蛋白尿。

（六）药物相互作用

与地高辛合用时，可升高其血中浓度。与含氢氧化铝凝胶、氢氧化镁的制酸剂同时或其后 1 h 服用，本药平均血药浓度和药时曲线下面积分别下降8%和6%。

（七）制剂与规格

薄膜衣片：10 mg，20 mg。

十四、枸橼酸铋钾

（一）别名

胶体次枸橼酸铋、德诺、丽珠得乐、得乐、可维加。

（二）作用与特点

本品在胃酸条件下，以极微沉淀覆盖在溃疡表面形成一层保护膜，从而隔绝了胃酸、酶及食物对溃疡黏膜的侵蚀，促进黏膜再生，使溃疡愈合。本品还有良好的抗幽门螺杆菌作用。因而本品具有明显的抗溃疡作用，给药后在胃底、胃窦部、十二指肠、空肠及回肠均有铋的吸收，其中以小肠吸收为多。血药浓度与给药剂量呈相关性，一般于给药后 4 周血药浓度达稳态。血浆浓度通常小于 50 Mg/L。分布主要聚集在肾脏（占吸收的 60%）。有关本品吸收后的代谢与排泄资料较少。一些铋剂中毒患者血与尿的排泄半衰期分别为 4.5 d 和 5.2 d，脑脊液中可达 13.9 d。

（三）适应证

适用于治疗胃溃疡、十二指肠壶腹部溃疡、多发溃疡及吻合口溃疡等多种消化性溃疡。

（四）用法与用量

480 mg/d，分 2~4 次服用。除特殊情况，疗程不得超过 2 个月。若需继续用药，在开始下 1 个疗程前 2 个月须禁服任何含铋制剂。

（五）不良反应与注意事项

主要表现为胃肠道症状，如恶心、呕吐、便秘和腹泻。偶见一些轻度变态反应。服药期间舌及大便可呈灰黑色。肾功能不全者禁用。

（六）药物相互作用

与四环素同时服用会影响四环素的吸收。不得与其他含铋制剂同服。不宜与制酸药及牛奶合用，因牛奶及制酸药可干扰其作用。

（七）制剂与规格

①片剂：120 mg；②胶囊剂：120 mg；③颗粒剂：每小包 1.2 g（含本品 300 mg）。

（八）医保类型及剂型

乙类：口服常释剂、颗粒剂。

十五、米索前列醇

（一）作用与特点

本品为最早进入临床的合成前列腺素 E_1 的衍生物。能抑制基础胃酸分泌和由组胺、五肽胃泌素、食物或咖啡所引起的胃酸分泌。有局部和全身两者相结合的作用，其局部作用是主要的。其抑制胃酸分泌的机制是由于直接抑制了壁细胞。本品还显示有细胞保护作用。本品口服吸收良好，由于本品口服后迅速代谢为有药理活性的游离酸，因而不能测定原药的血药浓度。本品分布以大肠、胃和小肠组织及血浆中最多。其游离酸在血浆 $t_{1/2}$ 为 (20.6 ± 0.9) min。本品主要经肾途径排泄，给药后 24 h 内，约 80% 从尿和粪便中排出，尿中的排泄量为粪便中的 2 倍。本品在临床应用中未观察到有药物相互作用。

（二）适应证

十二指肠溃疡和胃溃疡。

（三）用法与用量

口服：每次 200 mg，在餐前或睡前服用，每日 1 次，4~8 周为 1 个疗程。

（四）不良反应与注意事项

轻度而短暂地腹泻、恶心、头痛、眩晕和腹部不适。本品禁用于已知对前列腺素类药物过敏者及孕妇。如在服用时怀孕，应立即停药。脑血管或冠状动脉疾病的患者应慎用。

（五）制剂与规格

片剂：200 mg。

十六、替普瑞酮

（一）别名

戊四烯酮、施维舒、E0671。

（二）作用与特点

本品能促进胃黏膜及胃黏液层中主要的黏膜修复因子即高分子糖蛋白的合成，提高黏液中的磷脂质浓度，提高黏膜的防御能力。本品还能防止胃黏膜病变时黏膜增殖区细胞增殖能力的下降。因此本品已证明对难治的溃疡也有良好效果，使已修复的黏膜壁显示正常迹象，也有防止复发的作用。本品不影响胃液分泌和运动等胃的生理功能，但对各种实验性溃疡（寒冷应激性、阿司匹林、利舍平、乙酸、烧灼所致）已证明其均具有较强的抗溃疡作用。

（三）适应证

胃溃疡。

（四）用法与用量

口服：饭后 30 min 以内口服，每次 50 mg，每日 3 次。

（五）不良反应与注意事项

偶见头痛、便秘、腹胀及肝转氨酶轻度上升、总胆固醇值升高、皮疹等，但停药后均迅速消失。妊娠期用药的安全性尚未确立，故孕妇应权衡利弊慎重用药，小儿用药的安全性也尚未确立。

（六）制剂与规格

①胶囊剂：50 mg；②细粒剂：100 mg/g。

第五章
呼吸系统及泌尿系统药物

第一节　平喘药

一、硫酸沙丁胺醇

（一）别名

爱纳灵、舒喘灵、喘乐宁、万托林。

（二）作用与特点

硫酸沙丁胺醇为 β_2 肾上腺素受体激动剂，能选择性作用于支气管平滑肌 β_2 肾上腺素受体，其作用机制部分是通过激活腺苷酸环化酶，增加细胞内 cAMP 的合成，从而松弛平滑肌。在治疗哮喘剂量下，本药对心脏的激动作用较弱。

（三）适应证

适用于治疗支气管哮喘或喘息型支气管炎等并发支气管痉挛的呼吸道疾病。

（四）用法与用量

缓释胶囊：成人推荐剂量为每次 8 mg，每日 2 次，口服；儿童用量酌减。

（五）不良反应与注意事项

较常见的不良反应为震颤、恶心、心悸、头痛、失眠，较少见头晕、目眩、口咽发干。高血压、冠状动脉供血不足、糖尿病、甲状腺功能亢进、心功能不全、妊娠初期患者慎用。长期使用可形成耐药性，不仅疗效降低，且有加重哮喘的危险。老年人及对肾上腺素受体兴奋剂敏感者慎用，使用时应从小剂量开始逐渐加大剂量。

（六）药物相互作用

同时应用其他肾上腺素受体激动剂者，其作用可加强，不良反应也可能加重。合用茶碱类药时，可增加松弛支气管平滑肌的作用，也可能增加不良反应。

（七）制剂与规格

缓释胶囊：4 mg，8 mg。

二、富马酸福莫特罗

（一）别名

安通克。

（二）作用与特点

本药为 β_2 受体兴奋性支气管扩张剂，其支气管扩张作用是强有力而持续的，此外还具有抗过敏作用及肺水肿抑制作用（抑制毛细血管通透性的增加），用于治疗支气管哮喘等慢性闭塞性肺部疾病。口服后，血药浓度在 0.5~1h 后达到峰浓度，$t_{1/2}$ 约为 2h。

（三）适应证

缓解由下列疾病造成的呼吸道闭塞性障碍所引起的呼吸困难等多种症状，如支气管哮喘，急、慢性支气管炎，喘息性支气管炎，肺气肿。

（四）用法与用量

成人每日 80~160 μg，分 2 次口服，也可适当增减剂量。儿童 4μg/（kg·d），分 2~3 次口服。

（五）不良反应与注意事项

可引起循环系统，神经精神系统，消化系统不良反应。甲状腺功能亢进、高血压病、心脏疾病和糖尿病患者慎用。高龄患者应适当减少剂量。孕妇或有可能怀孕的妇女慎用。

（六）制剂与规格

①干糖浆：20 μg：0.5 g；②片剂：40μg。

（七）医保类型及剂型

乙类：吸入剂。

三、盐酸班布特罗

（一）别名

帮备。

（二）作用与特点

班布特罗是肾上腺素 β_2 受体激动剂特布他林的前体药物，主要是激活扣受体，因而对支气管平滑肌产生松弛作用，抑制内源性致痉物的释放，并且抑制由内源性递质引起的充血水肿，以及增加黏液纤毛的清除能力。口服本品 1 次剂量的 20% 被体内吸收，吸收后在血浆胆碱酯酶的作用下转化成活性物质特布他林，班布特罗给予剂量的 10% 转化成特布他林。活性代谢产物特布他林有效作用至少持续 24 h。口服班布特罗的血液 $t_{1/2}$ 约为 13 h，活性代谢产物特布他林的血浆 $t_{1/2}$ 为 12 h，班布特罗及其代谢产物（包括特布他林）主要经肾脏排泄。

（三）适应证

支气管哮喘、慢性支气管炎、肺气肿及其他并发支气管痉挛的肺部疾病。

（四）用法与用量

成人推荐起始剂量为 10 mg，部分患者可能需要 20 mg，每日睡前服用 1 次。

（五）不良反应与注意事项

可引起震颤、头痛、心悸，个别患者可出现皮疹。对拟交感神经胺类敏感性增加的患者慎用本药。糖尿病患者服用本药时建议调整降糖药物。严重肝肾功能不全患者剂量必须个体化。妊娠期前 3 个月慎用。肥厚性心肌病患者禁用。

（六）药物相互作用

与皮质类固醇或利尿药等合用时易致低钾血症。与琥珀酸胆碱等肌肉松弛剂合用可延长其肌肉松弛作用。β 受体阻滞剂，尤其是非选择性 β 受体阻滞剂，可部分或完全抑制 β 激动剂的作用。

（七） 制剂与规格

片剂：10 mg。

（八） 医保类型及剂型

乙类：口服常释剂。

四、硫酸特布他林

（一） 别名

博利康尼、喘康速。

（二） 作用与特点

本药是高选择性 $β_2$ 受体激动剂，作用于支气管平滑肌的 $β_2$ 受体，扩张支气管；稳定肥大细胞，抑制其释放炎性递质；缓解支气管黏膜水肿及提高支气管黏膜纤毛上皮的廓清能力。在体内主要是与硫酸结合，以硫化物的形式排出体外，无活性代谢产物形成。

（三） 适应证

支气管哮喘、慢性支气管炎、肺气肿及其他肺部疾病引起的支气管痉挛。

（四） 用法与用量

干粉吸入剂：剂量应个体化，成人及 12 岁以上儿童 24 h 总剂量不应超过 6 mg，3~12 岁儿童 24 h 总剂量不应超过 4 mg。

（五） 不良反应与注意事项

偶见震颤，痉挛和心悸，$β_2$ 受体激动剂或会引起低钾血症。对拟交感胺易感性增高者慎用，糖尿病患者用药时建议检查血糖。妊娠初期慎用。心肌肥厚患者禁用。

（六） 药物相互作用

与黄嘌呤衍生物、类固醇、利尿药等合用时应监测血清钾浓度。β 受体阻滞剂，尤其是非选择性型可部分或完全抑制本药的效用。

（七） 制剂与规格

①干粉吸入剂：500 mg×200 吸；②片剂：2.5 mg；③注射剂：0.25 mg：1 mL。

(八) 医保类型及剂型

乙类：口服常释剂、口服液体剂、吸入剂、注射剂。

五、非诺特罗氢溴化物

(一) 别名

备劳特。

(二) 作用与特点

本药是一种高效支气管扩张剂，用于治疗支气管哮喘和其他可逆性气管狭窄，如慢性阻塞性支气管炎或并发肺气肿。本药也可用于预防运动造成的支气管痉挛，其活性成分非诺特罗氢溴化物可促进气道的廓清机制。

(三) 适应证

急性哮喘发作，预防运动诱发性哮喘。支气管哮喘及其他可逆性气管狭窄，如慢性阻塞性支气管炎的对症治疗。

(四) 用法与用量

雾化吸入液：14 岁以上患者急性哮喘发作剂量为 0.1 mL，严重病例可用 0.25 mL，极严重病例可用 0.4 mL；运动诱发性哮喘的预防每次 0.1 mL，4 次/日；支气管哮喘及其他可逆性气管狭窄每次 0.1 mL，最多 4 次/日；6~14 岁儿童急性哮喘发作 0.05~0.1 mL，严重病例可用 0.2 mL，极严重病例可应用 0.3 mL；6 岁以下儿童每次 50 mg/kg，最多 3 次/日。

(五) 不良反应与注意事项

可引起骨骼肌轻微震颤，焦虑。少见心动过速、眩晕、心悸或头痛。高敏患者偶见有局部刺激或变态反应。与其他支气管扩张剂合用，可有咳嗽，极少见反常支气管收缩。可能出现低钾血症。未控制的糖尿病、近期心肌梗死或严重器质性心血管疾病、甲状腺功能亢进患者慎用。长期大剂量使用 β_2 受体激动剂控制气管阻塞症状，可能引起疾病控制能力的下降。妊娠期间慎用。

(六) 药物相互作用

与 β 肾上腺素能兴奋剂、抗胆碱能药物、黄嘌呤类衍生物及皮质激素合用，可加强本药药效。与其他拟 β 肾上腺素能药物合用可增加全身吸收的抗胆碱能药物及黄嘌呤类药物的不良反应。与祛痰药物和色甘酸钠合用的不良作用尚未确定。合用 β 受体阻滞剂可能导致本品药效的显著降低。

（七）制剂与规格

雾化吸入液：0.5%×20 mL/瓶。

六、盐酸丙卡特罗

（一）别名

美普清、美喘清、美普定、扑哮息敏、曼普特。

（二）作用与特点

本药具有明显的支气管扩张作用，作用时间长，对 $β_2$ 受体选择性高，故有明显的抗过敏作用，并可促进支气管黏膜纤毛运动。本药可迅速由胃肠道吸收，1~2 h 后在血浆、组织及器官中达到峰浓度，在肝、肾及主要代谢器官的浓度最高，在支气管及靶器官的浓度也很高，但在中枢及末梢神经系统的浓度则很低。本药主要在肝脏及小肠中代谢，而由尿液及粪便排出，在体内主要器官无蓄积。

（三）适应证

支气管哮喘，喘息性支气管炎，伴有支气管反应性增高的急性支气管炎，慢性阻塞性肺部疾病。

（四）用法与用量

成人：每次 50 mg，1~2 次/日，早晨及就寝前口服。6 岁以上儿童：每次 25 μg，1~2 次/日。6 岁以下儿童：1.25 μg/kg。可适当增减剂量。

（五）不良反应与注意事项

偶有心悸，面色潮红，肌颤，头痛，眩晕，耳鸣，口渴，恶心及胃部不适，皮疹，周身倦怠，鼻塞。甲状腺功能亢进，高血压，心脏病和糖尿病患者慎用。孕妇慎用。

（六）药物相互作用

不宜与肾上腺素及异丙肾上腺素等儿茶酚胺类药物合用时。

（七）制剂与规格

①糖浆：5 μg/mL×30 mL；②片剂：25 μg。

（八）医保类型及剂型

乙类：口服常释剂。

七、茶碱

（一）别名

舒氟美、葆乐辉、茶喘平、优喘平、时尔平。

（二）作用与特点

茶碱具有抑制磷酸二酯酶的作用，能减慢环磷酸腺苷的水解速度，增加它在细胞内的浓度，促使平滑肌松弛，并能直接作用于支气管平滑肌与肺血管，促使其松弛，解除支气管痉挛，增加血流量和肺活量；此外，茶碱还有增加心肌收缩力和轻微的利尿作用。

（三）适应证

支气管哮喘，心源性哮喘和水肿。

（四）用法与用量

口服。普通片：每次 0.25 g，每日 3~4 次。缓释片：每次 100~200 mg，每日 2 次。

（五）不良反应与注意事项

轻度胃肠道不适。本品可通过胎盘屏障，也能分泌入乳汁，因此孕妇、产妇及哺乳期妇女慎用。新生儿及 55 岁以上患者慎用。

（六）药物相互作用

不宜与红霉素合用。

（七）制剂与规格

①缓释片：100 mg；②片剂：0.25 g。

（八）医保类型及剂型

甲类：口服常释剂、缓释控释剂。

八、丙酸倍氯米松

（一）别名

必可酮、必酮碟。

（二）作用与特点

本品是一种强效局部用糖皮质激素，能增强内皮细胞、平滑肌细胞和溶酶体膜的稳定性，抑制免疫反应和减少抗体合成，从而使组胺等过敏活性物质的释放减少和活性降低，并能减轻抗原-抗体结合时激发的酶促过程，抑制支气管收缩物质的合成和释放，抑制平滑肌的收缩反应。气雾吸入后，通过肺部吸收，随后经肝脏迅速灭活，$t_{1/2}$约为 5 h。主要通过粪便及尿排泄。常规治疗剂量下不呈现全身作用。

（三）适应证

支气管哮喘，特别是支气管扩张药或其他平喘药，如色甘酸钠不足以控制哮喘时，以及依赖激素治疗的哮喘患者。

（四）用法与用量

成人：每日 400~1 000 μg，每日 2~4 次。儿童：每日 2~4 次，每次 50~100 μg。

（五）不良反应与注意事项

极少数患者有鼻、咽部干燥感和不适。偶见声音嘶哑，长期应用可能发生口腔咽部白色念珠菌感染。慎用于活动性或静止期肺结核患者。长期用药后，停药时应逐渐减量。孕妇慎用。

（六）制剂与规格

气雾剂：50 μg/喷，250 μg/喷。

（七）医保类型及剂型

乙类：吸入剂。

九、丙酸氟替卡松

（一）别名

辅舒酮。

（二）作用与特点

吸入推荐剂量的丙酸氟替卡松，在肺部产生强效糖皮质激素的抗炎作用，从而减轻哮喘的症状和阻止哮喘的恶化，而无全身用皮质激素所见的不良反应。本品静脉给药后血浆 $t_{1/2}$ 约为 3 h，主要由肝代谢。

（三）适应证

成人预防性治疗轻度、中度及严重哮喘。需要预防性治疗的哮喘儿童。

（四）用法与用量

个体化剂量。

（五）不良反应与注意事项

可引起口腔和咽部白色念珠菌感染（真菌性口腔炎），可能出现支气管痉挛。需要吸入高剂量的皮质激素时，应进行医疗监护。少数成年人在长期吸入推荐的最大日剂量后，可能出现某些全身作用。活动性或静止期肺结核患者使用本品时必须特别小心。不应突然中断丙酸氟替卡松吸入治疗。

（六）制剂与规格

气雾剂：125 μg×60 揿。

（七）医保类型及剂型

乙类：吸入剂。

十、孟鲁司特钠

（一）别名

顺尔宁。

（二）作用与特点

孟鲁司特钠是一种口服有效的选择性白三烯受体拮抗剂，能特异性抑制半胱氨酸白三烯受体。

（三）适应证

适用于成人和儿童哮喘的预防和长期治疗，包括预防白天和夜间的哮喘症状，治疗对阿司匹林敏感的哮喘患者以及预防运动引起的支气管收缩。

（四）用法与用量

15 岁及以上患者每日 10 mg，睡前服用。6~14 岁患者每日 5 mg。患者应长期服用本药，不管是在哮喘控制阶段还是恶化阶段。

（五）不良反应与注意事项

本药一般耐受性良好，不良反应较轻微，主要为头痛。

（六）药物相互作用

可与其他常规用于预防及长期治疗哮喘的药物合用。与茶碱、泼尼松、泼尼松龙、口服避孕药（炔雌醇）、特非那定、地高辛和华法林合用无药动学影响。可与支气管扩张药合用，在临床症状明显改善时（通常在首次用药后），可适当减少支气管扩张药用量。与吸入皮质类固醇制剂合用能增强疗效，可适当逐渐减少皮质类固醇用量。

（七）制剂与规格

咀嚼片：5 mg。

（八）医保类型及剂型

乙类：口服常释剂。

十一、扎鲁司特

（一）别名

安可来、扎非鲁卡。

（二）作用与特点

本品为多肽性白三烯产物的超敏性慢反应物质受体拮抗剂，竞争性抑制白三烯活性，有效预防因血管通透性增加而引起的气管水肿，抑制气管嗜酸性粒细胞浸润，减少气管收缩和炎症，减轻哮喘症状。本品选择性强，长期服用能持久缓解气管阻塞。口服吸收好，达血药峰值时间约为 3 h。血浆蛋白结合率约 99%。代谢完全，$t_{1/2}$ 约 10 h。

（三）适应证

预防和治疗哮喘。

（四）用法与用量

12 岁以上成人口服每次 20 mg，每日 2 次，须在医生指导下服用。

（五）不良反应与注意事项

可有头痛，胃肠道反应，荨麻疹及血管性水肿等过敏性反应。偶见转氨酶升高，老年患者感染率增加等。一般症状较轻微。本品不宜用于解除哮喘急性发作时的支气管痉挛，不宜替代突然停用的糖皮质激素疗法。不推荐用于肝功能不良患者。不宜与食物同服。

（六）药物相互作用

阿司匹林可升高本品血浆浓度约 45%。红霉素、茶碱及特非拉丁可下降本品血浆浓度。合用氯雷他定能增效，合用华法林可导致出血倾向。

（七）制剂与规格

片剂：20 mg。

（八）医保类型及剂型

乙类：口服常释剂。

十二、异丙托溴铵

（一）别名

异丙托溴铵。

（二）作用与特点

对支气管平滑肌具有较高选择性的强效抗胆碱药，松弛支气管平滑肌作用较强，对呼吸道腺体和心血管系统的作用不明显。其扩张支气管的剂量仅抑制腺体分泌和加快心率剂量的 5%~10%。本品为季铵盐，口服不易吸收。气雾吸入后 5 min 左右起效，30~60 min 作用达峰值，维持 4~6 h。

（三）适应证

防治支气管哮喘和哮喘型慢性支气管炎，尤适用于因用 β 受体激动剂产生肌肉震颤、心动过速而不能耐受此类药物的患者。

（四）用法与用量

气雾吸入，每次 40~80 mg，每日 4~6 次。

（五）不良反应与注意事项

少数患者吸药后有口苦或口干感。

（六）药物相互作用

本品与 β 受体激动剂合用可相互增强疗效，如与非诺特罗配伍制成气雾剂用于哮喘、慢性支气管炎和肺气肿。

（七）制剂与规格

气雾剂：含药 0.025%。

（八）医保类型及剂型

乙类：吸入剂。

十三、氨茶碱

（一）作用与特点

本品为茶碱和乙二胺的复合物，含茶碱 77%~83%，乙二胺可增加茶碱的水溶性，并增强其作用。主要作用为松弛支气管平滑肌，抑制过敏递质释放，在解痉的同时还可减轻支气管黏膜的充血和水肿。增强呼吸肌的收缩力，减少呼吸肌疲劳。增强心肌收缩力，增

第二篇　西药篇

加心排血量，低剂量一般不加快心率。舒张冠状动脉、外周血管和胆管。增加肾血流量，提高肾小球滤过率，减少肾小管对钠和水的重吸收，有利尿作用。口服吸收完全，生物利用度96%。用药后1~3 h血浆浓度达峰值，血浆蛋白结合率约60%。80%~90%的药物在体内被肝脏的混合功能氧化酶代谢，$t_{1/2}$为7~11 h。

（二）适应证

支气管哮喘和哮喘型慢性支气管炎，急性心功能不全和心源性哮喘，胆绞痛。

（三）用法与用量

口服：成人常用量，每次0.1~0.2 g，每日0.3~0.6 g，1次口服最大耐受量0.5 g。肌内注射或静脉注射：成人常用量，每次0.25~0.5 g，每日0.5~1 g；小儿每次2~3 mg/kg。直肠给药，栓剂或保留灌肠：每次0.3~0.5 g，每日1~2次。

（四）不良反应与注意事项

本品局部刺激作用强。口服可致恶心、呕吐。宜饭后服药。肌内注射可引起局部红肿、疼痛。静脉滴注过快或浓度过高，可强烈兴奋心脏，引起头晕、心悸、心律失常、血压剧降，严重者可致惊厥，故必须稀释后缓慢注射。中枢兴奋作用可使少数患者发生激动不安、失眠等。急性心肌梗死并发血压显著降低者忌用。

（五）药物相互作用

酸性药物可增加其排泄，碱性药物减少其排泄。西咪替丁、红霉素、四环素可使其半寿期延长，因此血浓度可高于正常，易致中毒。苯妥英钠使其代谢加速，血浓度低，应酌增用量。静脉输液时，应避免与维生素C、促皮质素、去甲肾上腺素、四环素族盐酸盐配伍。

（六）制剂与规格

①片剂（普通片，肠溶片）：0.05 g，0.1 g，0.2 g；②肌内注射用：0.125 g：2 mL，0.25 g：2 mL，0.5 g：2 mL；③静脉注射用：0.25 g：10 mL；④栓剂：0.25 g。

（七）医保类型及剂型

甲类：口服常释剂，缓释控释剂，注射剂。

十四、布地奈德

（一）别名

布地缩松。

（二）作用与特点

本品为非卤代糖皮质激素。临床研究证明，吸入本品对肺有局部抗炎作用而无皮质激素的全身使用。本品对支气管哮喘有良好疗效，且长期治疗耐受性良好。

（三）适应证

用支气管扩张药或抗变态反应药未能很好控制的支气管哮喘。

（四）用法与用量

吸入：成人 200 μg，每日 2 次，早晨及晚间用。在哮喘严重期，每日剂量可增加到 1 200 μg。已充分控制的患者日剂量可减到 400 μg 以下，但不得降到 200 μg 以下。儿童 50~200 μg，每日 2 次。

（五）不良反应与注意事项

偶见咽部轻度刺激及声嘶。某些患者因药物沉积于口腔而引起口部及咽部念珠菌病。使用特别设计的吸入器可使口腔内的药物沉积减少而降低其发生率。局部抗菌药治疗多数有效而不需停用本品。慎用于肺结核及气道有真菌或病毒感染的患者。避免于妊娠期给药。依赖口服激素的患者改用本品治疗应特别注意，应在相对稳定期开始用本品治疗，且在 10 d 之内合用以前所用的口服激素和本品，此后可逐渐减少口服皮质激素的剂量，每周可减少泼尼松龙 1 mg/d，直到口服剂量减到与本品合用可使呼吸容量稳定的最低水平。在严重感染、创伤及外科手术等应激状态时应增加口服激素的剂量。并发痰液稠及壅塞的急剧恶化，应在短期内补充口服皮质激素。由口服疗法改为本品可引起激素全身作用下降，使变态反应或关节炎症状出现，如鼻炎，湿疹以及肌肉和关节疼痛。对这些症状应进行专门治疗。

（六）制剂与规格

气雾剂：每揿 1 次 200 μg，含 100 次剂量；或每揿 1 次 50 μg，含 200 次剂量。

（七）医保类型及剂型

乙类：吸入剂。

十五、沙丁胺醇

（一）别名

舒喘灵、嗽必妥、索布、阿布叔醇、舒喘宁、柳丁氨醇。

（二）作用与特点

本品化学结构与异丙肾上腺素近似，为选择性 β_2 受体兴奋剂，作用与异丙肾上腺素相当或略强。在气管内吸收较慢，而且不被酶破坏，所以作用较强而持久，本品还有呼吸中枢兴奋作用，因此，对因心肌缺血所致应激性增高的患者比较安全。

（三）适应证

用于治疗喘息性支气管炎、支气管哮喘、肺气肿的支气管痉挛。

（四）用法与用量

①口服：片剂，成人每次 2~4 mg，每日 3~4 次；儿童 2~6 岁，每日 1~2 mg；6~12 岁，每日 2 mg，分 3~4 次服。缓释片，每次 8 mg，每日 2 次。②雾化吸入，每次揿 1~2 下，24 h 内不宜超过 8 次。③注射剂，用于哮喘持续状态，100~200 mg 于 1 min 内静脉注射完毕。

（五）不良反应与注意事项

偶见多汗、头晕和手指细震颤。久用可发生耐受性。本品不宜与普萘洛尔同服；心率加快严重者应停药；心血管功能不全、高血压患者慎用。

（六）制剂与规格

①片剂：2mg；②缓释片：每片 8 mg（红色层为速效部分，白色层为缓释部分）；③注射剂：0.4 mg：2 mL；④气雾剂：每瓶可喷 200 下，每下喷出 100 μg，每瓶 20 mg。

（七）医保类型及剂型

①甲类：吸入剂；②乙类：口服常释剂，缓释控释剂，注射剂。

第二节　祛痰药

一、氯化铵

（一）作用与特点

本品具祛痰作用，口服后刺激胃黏膜的迷走神经末梢，引起轻度的恶心，反射性地引起气管、支气管腺体分泌增加，部分氯化铵吸收入血后，经呼吸道排出，由于盐类的渗透压作用而带出水分，使痰液稀释，易于咳出。此外本品还能增加肾小管氯离子浓度，因而增加钠和水的排出，具利尿作用。同时本品可酸化体液和尿液。

（二）适应证

祛痰，碱血症，酸化尿液。

（三）用法与用量

口服：成人每次 0.3~0.6 g，每日 3 次；儿童每日 30~60 mg/kg。

（四）不良反应与注意事项

肝、肾功能不全及溃疡病患者慎用；应用过量或长期服用易致高氯酸血症，代谢性酸血症患者忌用。

（五）制剂与规格

片剂：0.3 g。

（六）医保类型及剂型

甲类：口服常释剂。

二、盐酸溴己新

（一）别名

必嗽平、溴己铵。

（二）作用与特点

本品为黏痰溶解剂，能裂解痰中多糖纤维素和黏蛋白，使痰黏稠度下降，也有镇咳作用，自胃肠道吸收快而完全，口服吸收后 1 h 血药浓度达峰值。绝大部分的代谢产物随尿排出，粪便仅排除极小部分。

（三）适应证

适用于慢性支气管炎、哮喘及支气管扩张症痰液黏稠不易咳出患者。

（四）用法与用量

口服：成人每次 8~16 mg，每日 3 次；儿童每次 4~8 mg，每日 3 次。

（五）不良反应与注意事项

少数患者口服后可感胃部不适。偶见转氨酶升高。消化性溃疡、肝功能不良者慎用。

（六）药物相互作用

与四环素族抗生素合用，可增加抗菌疗效。

（七）制剂与规格

①片剂：8 mg；②注射剂：4 mg：2 mL。

（八）医保类型及剂型

①甲类：口服常释剂；②乙类：注射剂。

三、盐酸氨溴索

（一）别名

沐舒坦、安普索。

（二）作用与特点

本品为黏液溶解剂，能增加呼吸道黏膜浆液腺的分泌，减少黏液腺分泌，从而降低痰液黏度，促使肺表面活性物质的分泌，增加支气管纤毛运动，使痰液易于咳出。口服本品 75 mg 后，约 4 h 血药浓度达峰值，为 （163.1±16.6） ng/mL，并从血液向组织迅速分布，以肺、肝、肾分布较多。血浆蛋白结合率 90%。本品主要经过肝脏代谢；$t_{1/2}$ 为 7 h，主要从尿中排泄。

（三）适应证

适用于急、慢性呼吸道疾病，如急、慢性支气管炎，支气管哮喘，支气管扩张，肺结核等引起的痰液黏稠、咳痰困难。

（四）用法与用量

缓释胶囊：成人每日 1 次，每次 75 mg，饭后口服；儿童剂量酌减。

（五）不良反应与注意事项

可有上腹部不适、纳差、腹泻、偶见皮疹。孕妇及哺乳期妇女慎用。对本品过敏者禁用。

（六）药物相互作用

应避免同服强力镇咳药。

（七）制剂与规格

缓释胶囊：75 mg。

（八）医保类型及剂型

乙类：口服常释剂，口服液体剂，注射剂。

第三节　镇咳药

一、复方甘草

（一）别名

布朗合剂、棕色合剂。

（二）作用与特点

本品中所含阿片酊具有中枢性镇咳、镇痛、镇静作用；甘草流浸膏和甘油有保护黏膜作用；其他有效成分如硝酸乙酯醇、酒石酸锑钾等具有祛痰作用；樟脑有祛痰祛风作用。

（三）适应证

主要用于上呼吸道感染和急性支气管炎初期的镇咳、祛痰。

（四）用法与用量

口服：成人每次 10 mL（或 3~5 片），每日 3~4 次；儿童每次为年龄×1 mL，每次不超过 6 mL（或每次 1~3 片），每日 3 次。

（五）不良反应与注意事项

大剂量长期口服，可致水肿、血压升高，原有此类疾患的患者慎用。片剂宜嚼碎或含化服用。

（六）制剂与规格

①片剂：0.3 g，0.5 g；②合剂：100 mL。

（七）医保类型及剂型

甲类：口服常释剂，口服液体剂。

二、枸橼酸喷托维林

（一）别名

咳必清、维静宁。

（二）作用与特点

本品为非药物依赖性的中枢镇咳药，对呼吸道黏膜有局部麻醉作用，故兼有外周镇咳效果，还具有松弛支气管平滑肌，降低气管阻力，减弱咳嗽反射等作用。

（三）适应证

适用于呼吸道炎症引起的无痰干咳，儿童用药疗效较好。

（四）用法与用量

口服：成人每次 25 mg，每日 3~4 次；5 岁以上儿童每次 6.25~12.5 mg，每日 2~3 次。

（五）不良反应与注意事项

本品毒性低，偶有口干、恶心、腹胀等症状。因有阿托品样作用，故青光眼患者、心功能不全并发肺淤血者忌用。痰多者不宜使用。

（六）制剂与规格

片剂：25 mg。

（七）医保类型及剂型

甲类：口服常释剂。

第四节　利尿药

一、利尿药作用的生理学基础

利尿药（diuretics）是作用于肾脏，增加电解质和水的排泄，使尿量增多的药物。临床主要用于治疗各种原因引起的水肿，也用于非水肿性疾病如高血压、高血钙、尿崩症等的治疗。利尿药根据作用部位及利尿作用强度分为三类。

（1）高效能利尿药：主要作用于髓袢升支粗段髓质部和皮质部，包括呋塞米、依他尼酸、布美他尼等。

（2）中效能利尿药：主要作用于髓袢升支粗段皮质部和远曲小管近端，包括噻嗪类（如氢氯噻嗪）、氯噻酮等。

（3）低效能利尿药：主要作用于远曲小管和集合管，如螺内酯、氨苯蝶啶、阿米洛利等。

尿液的生成是通过肾小球滤过、肾小管和集合管的重吸收及分泌而实现的，利尿药通过作用于肾小管不同部位而产生利尿作用。

（一）肾小球滤过

正常成人每日经肾小球滤过产生的原尿达 180 L，但每日排出的尿量只有 1~2 L，这说明原尿中 99% 的水和钠在肾小管和集合管中被重吸收。故单纯增加肾小球滤过率的药物，利尿作用不理想。

（二）肾小管的重吸收

原尿经过近曲小管、髓袢、远曲小管及集合管的过程中，99% 的水、钠被重吸收。如果肾小管和集合管的上皮细胞对 Na^+ 和水的重吸收功能受到抑制，排出的钠和尿量就会明显增加。常用利尿药大多数都是通过抑制肾小管水和电解质的重吸收而产生排钠利尿作用。

1. 近曲小管

此段重吸收 Na^+ 量占原尿 Na^+ 量的 $60\% \sim 65\%$，主要通过 $H^+ - Na^+$ 交换机制，H^+ 由肾小管细胞分泌到管液中，并将管液中 Na^+ 交换到细胞内。H^+ 来自肾小管细胞内 CO_2 和 H_2O 在碳酸酐酶的催化下生成的 H_2CO_3，乙酰唑胺可通过抑制碳酸酐酶的活性，使 H^+ 生成减少，$H^+ - Na^+$ 交换减少，使肾小管腔内 Na^+ 和 HCO_3^- 增多，Na^+ 带出水分而产生利尿作用，但由于利尿作用较弱，又可引起代谢性酸中毒，现已少用。

2. 髓袢升支粗段

髓袢升支粗段髓质和皮质部功能与利尿药作用关系密切，原尿中 $20\% \sim 30\%$ 的 Na^+ 在此段被重吸收，是高效利尿药作用的重要部位。髓袢升支粗段上皮细胞的管腔膜有 $Na^+ - K^+ - 2Cl^-$ 共同转运载体将 NaCl 主动重吸收，但不伴有水的重吸收，是形成髓质高渗区、尿液浓缩机制的重要条件。当原尿流经该段时，由于此段对水不通透，随着 NaCl 的再吸收原尿渗透压逐渐减低，此为肾脏对尿液的稀释功能。而转运到髓质间液中的 NaCl 在逆流倍增机制作用下，与尿素一起共同形成髓质高渗区。当尿液流经集合管时，在抗利尿激素调节下，大量的水被重吸收，这是肾脏对尿液的浓缩功能。呋塞米等药抑制髓袢升支粗段髓质和皮质部 $Na^+ - K^+ - 2Cl^-$ 共同转运系统的功能减少 NaCl 重吸收，一方面降低了肾脏的稀释功能，另一方面由于髓质高渗区不能形成而降低了肾脏的浓缩功能，排出大量的稀释尿，引起强大利尿作用，故为高效能利尿药。

3. 远曲小管与集合管

远曲小管近端重吸收原尿中 10% 的 Na^+，由位于管腔膜的 $Na^+ - K^+ - 2Cl^-$ 共同转运系统介导，噻嗪类利尿药抑制该段 $Na^+ - K^+ - 2Cl^-$ 共同转运系统，可产生中度利尿作用。

远曲小管远端和集合管重吸收原尿 5% 的 Na^+，重吸收方式为 $Na^+ - H^+$ 交换与 $Na^+ - K^+$ 交换，$Na^+ - H^+$ 交换受碳酸酐酶的调节，$Na^+ - K^+$ 交换受醛固酮的调节。螺内酯、氨苯蝶啶等药作用于此部位，通过拮抗醛固酮或阻滞 Na^+ 通道，产生留 K^+ 排 Na^+ 作用而利尿，所以它们又称留钾利尿药。

二、常用的利尿药

(一) 高效利尿药

高效能利尿药（袢利尿药）主要作用于髓袢升支粗段髓质部与皮质部，最大排钠能力

为肾小球滤过 Na^+ 量的 20% 以上。

1. 呋塞米

呋塞米（furosemide，呋喃苯氨酸，速尿）利尿作用强大而迅速。

（1）体内过程：口服易吸收，20~30 min 起效，2 h 达高峰，维持 6~8 h；静脉注射后 2~10 min 起效，30 min 血药浓度达高峰，维持 2~4 h。主要原形从肾脏近曲小管分泌排泄。$T_{1/2}$ 为 30~70 min，肾功能不全的患者 $t_{1/2}$ 为 10 h。

（2）药理作用：本品能抑制髓袢升支粗段髓质部和皮质部的 Na^+-K^+-$2Cr$ 共同转运系统，从而抑制 NaCl 重吸收，同时影响肾脏对尿液的稀释和浓缩功能，利尿作用强而迅速。用药后尿量明显增加，Na^+、K^+、Cl^- 量排出增多，也增加 Mg^{2+} 和 Ca^{2+} 排出。由于 Na^+ 重吸收减少，使到达远曲小管尿液中的 Na^+ 浓度升高，促进 Na^+-K^+ 交换，K^+ 排出增加。由于排 Cl^- 量大于排 Na^+ 量，故可引起低氯性碱血症。此外，呋塞米还可抑制血管内 PG 分解酶，使 PGE_2 含量增加，能扩张小动脉，降低肾血管阻力，增加肾血流量，改善肾皮质内血流分布。

（3）临床用途：①严重水肿，可用于心、肝、肾性水肿的治疗，主要用于对其他利尿药无效的严重水肿。②肺水肿和脑水肿：对于肺水肿患者，可通过强大的利尿作用，迅速降低血容量，使回心血量减少，左心室充盈压降低，同时扩张小动脉，降低外周阻力，减轻左心室后负荷，迅速消除由左心衰竭所引起的肺水肿。对于脑水肿，由于排出大量低渗尿液，血液浓缩，血浆渗透压增高，也有助于消除脑水肿、降低颅内压。③肾衰竭：在急性肾衰竭的早期，本品产生强大的利尿作用，冲洗阻塞的肾小管，防止肾小管萎缩、坏死；同时能扩张肾血管，增加肾血流量。大剂量用于治疗慢性肾功能不全，可使尿量增加，水肿减轻。④加速毒物排泄大量输液配合并使用呋塞米，产生强大利尿作用，加速毒物排泄，用于主要经肾排泄的药物、食物等中毒的抢救。⑤其他：高钙血症、高钾血症、心功能不全及高血压危象等的辅助治疗。

（4）不良反应与用药护理：①水与电解质紊乱，表现为低血容量、低血钠、低血钾、低氯性碱血症，长期使用还可发生低血镁。低血钾易诱发强心苷中毒，对肝硬化患者低血钾易诱发肝性脑病，所以应注意补充钾盐或与留钾利尿药合用以防低血钾。当低血钾、低血镁同时存在时，应注意纠正低血镁，否则单纯补钾不易纠正低血钾。②耳毒性：可引起与剂量有关的可逆性听力下降，表现为眩晕、耳鸣、听力下降或暂时性耳聋。肾功能不良及大剂量快速注射时更易发生。本品静脉注射要慢，并避免与氨基糖苷类抗生素合用。③胃肠道反应：表现为恶心、呕吐、腹痛、腹泻、胃肠道出血等，宜餐后服用。④高尿酸血症：由于可抑制尿酸的排泄，故长期应用可导致高尿酸血症而诱发痛风，痛风患者慎用。⑤变态反应：与磺胺类药物有交叉变态反应，可见皮疹、剥脱性皮炎、嗜酸性粒细胞增多等，偶可致间质性肾炎。长期应用可引起高血糖，高血脂。对磺胺类过敏者禁用，糖尿病、高脂血症、冠心病及孕妇慎用。

（5）药物相互作用：顺铂或氨基糖苷类抗生素与呋塞米合用，易引起耳聋；呋塞米与头孢菌素类（头孢噻啶、头孢噻吩、头孢乙腈）合用，降低头孢菌素的。肾清除率，血浓度升高，加重头孢菌素对肾脏的损害；与吲哚美辛合用，可减弱呋塞米的排钠利尿和舒张血管平滑肌的作用；阿司匹林、丙磺舒可减弱呋塞米的利尿作用。

2. 布美他尼与依他尼酸

布美他尼（bumetanide）又名丁苯氧酸，本品作用和应用与呋塞米相似，特点是起效快，作用强，不良反应少，耳毒性低，用于顽固性水肿和急性肺水肿，对急慢性肾衰竭尤为适宜，对用呋塞米无效的病例仍有效；依他尼酸（ethacrynicacid）又名利尿酸，化学结构与呋塞米不同，但利尿作用与机制与呋塞米相似，特点是利尿作用比呋塞米弱，不良反应较严重，耳毒性发生率高，临床应用受到限制。

（二）中效能利尿药

中效能利尿药主要作用于髓袢升支粗段皮质部和远曲小管近端，最大排钠能力为肾小球滤过 Na^+ 量的 5%~10%。

噻嗪类（thiazides）是临床广泛应用的一类口服利尿药和降压药，本类药物结构相似，在肾小管的作用部位及作用机制相同，主要区别是作用强度、起效快慢及维持时间各不相同，包括氢氯噻嗪（hydrochlorothiazide，双氯克尿塞）、氢氟噻嗪（hydroflumethiazide）和环戊噻嗪（cyclopenthiazide）等。氯噻酮（chlortalidone，氯肽酮）为非噻嗪类结构药物，但药理作用与噻嗪类相似。

（三）低效能利尿药

低效能利尿药主要作用于远曲小管和集合管，最大排钠能力为肾小球滤过 Na^+ 量的5%以下。

本类药物抑制该段 Na^+ 的重吸收、减少 K+的分泌，具有留钾排钠的作用。但利尿作用弱，单用效果差，常与排钾利尿药合用，以增强疗效，减少 K^+、Mg^{2+} 的排出。

1. 螺内酯

螺内酯（spironolactone）又名安体舒通，是人工合成的甾体化合物，化学结构与醛固酮相似。口服易吸收，服药 1 天起效，2~3 天作用达高峰，停药 2~3 天后仍有利尿作用。

（1）作用与用途：螺内酯化学结构与醛固酮相似，在远曲小管末端和集合管与醛固酮竞争醛固酮受体，拮抗醛固酮而发挥排 Na^+ 留 K^+ 利尿作用。特点是利尿作用弱、起效慢，维持时间久。用于与醛固酮升高有关的顽固性水肿，如肝硬化腹水或肾病综合征患者。由于利尿作用弱，常与噻嗪类或高效利尿药合用，以提高疗效，减少血钾紊乱。

（2）不良反应与用药护理：①高钾血症，久用可引起高血钾，尤其在肾衰竭时更易发生。严重肝肾功能不全及高血钾者禁用。②性激素样作用：久用可致男性乳房发育、女性多毛症、月经周期紊乱、性功能障碍等，停药后可自行消失。③中枢神经系统反应：少数人出现头痛、嗜睡、步态不稳及精神错乱等。④胃肠道反应：恶心、呕吐、腹痛、腹泻及胃溃疡出血等。口服给药，以餐后服用为宜。胃溃疡患者禁用。

2. 氨苯蝶啶和阿米洛利

氨苯蝶啶（triamterene）和阿米洛利（amiloride）二者化学结构不同，但作用机制相同，均为远曲小管和集合管 Na^+ 通道阻滞剂。

（1）作用与用途：二者作用于远曲小管和集合管，阻断 Na^+ 的再吸收和 K+ 的分泌，使 Na^+–K^+ 交换减少，从而产生留 K^+ 排 Na^+ 的利尿作用。该作用与醛固酮无关。常与中效或强效利尿药合用于治疗各种顽固性水肿，如心力衰竭、肝硬化和肾炎等引起的水肿。

（2）不良反应与用药护理：不良反应较少，长期服用可致高钾血症，严重肝、肾功能不全及高钾血症倾向者禁用。此外，氨苯蝶啶还可抑制二氢叶酸还原酶，干扰叶酸代谢，肝硬化患者服用此药引起巨幼红细胞性贫血。偶可引起变态反应，应予注意。

第五节　脱水药

一、甘露醇

甘露醇为己六醇，临床用其 20% 的高渗水溶液。

（一）作用

1. 脱水作用

静脉滴注 20% 的高渗水溶液，甘露醇不易从毛细血管渗入组织，能迅速提高血浆渗透压，使组织间液水分向血浆转移，产生组织脱水作用；甘露醇不易进入脑或眼前房角等有屏障的特殊组织，故静脉滴注甘露醇高渗溶液，使这些组织特别容易脱水，有效降低颅内压和眼内压。

2. 利尿作用

静脉滴注后，一方面因增加血容量，使肾血流量和肾小球滤过增加；另一方面，甘露醇从肾小球滤过后使肾小管腔内维持高渗透压，阻止水和电解质的重吸收，故能利尿。静脉滴注甘露醇高渗溶液后约 10 min 起效，2~3 h 达高峰，持续 6~8 h，其最大排 Na^+ 能力为滤过 Na^+ 量的 15% 左右，明显增加尿量，同时也增加 K^+、Cl^-、HCO_3^-、Mg^{2+} 等电解质的排出。

3. 导泻作用

口服不吸收，刺激肠壁，使肠蠕动加快，可清洁肠道，排除体内废物。

（二）临床应用

（1）治疗脑水肿：临床应用甘露醇治疗多种原因如脑瘤致急性脑水肿的首选脱水药物。

（2）青光眼：静脉滴注甘露醇可降低青光眼患者的眼内压。青光眼术前使用以降低眼内压，也可作为急性青光眼的应急治疗。

（3）防治急性肾衰竭：甘露醇可增加肾血流量，提高肾小球的滤过率；同时，通过渗透性利尿可维持足够尿流量，使肾小管充盈，稀释肾小管内有害物质，有效防止肾小管萎缩坏死。用于休克、创伤、严重感染、溶血和药物中毒等各种原因引起的急性少尿，以防治急性肾衰竭。

（4）用于肠道外科手术、纤维结肠镜检查、下消化道钡剂灌肠造影前的肠道清洁准备。

（5）其他：治疗大面积烧伤引起的水肿及促进体内毒物的排泄等。

（三）不良反应和用药监护

（1）静脉注射过快可引起头痛、头晕、视力模糊。静脉注射切勿漏出血管外，否则可引起局部组织肿胀，严重则可导致组织坏死。护士应注意观察，一旦发生，应及时更换输液部位，并进行热敷。

（2）因血容量突然增加，加重心脏负荷，心功能减退或心力衰竭者禁用。

（3）颅内有活动性出血者禁用，以免因颅内压迅速下降而加重出血。

（4）气温较低时，易析出结晶，可用热水浴（80℃）加温，振摇溶解后使用。

二、山梨醇

山梨醇是甘露醇的同分异构体，其作用、临床应用、不良反应与甘露醇相似。山梨醇进入体内后，部分经肝脏转化为果糖而失去高渗作用，故作用弱于甘露醇。常用25%水溶液，治疗脑水肿、青光眼以及心肾功能正常的水肿、少尿患者。

局部刺激性较大，可能导致高乳酸血症。

三、高渗葡萄糖

临床常用其50%的高渗溶液，静脉注射时也可产生高渗性利尿和脱水作用。但因葡萄糖在体内易被代谢，作用弱且持续时间较短。单独用于脑水肿时可有反跳现象，一般与甘露醇交替使用。

（一）呋噻米（Furosemide）

片剂：20 mg。口服，每次 20 mg，1 日 1～2 次。从小剂量开始，可增加到 1 日 120 mg。间歇给药，服药 1～3 d，停药 2～4 d。注射剂：20 mg/2 mL。每次 20 mg，1 日 1 次或隔日 1 次，肌肉注射或稀释后缓慢静脉滴注。

（二）布美他尼（Bumetanide）

片剂：1 mg。口服，每次 1 mg，1 日 1～3 次，可逐渐增加剂量到 1 日 10 mg。注射剂：0.5 mg，剂量同口服。

（三）依他尼酸（Ethacrynic Acid）

片剂：25mg。口服，每次 25 mg，1 日 1～3 次。

（四）氢氯噻嗪（Hydrochlorothiazide）

片剂：10 mg，25 mg。口服，成人每次 25～50 mg，1 日 1～3 次，可增加到每日 100 mg。小儿按 1 日 1～2 mg/kg 体重，1 日 2 次。

（五）节氟噻嗪（Bendroflumethiazide）

片剂：2.5 mg，5 mg，10 mg。口服，每次 2.5～10 mg，1 日 1～2 次，酌情调整剂量。

（六）环戊噻嗪（Cyclopenthiazide）

片剂：0.25 mg，0.5 mg。口服，每次 0.25 mg～0.5 mg，1 日 2 次。

（七）氯噻酮（Chlortalidone）

片剂：25 mg，50 mg，100 mg。口服，从小剂量开始，每次 25～100 mg，1 日 1 次，酌情调整剂量。

（八）美托拉宗（Metolazone）

片剂：2.5 mg，5 mg，10 mg。口服，每次 5～10 mg，1 日 1 次，可酌情增加剂量。

（九）螺内醋（Spironolactone）

片剂：20 mg。口服，每次 20～40 mg，1 日 2～3 次。

（十）氨苯蝶啶（Triamterene）

片剂：50 mg。口服，每次 25~50 mg，1 日 2~3 次，最大剂量不超过每日 300 mg，小儿不超过 1 日 6 mg/kg 体重。

（十一）阿米洛利（Amiloride）

片剂：5mg。口服，从小剂量开始，每次 2.5~5.0 mg，1 日 1 次。可增加到 1 日 20 mg。

（十二）甘露醇（Mannitol）

注射剂：10 g/50 mL，20 g/100 mL，50 g/250 mL。每次 1~2 g/kg 体重，快速静脉滴注，必要时 4~6 小时重复使用。

（十三）山梨醇（Sorbitol）

注射剂：25 g/100 mL，62.5 g/250 mL。每次 1~2 g/kg 体重，快速静脉滴注，必要时 6~12 小时重复注射。

（十四）葡萄糖（Glucose）

注射剂：10 g/20 mL，25 g/50 mL，50 g/100 mL。每次 40~60 mL（20~30 g），静脉注射。

第六章
循环系统药物

第一节 抗心律失常药

一、肌电生理简介

（一）心肌细胞膜电位

心肌细胞膜的静息电位，约为 90mV，处于内负外正极化状态。当 Na^+ 内流逐渐增加，膜电位随之上升（负值减小），达到阈电位水平就激发可以扩布电流脉冲，形成动作电位，动作电位包括除极和复极两个过程，按其发生的顺序将动作电位分为 5 个时相，每个时相均由不同离子内流或外流所引起。

0 相——快速除极期：钠通道被激活，大量的 Na^+ 快速内流，使细胞内负电位转变为正电位。

1 相——快速复极初期：钠通道关闭，是由钾短暂外流形成。

2 相——缓慢复极期（平台期）：是由少量 Na^+ 及 Ca^{2+} 缓慢内流与 K^+ 外流所形成动作电位的平台。

3 相——快速复极末期：是 Ca^{2+} 停止内流，K^+ 快速外流所形成。0 相至 3 相的时程合称为动作电位时程（APD）。

4 相——静息期：通过 Na^+-K^+ 泵主动转运，泵出细胞内的 Na^+ 并摄入 K^+，最后细胞内外的离子浓度及分布恢复到除极前状态。在无自律性的心肌细胞，4 相处于水平的静息膜电位。而具有自律性的心肌细胞，如窦房结、房室结区、房室束及浦肯野纤维，在 4 相自动除极。根据动作电位除极化的速度及幅度，可将自律细胞分为快反应自律细胞（包括心房传导组织、房室束及浦肯野纤维）及慢反应自律细胞（包括窦房结及房室结）。快反应自律细胞 4 相自动除极速率主要与 Na^+ 内流有关，除极速率快，传导速度也快，呈现快反应电活动。慢反应自律细胞 4 相自动除极与 Ca^{2+} 内流有关，除极速率慢，传导速度也慢，呈慢反应电活动。当心肌发生病变，快反应细胞也可转变慢反应细胞，自律性降低。

（二）心肌电生理特性

1. 自律性

一些心肌细胞能够在没有外来刺激的条件下，反复自动地发生节律性兴奋，这种特性称为自律性。自律性高低主要取决于舒张期自动除极速度即 4 相斜率，如 4 相斜率大则自律性高。凡能在快反应细胞 4 相中抑制 Na^+ 内流、促进 K^+ 外流或在慢反应细胞减少 Ca^{2+} 内流的药物，都能使 4 相斜率降低，自律性降低。反之则使自律性升高。

2. 传导性

指心肌细胞有将冲动传布到邻近细胞的性能。动作电位 0 相除极化速率决定传导性。快反应自律细胞 0 相除极化是由 Na^+ 内流决定，慢反应自律细胞 0 相除极化是由 Ca^{2+} 内流决定，因而抑制 Na^+ 内流、抑制 Ca^{2+} 内流均可抑制传导。

3. 有效不应期

从 0 相除极开始至复极过程中，膜内电位达 $-50 \sim -60mV$ 时，这段时间称之为有效不应期（ERP），在 ERP 内心肌细胞对任何刺激不产生兴奋，或虽产生兴奋，但兴奋并不向周围扩布。一般 ERP 的长短与动作电位时程（APD）长短变化相适应，但程度可有不同。

二、心律失常发生机制

心律失常是由冲动形成异常和冲动传导异常或二者兼有所致。

（一）冲动形成异常

1. 自律性升高

窦房结细胞动作电位 4 相 Ca^{2+} 内流增多或最大舒张电位减小，其自律性就会增高，引起窦性心动过速。其他自律细胞的 4 相除极加快或最大舒张电位减少时，其自律性也会升高，导致异位节律。

2. 后除极与触发活动

后除极是在一个动作电位中继 0 相除极后所发生的除极，常表现为频率较快，振幅较小，振荡性波动。此时膜电位不稳定，容易引起异常冲动发放，此过程称为触发活动。其主要由 Ca^{2+} 或 Na^+ 内流增多所致。

（二）冲动传导异常

1. 单纯性传导障碍

包括传导减慢、传导阻滞等。其发生可能是与邻近细胞不应期长短不一致或病变引起的传导有关。

2. 折返激动

指冲动经传导通路折回原处而反复运行的现象。

三、抗心律失常药的基本作用

（一）降低自律性

药物可通过抑制快反应细胞 4 相 Na^+ 内流或抑制慢反应细胞 4 相 Ca^{2+} 内流，减慢 4 相自动除极速率，降低自律性；也可通过促进 K^+ 外流而增大最大舒张电位而降低自律性。

（二）减少后除极与触发活动

药物抑制 Ca^{2+} 或 Na^+ 内流，就可以减少后除极与触发活动。

（三）改变传导性

药物一方面通过促进 K^+ 外流，加大膜电位（负值），使 0 相除极速率加快，改善传导，消除单向传导阻滞，终止折返冲动，如苯妥英钠。另一方面通过抑制 K^+ 外流或 Ca^{2+} 内流或 Na^+ 内流，降低膜反应性而减慢传导，使单向传导阻滞变为双向阻滞，消除折返冲动，如奎尼丁。

（四）延长有效不应期（ERP）

药物可以通过以下几种方式，延长 ERP，消除折返。

（1）延长 APD、ERP，但 ERP 延长更显著，由于在一个 APD 中 ERP 所占时间越长，冲动将有更多的机会落入 ERP 中，折返冲动易被消除。

（2）缩短 APD、ERP，但 APD 缩短更显著，所以 ERP/APD 比值加大、即 ERP 相对延长，易消除折返。

（3）使邻近细胞不均一的 ERP 趋向均一化而终止折返。一般延长 ERP 的药物，可使 ERP 较短的心肌细胞延长较多，使 ERP 较长的心肌细胞延长较少，从而使邻近细胞不均一的 ERP 趋向均一，减少或终止折返。反之亦然，缩短 ERP 的药物，则使 ERP 短者，缩短少些，ERP 长者，缩短多些。

四、常用抗心律失常药

（一） I 类——钠通道阻滞药

1. I A 类药物

本类药物能适度减少除极时 Na^+ 内流，降低 0 相上升速率，降低动作电位振幅，减慢传导速度。减少异位起搏细胞 4 相 Na^+ 内流而降低自律性。

（1）奎尼丁

奎尼丁是由茜草科植物金鸡纳树皮中提得的生物碱，是抗疟药奎宁的右旋异构体。口服后心肌中药物浓度为血浆中的 10 倍，$t_{1/2}$ 约 6 h，主要在肝脏代谢。

作用和临床应用：奎尼丁能降低自律性，对功能正常的窦房结自律性影响很小。可降低心房、心室、浦肯野纤维等的 0 相上升速度及膜反应性，因而减慢传导速度。还能明显延长 APD 和 ERP，而 ERP 的延长更为显著，故可消除折返。此外，尚有抑制心肌收缩力及阿托品作用。本品为广谱抗心律失常药，适用于阵发性室上性和室性心动过速、心房颤动、心房扑动及用于转律。

不良反应：较多，安全范围小，易出现毒性反应。①胃肠道反应：表现为恶心、呕吐、食欲不振、腹痛和腹泻等。②金鸡纳反应：一般与剂量无关，轻者出现胃肠不适，耳鸣、听力下降、视力模糊，重者出现复视、神志不清，甚至精神失常。③心血管反应：较严重，包括血压下降、心力衰竭、传导阻滞等，严重者可发生奎尼丁晕厥，并可出现心室颤动或心脏停搏等，应立即静脉滴注异丙肾上腺素或注射阿托品，静脉补钾及补镁等。④变态反应：可表现瘙痒、皮疹、发热、哮喘、血小板减少、粒细胞减少等。

用药注意及禁忌证：①奎尼丁与地高辛合用，使后者肾清除率降低而增加其血药浓度；②与双香豆素、华法林合用，竞争与血浆蛋白结合，使后者抗凝血作用增强；③肝药酶诱导剂苯巴比妥、苯妥英钠等加速其代谢，使血药浓度降低；④西咪替丁、钙通道阻滞药可减慢其在肝脏的代谢；⑤本药还可减慢三环类抗抑郁药、可待因在肝脏的代谢；⑥肝、肾功能不全、严重房室传导阻滞、心动过缓、低血压、强心苷中毒所致的心律失常禁用。

（2）普鲁卡因胺

普鲁卡因胺为局麻药普鲁卡因的衍生物。①作用和临床应用：普鲁卡因胺的作用与奎尼丁基本相似，但抑制心脏传导以房室结以下为主。主要用于室性心律失常，包括室性期前收缩及室性心动过速；对房性心律失常也可选用，但对心房颤动和心房扑动疗效较差。

②不良反应：变态反应较常见，表现为皮疹、药热、粒细胞减少等。用药过久少数患者出现全身红斑狼疮样综合征。长期应用也会出现恶心、呕吐等消化道症状，静注可引起低血压及窦性心动过缓。低血压及支气管哮喘者慎用，房室传导阻滞的患者禁用。

2. ⅠB 类药物

本类药物轻度抑制 Na^+ 通道，促进 K^+ 外流。能降低自律性，使 APD 和 ERP 均缩短，但 APD 缩短更明显，从而 ERP 相对延长。

（1）利多卡因

利多卡因为常用的局麻药，但也有抗心律失常的作用，口服无效，必须注射用药。

作用：治疗量的利多卡因能选择性降低浦肯野纤维自律性，改善传导，相对延长 ERP，明显提高心室致颤阈，而达到控制室性心律失常的目的。

临床应用：主要用于室性心律失常，对室性期前收缩、阵发性室性心动过速、心室颤动等均有较好疗效。对强心苷中毒引起的室性心律失常也有较好疗效。对低血钾者，应先补钾，否则因心肌膜对 K+通透性降低，而影响疗效。

不良反应：主要有头昏、兴奋、激动、嗜睡、语言与吞咽障碍等中枢神经系统症状。严重者可有短暂视力模糊、肌肉颤动、抽搐、呼吸抑制。剂量过大时可出现心率减慢、窦性停搏、房室传导阻滞、血压下降。超量可致惊厥，心脏骤停。

用药注意及禁忌证：①肝药酶抑制剂如异烟肼，能减少利多卡因代谢，增强其作用；②肝药酶诱导剂如巴比妥类，能加速利多卡因代谢，减弱其作用；③普萘洛尔可延长利多卡因的半衰期而增强其作用；④利多卡因还可增强肌松药的肌松作用；⑤严重传导阻滞、伴有心动过缓的脑缺血综合征及对本药有过敏史者禁用。

（2）苯妥英钠

苯妥英钠既是一个良好的抗癫痫药，又是一个有效的抗心律失常药。其作用和用途与利多卡因相似，主要用于治疗室性心律失常，特别是对强心苷类药物中毒所致的快速性室性心律失常疗效更佳。对心肌梗死、心脏手术、麻醉、电复律等引起的室性心律失常也有效。

3. ⅠC 类药物

本类药物主要作用于浦肯野纤维，阻滞 Na^+ 通道作用强，明显降低 0 相上升速率，减慢传导；也降低 4 相自动除极化速率，降低自律性。对复极过程影响较小。

普罗帕酮兼有抑制 Na^+ 内流、β 受体阻断和钙拮抗三种作用。因毒性较大仅用于危及生命的室性心律失常。常见的不良反应有恶心、呕吐、味觉改变、头痛、眩晕，一般不须停药，严重时可致心律失常，如传导阻滞，窦房结功能障碍，加重心力衰竭等。偶见粒细胞缺乏，红斑性狼疮样综合征。

（二） Ⅱ类——β 受体阻断药

常用于治疗心律失常的 β 受体阻断药有普萘洛尔、阿替洛尔、美托洛尔、吲哚洛尔等，现以普萘洛尔为代表药加以介绍。

普萘洛尔

（1）作用

普萘洛尔主要通过 β 受体阻断作用，降低自律性，减慢传导，发挥抗心律失常作用、其口服吸收完全，但首过效应达到 70%，口服给药时应加大剂量，个体差异大，主要在肝脏代谢。

（2）临床应用

适用于治疗与交感神经兴奋过高有关的各种心律失常。对窦性心动过速，心房颤动、心房扑动及阵发性室上性心动过速疗效好；对由运动、情绪激动、甲状腺功能亢进等诱发的室性心律失常也有效；普萘洛尔尚有抗心绞痛和抗高血压的作用，故对伴有心绞痛或高血压的心律失常患者更为适用。

（3）不良反应和注意事项

本药可引起窦性心动过缓、房室传导阻滞、低血压、心力衰竭等，对有窦性心动过缓、房室传导阻滞、支气管哮喘或慢性肺部疾患的患者禁用。

（三） Ⅲ类——延长动作电位时程（APD）药

胺碘酮（乙胺碘呋酮）：胺碘酮抗心律失常的特点是广谱、长效。口服吸收缓慢，起效慢，主要在肝脏代谢，胆汁排泄，消除缓慢，停药后作用可持续 4~6 周。静脉注射 10 min 显效，维持 1~2 h。

（1）作用

胺碘酮能阻滞 K^+ 通道，较明显的抑制复极过程，延长 APD 和 ERP；尚能松弛冠状动脉和周围血管平滑肌，增加冠状动脉血流量，减轻心脏负荷，减少心肌耗氧。

（2）临床应用

适用于各种室上性和室性心律失常，如心房颤动、心房扑动、心动过速及预激综合征等。对室性心动过速、室性期前收缩也有效。

（3）不良反应和注意事项

有胃肠道反应，角膜褐色微粒沉着，偶见肺纤维化。因其含碘，长期服用可影响甲状腺功能，对本药或碘过敏、甲亢、心动过缓、房室传导阻滞等患者禁用。

（四）Ⅳ类——钙通道阻滞药

1. 维拉帕米（戊脉安、异搏定）

（1）作用

维拉帕米能选择性阻滞 Ca^{2+} 通道，抑制 Ca^{2+} 内流，降低自律性，减慢传导速度和延长 ERP，减慢心率；还能扩张冠状动脉和外周血管，增加冠状动脉流量，降低血压，减轻心脏负荷。

（2）临床应用

维拉帕米是治疗阵发性室上性心动过速的首选药，能使 80% 以上的患者转为窦性节律。对房性心动过速也有良好效果，还可用于高血压，心绞痛的治疗。

（3）不良反应

维拉帕米有恶心、呕吐、头痛、眩晕、颜面潮红等不良反应症状。静注时可引起窦性心动过缓和低血压，必要时可用葡萄糖酸钙或阿托品纠正。

（4）用药注意及禁忌证

①不宜与 β 受体阻断药或地高辛合用；②禁用于窦房结疾患、房室传导阻滞、心力衰竭及心源性休克者，老人，尤其是心、肾功能不全者应慎用。

2. 地尔硫䓬

地尔硫䓬的抗心律失常作用与维拉帕米相似，口服起效较快，可用于阵发性室上性心动过速和心房颤动。

第二节 抗高血压药

一、抗高血压药的分类

抗高血压药又称降压药，是一类能降低动脉血压，用于治疗高血压的药物。根据世界卫生组织规定：成人未服抗高血压药物情况下，收缩压不低于 18.7 kPa 和（或）舒张压不低于 12.0 kPa（140mmHg/90mmHg）即为高血压。并将高血压分为：Ⅰ级（轻度）高血压 18.7~21.2/12.0~13.2 kPa（140~159/90~99mmHg）、Ⅱ级（中度）高血压 21.3~23.9/13.1~14.5 kPa（160~179/100~109mmHg）、Ⅲ级（高度）高血压［不低于 24.0/14.7 kPa（180/110mmHg）］。临床上把继发于其他疾病（如肾动脉狭窄、嗜铬细胞瘤等）或妊娠、服药后的高血压称为继发性高血压，其病因清楚，通过治疗原有疾病，就可以降压。把找不到发病原因的高血压称为原发性高血压或高血压病。长期高血压状态可损害心、脑、肾、血管等重要脏器，并造成血管硬化、心律失常、心绞痛、猝死等较重的并发症。而我国高血压病又是常见病、多发病，严重威胁着我国人民的健康和寿命。在高血压的综合疗法中，药物治疗显得越来越重要。所以合理应用抗高血压药，可以保持血压正常和平稳，减少或防止并发症，降低死亡率，延长寿命。

血压的生理调节极其复杂，在众多的神经体液调节机制中，交感神经系统、肾素-血管紧张素-醛固酮系统及血管内皮松弛因子-收缩因子系统等起重要作用，抗高血压药物往往通过影响这些系统而发挥降压作用。根据药物在血压调节系统中的主要影响及作用部位，可将抗高血压药物分为七大类。分别为钙通道阻滞药、血管紧张素转化酶抑制药、血管紧张素Ⅱ受体阻断药、肾上腺素受体阻断药、利尿药、交感神经抑制药、血管舒张药。

现临床常用的降压药物是上述的前五类，这些药物降压作用可靠，不良反应较少。其他降压药已较少单独应用，多在复方制剂中使用。

二、常用的抗高血压药

（一）钙通道阻滞药

本类药物可选择性的阻滞细胞膜的 Ca^{2+} 通道，阻滞 Ca^{2+} 内流，降低细胞内 Ca^{2+} 浓度，从而抑制 Ca^{2+} 所调节的细胞过程，产生以下作用：①降低心肌收缩力、减慢心率和减慢传导、对缺血心肌有保护作用；②松弛血管平滑肌；③抑制支气管、消化道、输尿管以及子宫平滑肌。其临床应用范围较广，主要用于心绞痛、高血压、心律失常、心肌梗死等心血管疾病。作为降压药使用时该类药有以下优点：①血压下降时并不降低重要脏器的血流量；②不引起脂代谢紊乱及葡萄糖耐受性的改变。其中尼莫地平、尼卡地平、氟桂嗪等选择性扩张脑血管作用较强，多用于防治脑血管痉挛、脑供血不足、脑血栓形成、脑血管痉挛性头痛、脑动脉硬化等；而对外周血管平滑肌作用较明显的硝苯地平、尼群地平、氨氯地平等则多用于高血压的治疗。

1. 硝苯地平（心痛定）

（1）作用

硝苯地平降压作用强、起效快、持久。口服 30 分钟显效，1~2 h 达最大降压效应，可使血压下降 21%~26%，作用持续 6 h。舌下含服，2~3 h 起效，20~30 h 达高峰。降压时伴有反射性心率加快，心输出量增加，外周血管阻力降低。无水钠潴留，不易产生耐受性。

（2）临床应用

适用于治疗轻、中度高血压，伴有高血压危象者或心力衰竭者也可以应用。还可用于伴有肾功能不全或心绞痛的患者。与 β 受体阻断药合用，以消除降压时出现的心率加快和肾素活性增高的不良反应并增强降压效果，应酌情减量。

（3）不良反应

常见的不良反应有头痛、面部潮红、眩晕、心悸、踝部水肿等。

（4）用药注意

①硝苯地平与苯妥英钠、洋地黄毒苷、奎尼丁及双香豆素等药物合用时，应适当减少用药量；②西咪替丁会显著地引起硝苯地平血药浓度升高，合用时需将硝苯地平的剂量降低40%。

2. 尼群地平

尼群地平的作用、用途与硝苯地平相似，能选择性舒张血管，降低外周血管阻力。尚能舒张冠状血管的作用，并降低心肌耗氧量，高血压并发冠心病患者尤为适用。也可单用治疗各型高血压。

不良反应与硝苯地平相似，但较轻，偶见头痛、头晕、心悸等。该药主要在肝代谢，肝功能不全者应适当减量。

3. 氨氯地平

氨氯地平属于长效的钙通道阻滞药，口服起效缓慢，降压平稳，1~2周后呈现降压作用，作用持续时间长。每日服药一次，可持续24 h。与噻嗪类利尿药、β受体阻断药或血管紧张素转化酶抑制药合用效果更好。不良反应有心悸、头痛、面红、水肿等。

（二）血管紧张素转化酶抑制药

肾素–血管紧张素–醛固酮系统（RAAS）对血压有重要的调节作用，肾素使血管紧张素原水解为血管紧张素Ⅰ，后者又在血管紧张素转化酶（ACE）的作用下转变为血管紧张素Ⅱ。血管紧张素Ⅱ可使外周血管收缩和醛固酮分泌增多，使血压升高。ACE还能促使缓激肽失活。目前临床常用的血管紧张素转化酶抑制药有卡托普利、依那普利、雷米普利等。

1. 卡托普利（巯甲丙脯酸）

（1）作用

卡托普利通过抑制血管紧张素Ⅰ转化酶，使血管紧张素Ⅱ形成减少，同时也减少缓激肽的水解。两方面作用使血管扩张，血压下降。本药与其他降压药比较，具有以下特点。①起效快，口服15 min即可生效，1~2 h作用达高峰，持续时间较长，每日给药一次，效果稳定可靠；②降压时不会引起反射性心率加快，心输出量不减少；③可降低肾血管阻力，使肾血流量增加，肾小球滤过率得到改善；④能防止心肌肥大与血管重构，长期用药无明显耐受性；⑤能增强糖尿病或高血压患者对胰岛素的敏感性，不引起电解质紊乱及脂质代谢改变。

（2）临床应用

卡托普利用于各型高血压，尤其是肾性高血压和常规疗法无效的高血压，可单用或与利尿药、β受体阻断药、钙通道阻滞药等合用。还用于治疗伴有左心室肥厚、慢性心功能不全、肾功能不全、糖尿病肾病、心肌缺血甚至急性心肌梗死的高血压患者。

（3）不良反应

长期小剂量使用，毒性小。常见的有刺激性干咳，发生率为 5%～20%，可能与缓激肽、前列腺素等物质蓄积有关。此外还有血管神经性水肿、蛋白尿、皮疹、味觉和嗅觉缺损、脱发、中性粒细胞减少、嗜酸性粒细胞增多等。

（4）用药注意

①卡托普利与利尿药合用，可增强降压效果，并减少 Zn^{2+} 的排泄；②与地高辛合用，可使地高辛的血药浓度升高；③吲哚美辛、布洛芬、阿司匹林等非甾体类抗炎药可减弱卡托普利的降压效果，可能与吲哚美辛等抑制前列腺素合成有关；④双侧肾动脉狭窄患者禁用。

2. 依那普利

依那普利为不含巯基的强效血管紧张素转化酶抑制药，作用与卡托普利相比，强、慢而久，能降低外周血管阻力和肾血管阻力，增加肾血流量，适用于各型高血压和慢性心功能不全。

（三）血管紧张素Ⅱ受体阻断药

血管紧张素Ⅱ受体阻断药是继血管紧张素转化酶抑制药之后一类新的抗高血压药物。血管紧张素Ⅱ受体有两种亚型，即 AT_1 和 AT_2，AT_1 受体主要分布于血管平滑肌、心肌组织等，AT_2 受体主要位于肾上腺体质和中枢。血管紧张素Ⅱ受体通过与其受体结合而发挥生物效应。血管紧张素Ⅱ受体阻断药能特异性的与 AT_1 受体结合，减少血管紧张素Ⅱ与其受体结合，减弱血管紧张素Ⅱ的生物效应，从而发挥其舒张血管、降低血压作用。代表药有氯沙坦、缬沙坦等。氯沙坦起效慢，作用强、平稳及持久。不良反应与血管紧张素转化酶抑制药相似，但不易引起干咳及血管神经性水肿。孕妇和肾动脉狭窄患者禁用。

（四）肾上腺素受体阻断药

1. α_1 受体阻断药

（1）哌唑嗪

作用：哌唑嗪选择性阻断血管平滑肌突触后膜 α_1 受体，使血管扩张，血压降低。降压时一般不引起心率加快及肾素分泌增加，可升高高密度脂蛋白，具有保护心血管功能。

临床应用：哌唑嗪作为二线降压药，治疗各型高血压；与利尿药或β受体阻滞药合用治疗重度或伴有肾功能不全者的高血压；也可用于顽固性慢性心功能不全的治疗。

不良反应：常见的不良反应有眩晕、乏力、口干等，一般不影响用药。部分患者首次用药后发生严重的体位性低血压、眩晕、出汗、心悸等，此反应称为"首剂现象"。采取首剂小量（不超过 0.5mg）并于睡前服用可避免或减轻这种不良反应。

（2）特拉唑嗪和多沙唑嗪

特拉唑嗪和多沙唑嗪作用、应用及不良反应均类似哌唑嗪，可用于轻、中度高血压。两药 $t_{1/2}$ 较长，分别为 12 h 和 22 h，每日服药一次即可。

2. β 受体阻断药——普萘洛尔

（1）作用

普萘洛尔降压作用是通过阻断 β 受体而实现的。一是阻断心脏上 $β_1$ 受体，使心率减慢，心收缩力减弱，心输出量减少；二是阻断肾脏入球小动脉上的 β 受体，使其分泌肾素减少，血管紧张素和醛固酮随之减少，血管扩张，尿量增多，血容量减少；三是阻断去甲肾上腺素能神经突触前膜的 β 受体，减少去甲肾上腺素的释放；四是阻断中枢兴奋神经元β 受体，使外周交感神经活性降低。普萘洛尔降压作用缓慢，持久，不引起体位性低血压，久用也不易产生耐受性。

（2）临床应用

普萘洛尔适用于各型高血压，对伴有心输出量增多、肾素活性偏高或伴心动过速、心绞痛的高血压患者尤其适用，可单独用药或联合用药。

（3）不良反应和注意事项

①停药综合征：长期用药后突然停药出现反跳性心动过速、心绞痛、室性心律失常，甚至诱发心肌梗死或猝死，主要是因为长期使用 β 受体阻断药使心肌细胞膜上的 β 受体上调。长期用药应从小剂量开始，每天用量不宜超过 300mg，需要停药时应逐步减量停药。②中枢反应：可引起乏力、头晕、失眠、性功能减退等。③β 受体阻断效应：由于普萘洛尔的负性肌力、负性传导及 $β_2$ 受体阻断作用，故严重心功能不全、心脏传导阻滞、支气管哮喘、慢性阻塞性肺气肿患者禁用。

β 受体阻断药除普萘洛尔外，还有选择性 $β_1$ 受体阻断药阿替洛尔、美托洛尔（美多心安，倍他乐克），作用优于普萘洛尔，在较小剂量时对支气管的影响很小，不良反应较少，故临床使用较多。

3. α、β 受体阻断药

拉贝洛尔：拉贝洛尔可阻断 α、β 受体，但阻断 β 受体的作用较强，对国和伐受体无选择性，对 $α_1$ 受体阻断作用较弱，对 $α_2$ 受体则无作用。适用于各型高血压，静注可用于治疗高血压危象。

不良反应有眩晕、乏力、幻觉等，大剂量可引起体位性低血压。儿童、孕妇、脑出血患者及支气管哮喘患者禁用。

（五）利尿药

以氢氯噻嗪（双氢克尿噻）为例。

1. 作用

氢氯噻嗪降压作用以下几个特点：

（1）起效慢、维持时间长。

（2）作用较弱、安全。

（3）无水钠潴留，长期应用不易产生耐受性。

用药初期降压机制是通过排钠利尿造成体内钠水负平衡，使细胞外液和血容量减少。长期应用血压仍可持续降低，其机制可能是：①因排钠而降低小动脉壁细胞内 Na^+ 的浓度，通过 Na^+-Ca^{2+} 交换机制，使细胞内 Ca^{2+} 量减少，因而血管平滑肌扩张；同时细胞内 Ca^{2+} 减少可降低血管平滑肌对血管收缩物质的反应性以及增强对舒张血管物质的敏感性。②诱导动脉壁产生扩血管物质如激肽、前列腺素等。

2. 临床应用

适用于轻、中度高血压。可单独应用，也可与其他药物合用，缓解其他降压药引起的水钠潴留，并增强疗效。

3. 不良反应和注意事项

较少，长期用药可出现低血钾、高血糖、高血脂、高尿酸血症，其中以低血钾最为见。伴有糖尿病、痛风、心律失常、血脂升高的高血压患者慎用，该药小剂量联合用药较安全。其他利尿药如呋塞米、吲达帕胺等也可用于高血压治疗。呋塞米降压作用快、强，主要用于高血压危象、急性肺水肿或伴严重肾功能不全的高血压患者。

（六）交感神经抑制药

1. 中枢性降压药

以可乐定为例论述。

（1）作用

可乐定降压作用中等偏强。其降压作用机制是通过激动中枢突触后膜孤束核 α_2 受体和延髓腹外侧区的咪唑啉受体，使外周交感神经活性降低及去甲肾上腺素释放减少，外周血管扩张而降压。

（2）临床应用

适用于中度高血压，尤其是消化道溃疡的高血压。与噻嗪类利尿药或其他降压药合用可提高疗效。还可治疗偏头痛及开角型青光眼。

（3）不良反应和注意事项

较轻，主要表现为口干、便秘、嗜睡、乏力，偶可发生心动过缓。长期用药可致水钠潴留，与利尿药合用可以防止水钠潴留并可提高疗效。久用骤停可出现血压升高、失眠、心悸、出汗等交感神经功能亢进症状，故停药时应逐渐减量。

2. 神经节阻断药

本类药物可阻断交感神经节 N_1 受体，使血管扩张，外周阻力降低，回心血量减少，血压下降。因选择性不高，也可阻断副交感神经节，引起较多的不良反应。现已很少应用于高血压，主要用于高血压危象或外科手术时控制性降压。代表药有卡拉明和樟磺咪芬等。

3. 影响去甲肾上腺素能神经末梢递质药

以利血平（蛇根碱、利舍平）为例介绍。

利血平降压作用温和而持久，其机制是抑制去甲肾上腺素能神经能神经末梢对递质的再摄取，并抑制递质的合成和贮存，最终导致末梢递质耗竭，从而使血压降低；还可使中枢的儿茶酚胺递质耗竭，产生镇静、安定作用。由于长期使用，会引起精神抑郁，且降压作用较弱等，故目前很少单用，多制成复方制剂，用于轻、中度高血压。不良反应较多，常见的不良反应有鼻塞、腹泻、胃酸分泌增加、嗜睡、精神抑郁等。常见副交感神经功能增强的症状，如鼻塞、乏力、心率减慢、胃酸分泌增多等。消化性溃疡、精神抑郁症患者禁用。

（七）血管舒张药

1. 直接舒张血管平滑肌药

（1）硝普钠（亚硝基铁氰化钠）

硝普钠通过直接扩张小动脉和小静脉血管平滑肌，降低血压。不能口服，静滴 1 min 起效，立、卧位血压均大幅降低，但维持时间短暂，停止静滴 5 min 后血压迅速回升，因此可通过调节滴速来控制降压水平。主要用于治疗高血压危象，也可用于高血压伴有充血性心力衰竭、急性心肌梗死患者。该药液遇光易分解失效，应临用前配制，并避光保存。

（2）肼屈嗪

肼屈嗪直接扩张小动脉血管平滑肌，降低外周阻力，使血压下降。临床上极少单独使用，常与 β 受体阻断药合用，治疗中度高血压。久用可引起水钠潴留，长期大剂量应用，少数可产生全身性红斑狼疮综合征。

2. 钾通道开放药

吡那地尔和米诺地尔两药能促进细胞内 K^+ 外流，细胞膜超极化，使电压依赖性钙通道关闭，阻滞 Ca^{2+} 内流，减少细胞内 Ca^{2+} 含量，导致血管扩张，血压降低。吡那地尔主要用于轻、中度高血压病的治疗、米诺地尔静脉给药，治疗高血压危象、高血压脑病等。米诺地尔还可用于治疗男性脱发。

第三节 抗心绞痛药

一、硝酸甘油

（一）其他名称

三硝酸甘油酯。

（二）性状

近无色或微黄色澄明油状液体，无臭，味甜带辛，略有挥发性；稍溶于水；遇热或撞击易爆炸。

（三）作用

本品为速效、短效的抗心绞痛药物，能直接松弛血管平滑肌，尤其是小血管平滑肌，使小动脉舒张，外周阻力减小，血压下降，心脏后负荷减轻，并使小静脉舒张，回心血量减少，心排血量降低，心脏前负荷减轻。结果是心脏做功和耗氧量均减少，使心绞痛得以缓解。本品尚能促进冠状血管侧支循环形成，也有利于缓解心绞痛。另外，本品对胃肠道、胆管、输尿管等平滑肌亦有松弛使用，但作用短暂，临床意义不大。

（四）体内过程

本品易自口腔黏膜和胃肠道吸收，也可从皮肤吸收。自舌下黏膜吸收迅速而完全，生物利用度约80%；口服时，因肝脏首关效应，生物利用度仅约8%。蛋白结合率中等。舌下含服 2~3min 起效，5min 达最大效应。血药峰值 2.3ng/mL，持续作用 10~45min。主要在肝脏代谢，经肾排泄。$t_{1/2}$（舌下）1~4min。长效胶囊（疗痛脉）口服吸收缓慢，作用可持续 10-12h。软膏剂经皮肤缓慢吸收，作用持续 1~4h。贴膜剂（TTS）经皮肤持续均匀吸收，血药浓度相对恒定，疗效保持 24h。喷雾剂（永保心灵）经口腔黏膜吸收迅速，30s 起效。

（五）应用

片剂，含服，用于防治心绞痛，0.25~0.5mg/次，按需要 5min 后可再用，每日不超过 2mg。

胶囊剂，预防心绞痛发作，口服，1 粒/次，每 12 小时 1 次。

软膏剂，预防心绞痛发作，涂于前臂或胸部，1.5×3cm²/次。

贴膜剂，预防心绞痛发作，与洋地黄或利尿剂合用可治疗慢性心力衰竭。1 贴/次，每 24 小时 1 次。为防止耐药的发生，也有隔 12 小时贴 12 小时的用法。

喷雾剂，用于治疗心绞痛、冠状动脉供血不全、肺源性心脏病、心血管痉挛等。于心绞痛发作时，用本品对着口腔喷射 1~2 次。

注射剂，①缓解急性心肌梗死，将本品 1~5mg 溶于 5% 或 10% 葡萄糖液 100mL 中，静滴 10~20 滴/min，可根据患者反应，每 10~15min 递增剂量 25%~50%。②用于心外科手术中降低血压时，可将本品 20mg 溶于 5% 葡萄糖 100mL 中，静滴 60 滴/min，待血压降至预计值时，调至 10~15 滴/min。

（六）注意

（1）下列情况慎用或禁用：脑出血或头颅外伤，因本品可增高颅内压；严重贫血用本品时可能加重心脏负担；青光眼，因本品可增高眼内压；近期心肌梗死患者用本品后，可能出现低血压及心动过速危险，从而加重心肌缺血；梗阻性心肌病时，本品可加重心绞痛。

（2）对其他硝酸酯或亚硝酸酯过敏的患者对本品也可能过敏。

（3）含服及喷雾（口腔）给药时应持坐位并保持安静。如 15min 内用过 3 片仍无缓解时，应即就诊。

（4）应用本品过程中应监测血压和心功能，以便调整剂量。

（5）用药期间从卧位或坐位站起时应缓慢，以防突发体位性低血压。

（6）长期连续用药可产生耐受性，故宜用最低有效量。

（7）药物过量引起低血压时，应抬高两腿，以利静脉血回流；如仍不能纠正，可加用去氧肾上腺素或甲氧明，但不用肾上腺素。

（七）不良反应

由于血管扩张，可引起头痛、眩晕、昏厥、面颈潮红，严重时可出现恶心、呕吐、心动过速、视力模糊、皮疹等。过量时可出现口唇指甲青紫、气短、头胀、脉速而弱、发热、虚脱、抽搐。

（八）相互作用

（1）与普萘洛尔合用，有协同作用，并互相抵消各自的缺点，但剂量不可过大。

（2）与乙酰胆碱、组胺或儿茶酚胺类拟交感药合用时，本品疗效减弱。

（3）与降压药或扩血管药合用时，本品的体位性降压作用增强。

（4）与三环抗抑郁药合用时，可加剧低血压和抗胆碱能效应。

（5）用药期间饮酒，可导致低血压。

（九）干扰检验

（1）血中变性血红蛋白增多。

（2）尿中儿茶酚胺、香草杏仁酸值升高。

二、硝酸异山梨酯

（一）其他名称

硝异梨醇，消心痛。

（二）性状

本品为白色结晶性粉末，无臭，微溶于水。爆炸性比硝酸甘油小。

（三）作用

本品作用与硝酸甘油相似，但较持久。松弛血管平滑肌，改善外周及冠脉循环，减少心肌负荷及耗氧量，使心绞痛得以缓解。

（四）体内过程

片剂口服吸收完全，但由于肝脏首关效应，生物利用度仅 19%～29%，服后 15～40min 起效，持续 4～6h。舌下含服，吸收迅速，生物利用度为 30%～59%。服后 1～3min 起效，持续 1～3h。控释片（异舒吉）和缓释胶囊（易顺脉）服后均匀持续吸收，作用持续 8～12h。口腔喷雾剂和皮肤喷雾剂均易从口腔黏膜或皮肤吸收，多于 1min 内起效。吸收的硝酸异山梨酯主要在肝脏代谢，经肾排泄。

（五）应用

用于各型心绞痛。

（1）口服，用于预防心绞痛发作，5～10mg/次，每日 2～3 次。

（2）舌下含服，用于心绞痛急性发作，5mg/次。

（3）控释片或缓释胶囊，预防心绞痛，1 片或 1 粒（20mg）/次，早、晚各 1 次。

（4）口腔喷雾剂，用于急性心绞痛发作、伴左心室衰竭的心肌梗死、慢性右心室衰竭和慢性肺源性心脏病，喷入口腔 1~3 个喷雾剂量，每次隔 30s，并深深吸入。

（5）皮肤喷雾剂，用于心绞痛的长期治疗，每日 1~2 次，每次 1 个喷雾剂量。

（6）注射剂，用于治疗急性心肌梗死继发的迟发性左心衰竭以及各种原因引起的严重的变异型左心衰竭，将 50mL 药液加入 450mL 输液中滴注，剂量和滴速一般为 2mg/h，并根据患者情况调整，心力衰竭患者可滴注 2~7mg/h。

（六）注意

参见硝酸甘油。

（七）不良反应

参见硝酸甘油。

（八）相互作用

参见硝酸甘油。

三、单硝酸异山梨酯

（一）其他名称

单硝酸异山梨醇，长效心痛定，异乐定，新亚丹消。

（二）作用

本品为硝酸异山梨酯的代谢产物之一，作用与硝酸异山梨酯相同。具有明显的扩血管作用。

（三）体内过程

本品特点是无肝脏首关效应，能经胃肠道迅速而完全地吸收，生物利用度几乎达 100%。服后 1h 血药浓度达峰值，作用持续 8h。$t_{1/2}$ 约 5h。

（四）应用

适用于心脏冠状动脉血流障碍（冠心病）的长期治疗和预防心绞痛发作，也适用于心肌梗死后的治疗和肺循环高压的治疗。口服：20mg/次，每日 2 次，必要时可增至每日 3 次，饭后吞服，亦可临睡前服。

（五）注意

（1）严重低血压、急性循环衰竭、急性心肌梗死伴低充盈压者，妊娠初 3 个月的妇女禁用。

（2）孕妇慎用。

（3）服药后切勿饮酒。

（六）不良反应

用药初期可出现血压下降，偶见头痛、头晕、恶心、疲劳、心悸、心动过速及皮肤充血等。

（七）相互作用

与其他降压药合用可增强后者的降压效果。

四、尼可地尔

（一）其他名称

欣地平，尼可地尔片。

（二）作用

本品主要作用于冠状动脉血管，通过抑制细胞内钙离子游离和提高细胞膜对钾离子的通透性发挥如下作用。

（1）扩张冠状动脉血管：对冠状血管起剂量依赖性扩张作用，可持续增加冠脉血流量。

（2）抑制冠状动脉痉挛：实验室研究显示，对由乙酰胆碱类引起的冠状动脉痉挛有抑制作用。临床上，心绞痛患者冠状动脉造影证实，本品对变异性心绞痛的自然发作或由麦角新碱负荷量引起的冠状动脉痉挛均具抑制作用，可使心电图上 ST 段的升高消失。

（3）在使用冠状动脉血流量增加的剂量时，几乎不影响血压、心率、房室传导、心肌收缩力等。在临床上，心绞痛患者用药后未见心脏、血流方面的变化。

（三）体内过程

口服吸收迅速，服后 30min 血药浓度达峰值，$t_{1/2}$ 约为 50min。代谢物是硝酸酯基水解产物，主要从尿中排泄。

（四）应用

防治心绞痛，对各种类型心绞痛都有效，有效率约 72.2%。口服：成人 15mg/日，分 3 次服，随症状适当增减。

（五）注意

青光眼、严重肝病患者及孕妇慎用。

（六）不良反应

主要是头痛，但多在继续服药时消失。此外，偶见眩晕、失眠、心悸、面潮红、疲倦、下肢浮肿、恶心、呕吐、腹痛、腹泻、便秘、皮疹、肝 SGOT、SGPT、ALP 上升等。

五、噻吗洛尔

（一）其他名称

噻吗心安。

（二）性状

本品为噻吗洛尔马来酸盐，为白色结晶性粉末，易溶于水。

（三）作用

本品为 β 受体阻滞剂，对 β 受体的拮抗作用为普萘洛尔的 6~8 倍，对 $β_1$、$β_2$ 受体无选择性，无内源性拟交感作用和直接心脏抑制作用，无膜稳定作用。

（四）体内过程

口服吸收较易，吸收率为 90%，服后 2h 血药浓度达峰值。蛋白结合率约 10%。$t_{1/2}$ 为 5~6h。原形药及其代谢物多经肾、少量经粪排泄。

（五）应用

（1）用于冠心病、心绞痛（劳累性心绞痛）、急性心肌梗死、心律失常患者，口服：5~10mg/次，每日 2~3 次。3 日后剂量加倍。

（2）用于高血压（Ⅰ期、Ⅱ期）患者，口服 2.5~5mg/次，每日 3 次，饭后服，3 日后剂量加倍。

（3）治疗青光眼，对原发性、开角型青光眼有良效。滴眼：0.25%眼药水，1 滴/次，每日 2 次；如疗效不佳，可改用 0.5%眼药水，1 滴/次，每日 1~2 次。滴眼后 20min 起效，作用可维持 24 小时。这是本药最主要的用途。

（六）注意

（1）房室传导阻滞、心力衰竭、心动过缓、支气管哮喘患者及孕妇禁用。

（2）滴眼时亦可引起过敏，应慎用。

（3）滴眼时，可被吸收而产生全身作用，故不宜与其他 β-受体阻滞剂合用。

（七）不良反应

可有腹部不适、恶心、腹泻、头痛、头昏、胸闷、心动过缓、支气管痉挛等。

六、比索洛尔

（一）其他名称

康司，富马酸比索洛尔片。

（二）作用

本品为比索洛尔富马酸盐，是具有 β_1 受体选择性，且半衰期较长的 β 受体阻滞剂，β_1 选择性高于阿替洛尔、美托洛尔和倍他洛尔等心脏选择性 β 受体阻滞剂；无内在拟交感活性，在通常使用剂量范围内也无膜稳定作用；较大剂量时，对大鼠的葡萄糖耐量仅有很小影响，而相应剂量的普萘洛尔可使其明显降低。本品对血浆脂质代谢亦无影响。

（三）体内过程

本品口服易吸收，吸收率大于 90%。首关效应使剂量的约 10%代谢灭活。其包衣片的生物利用度达 88%。不论空腹或就餐时服用均不影响其吸收。本品的血浆蛋白结合率约 30%。吸收的药物约有一半在肝脏代谢，另一半则以原形药和代谢物一起经肾排泄。$t_{1/2}$ 为 10~12h。

（四）应用

用于高血压、冠心病、心绞痛，口服：5~10mg/次，每日 1 次，于早餐前或早餐时服。

（五）注意

（1）下列情况禁用：代偿失调的心功能不全、刚发生心肌梗死、休克、Ⅱ~Ⅲ度房室传导阻滞、窦房结综合征、窦房阻滞，治疗开始时出现心搏徐缓、低血压、支气管哮喘、晚期周围血流障碍患者、孕妇和哺乳期妇女。

（2）慎用于长期禁食和代谢性酸中毒而使血糖值波动较大的糖尿病患者。

（3）本品的降血压作用可能影响患者的行动和反应能力，用药开始时或同时饮酒时更应注意。

（4）可能改变老年糖尿病患者的葡萄糖耐量，掩盖出现低血糖的危险。

（六）不良反应

治疗初期可有暂时性乏力、眩晕、轻度头痛、出汗、失眠、多梦、抑郁性情绪不佳。少有胃肠不适、皮肤瘙痒、肢端发冷、肌肉痉挛。偶见血压意外下降、心动过缓、房室传导阻滞等。但不良反应发生率低，仅为1%左右，患者能长期坚持服药。

（七）相互作用

（1）硝苯地平等其他降压药、胰岛素和口服抗糖尿病药会增强本品的作用。

（2）合用利血平、甲基多巴、可乐定、胍法辛等可使心率减慢。

（3）合用维拉帕米类钙拮抗药和其他抗心律失常药时必须谨慎。

七、布库洛尔

（一）作用

本品为布库洛尔盐酸盐，为香豆素类β受体阻滞剂，通过β受体阻滞作用，对由异丙肾上腺素、交感神经电刺激以及运动引起的心动过速具有强烈的抑制作用；对由乌头碱、毒毛花苷、肾上腺素等诱发的心律失常有明显抑制作用。本品不具有内源性拟交感神经刺激作用。

（二）体内过程

口服本品后2h血药浓度达峰值。吸收的药物迅速代谢并从尿中排泄，24h几乎排泄完毕，90%以上的尿中排泄物是代谢物。

（三）应用

适用于心绞痛、心律失常（窦性心动过速、室上性期外收缩、室性期外收缩）。口服：

5~10mg/次，每日 3 次。对心绞痛、心律失常的有效率均高于 60%。

（四）注意

（1）下列情况禁用：可能发生支气管哮喘、支气管痉挛的患者；糖尿病性酮症酸中毒、代谢性酸中毒、严重心动过缓（明显窦性心动过缓）、房室传导阻滞（Ⅱ～Ⅲ度,）、窦房阻滞、心源性休克患者；肺动脉高血压引起的右心衰竭患者以及充血性心力衰竭患者。

（2）下列情况慎用：可能发生充血性心力衰竭的患者；特发性低血糖症、未完全控制的糖尿病、长期绝食的患者；严重肝、肾功能障碍、甲状腺中毒症患者；老年人、小儿以及孕妇、哺乳期妇女。

（3）长期用药时应定期检查心功能，在出现心动过缓及低血压时，应减量或停药。必要时应使用阿托品。停药时应逐渐减量。手术前 24h 不要服药。

（五）不良反应

不良反应发生率约 11.4%，包括厌食、恶心、呕吐、腹泻、腹痛、充心性心力衰竭、低血压、心动过缓、传导阻滞、水肿、眩晕、头痛、咳嗽、气喘、眼干、倦怠、血清肌酸磷酸激酶值升高等。

（六）相互作用

（1）与抑制交感神经系统的其他药物合用时，可引起过度抑制。
（2）与丙吡胺、普鲁卡因胺、阿义马林合用时，可过度抑制心功能，应减量。
（3）与降血糖药合用可增强其降血糖作用。
（4）与钙拮抗剂（维拉帕米、普尼拉明）合用时，可相互增强作用。
（5）本品可增强可乐定停药后的反跳现象。

八、硝苯地平

（一）其他名称

硝苯吡啶，心痛定。

（二）性状

本品为黄色结晶性粉末，无臭，无味，几不溶于水。遇光不稳定。

（三）作用

本品为二氢吡啶类钙通道阻滞剂，阻止钙离子进入心肌或血管平滑肌细胞内，由此引起周身血管包括冠脉血管张力减低，导致血压下降和冠脉血流量增加；另一方面，可抑制心肌收缩，加之外周血管阻力减少，降低心脏负荷，使心肌需氧量减少。

（四）体内过程

口服吸收良好，吸收率约90%，舌下含服吸收也快。蛋白结合率为90%左右。口服15min起效，1~2h达最大效应，持续作用4~8h。舌下给药2~3min起效，20min达高峰。喷雾给药10min出现降压作用，1h疗效达高峰，约3h后血压回升。口服控释片后，约4h血药浓度达峰值，有效血药浓度维持12~14h。吸收的药物经肝代谢，80%经肾排泄，20%随粪便排出。$t_{1/2}$约为2h。

（五）应用

适用于防治心绞痛，特别是变异型心绞痛和冠脉痉挛所致的心绞痛，对呼吸功能无不良影响。还可用于各型高血压，对顽固性重度高血压也有疗效。最近有治疗顽固性心力衰竭的报告，亦显示良好疗效。①口服：5~20mg/次，每日3次；或控释片20mg，每日早晚各1次。急用时可舌下含服片剂。②咽部喷雾给药：1.5~2mg（约喷3~4下）。

（六）注意

（1）严重主动脉瓣狭窄、低血压、肝或肾功能不全者慎用。

（2）在啮齿类动物实验中，发现有致畸胎作用。

（3）可有致糖尿病作用，糖尿病患者应用本品时，应调节降血糖药剂量。

（4）长期给药不宜骤停，以避免发生停药综合征而出现反跳现象。

（七）不良反应

一般较轻，常见有面潮红、头晕、头痛、恶心、少见下肢肿胀（踝关节水肿）、心悸、窦性心动过缓、呼吸困难，偶见胸痛、昏厥。

（八）相互作用

（1）与其他降压药合用，可致极度低血压。

（2）与β阻滞剂合用可致血压过低、心功能抑制，心力衰竭发生机会增多。

（3）与硝酸酯类合用，抗心绞痛作用增强。

（4）与地高辛合用时，可增加地高辛血药浓度和毒性。

九、维拉帕米

（一）其他名称

异搏定，戊脉胺，异搏停。

（二）性状

本品为维拉帕米盐酸盐，为白色至类白色结晶性粉末，无臭，味苦，可溶于水。

（三）作用

本品能选择性地抑制心肌细胞膜的钙离子通道蛋白，阻止钙离子内流，从而降低窦房结、房室结的自律性，减慢心率和传导，减弱心肌收缩力，降低耗氧量；也作用于血管平滑肌，使冠状动脉扩张，冠脉血流量和肾血流量显著增加，有缓和的降压作用。

（四）体内过程

口服吸收迅速而完全，吸收率达 90% 以上，但由于首关效应，生物利用度仅 20% ~ 35%。服后 30~45min 达有效血药浓度。蛋白结合率约 90%。本品在肝脏代谢后主要从尿、少量从粪便排出。$t_{1/2}$ 为 2.8~7.4h，多剂量给药的 $t_{1/2}$ 为 4.5~12h。

（五）应用

（1）用于房性期前收缩、阵发性室上性心动过速、各种类型心绞痛、肥厚型心肌病。①成人：口服，开始 40~80mg/次，每日 3~4 次；维持量 40mg/次，每日 3 次。静注，5~10mg/次，静注 2~3min，隔 15min 后可重复 1~2 次，仍无效时则停用。静滴，5~10mg/h，溶于氯化钠或葡萄糖液中静滴，每日总量不超过 50~100mg。②小儿：口服，2 岁以下，20mg/次，每日 2~3 次。静注，新生儿~1 岁，0.1~0.2mg/kg；1~15 岁，0.1~0.3mg/kg。

（2）用于高血压。可用缓释制剂（SR），120-240mg/次，每日 1 次。

（六）注意

（1）下列情况禁用：心源性休克、心力衰竭、Ⅱ~Ⅲ度房室传导阻滞、重度低血压、病态窦房结综合征患者。

（2）下列情况慎用：心动过缓、肝肾功能损害、轻至中度低血压、支气管哮喘患者及孕妇。

（3）用药期间应检查血压、心电图、肝功能。

（4）口服对心绞痛较适宜，静注对心律失常较适宜，但应备有急救设备和药品。

（七）不良反应

多与剂量有关，可有心动过缓、眩晕，偶可发生 Ⅱ～Ⅲ度房室传导阻滞、心脏停搏、心率加快、心力衰竭、低血压、水肿、恶心、呕吐、便秘、皮肤过敏等。血液生化检查偶见转氨酶、磷性磷酸酶、催乳激素水平增高。

（八）相互作用

（1）与降压药合用易引起血压过低。

（2）静注时，合用 β 受体阻滞剂可抑制心肌收缩和传导功能，甚至可致心搏骤停。

（3）洋地黄中毒时不宜静注本品，因为可能产生严重房室传导阻滞。另本品可降低地高辛的肾清除，故两药合用时需减小地高辛剂量。

（4）给本品前 48h 或后 24h 内不宜用丙吡胺，因两药均具负性肌力作用，可引起房室传导阻滞、心动过缓等。

（5）蛋白结合率高的药物可使本品游离型血药浓度增高。

（6）用本品期间不要饮酒。

十、戈洛帕米

（一）其他名称

倍帕米，甲氧异搏定，甲氧戊脉安，心钙灵。

（二）作用

本品为戈洛帕米的盐酸盐。为维拉帕米的衍生物，钙拮抗剂类抗心绞痛药，阻滞钙离子流通过膜，能减少心脏能量转换及氧利用，由于钙拮抗作用使血管平滑肌舒张和血压降低，从而减轻心脏的后负荷及适度减轻前负荷。本品还能减弱窦房结自律性及房室传导。常用剂量可使心率减慢至初值的 79%。口服后 0.5～1h 起效，维持 4～7h。

（三）应用

用于心绞痛、慢性冠脉功能不全、心肌梗死后治疗、静息性心绞痛、无节律的心动过速。口服：50mg/次，每日 2～3 次。最高剂量为 200mg/d。

（四）注意

（1）下列情况禁用：代偿失调性心功能不全、严重低血压、严重肝肾功能不全、Ⅱ～

Ⅲ度房室传导阻滞的患者及哺乳期妇女。

（2）孕妇慎用。

十一、地尔硫草

（一）其他名称

硫氮草酮，合心爽，恬尔心。

（二）性状

本品为地尔硫草盐酸盐，为白色结晶或结晶性粉末，无臭、味苦；易溶于水；受光照后逐渐变色。

（三）作用

本品为苯噻嗪类钙拮抗剂，能选择性地作用于心肌和血管平滑肌，阻止钙离子进入细胞，抑制心肌和血管平滑肌的兴奋-收缩偶联，使心肌收缩力减弱，血管扩张；冠状动脉和侧支血管扩张，而增加冠脉血流和侧支血流，改善心肌缺血，限制心肌梗死范围的扩大；外周血管扩张，则血压下降，心脏负荷减轻，心脏做功量和耗氧量减少。本品还具有改善心肌能量代谢，保护心肌，增加脑血流和抗血小板聚集等作用；对血管活性物质儿茶酚胺、乙酰胆碱、组胺等有非竞争性拮抗作用。在治疗剂量下，本品可延长房室结的有效不应期和相对不应期。

（四）体内过程

口服吸收良好，吸收率大于90%，由于肝脏首关效应，生物利用度约为42%。服后30min血药浓度达峰值。蛋白结合率约80%。主要分布于心、肝、肾等多种器官和组织。96%～99%的药物在体内代谢，肝脏为主要代谢器官。$t_{1/2}$为4～6h。代谢物的60%经粪、35%经尿排出。

（五）应用

用于各种类型心绞痛，尤其对变异型、劳累型和陈旧性心肌梗死的心绞痛效果明显。此外，还可用于室上性心律失常及轻至中度高血压。成人口服：30～60mg/次，每日3次。

（六）注意

（1）服药时应吞服。

（2）Ⅱ度以上房室传导阻滞、病态窦房结综合征、低血压患者及孕妇禁用。

（3）Ⅰ度房室传导阻滞或明显心功能减退者及哺乳期妇女慎用。

（4）肝、肾病患者及老年人应适当减量。

（七）不良反应

不良反应发生率比硝苯地平和维拉帕米低，仅极少数患者出现头痛、头晕、胃肠不适、恶心、腹泻、便秘、皮疹、心悸、心率减慢、房室传导阻滞、体位性低血压，偶见肝肿大、黄疸、SGOT、SGPT 升高等。

（八）相互作用

与降压药、β 受体阻滞剂及萝芙木制剂合用时，可加强降压作用或致缓脉。

十二、尼卡地平

（一）其他名称

硝苯苄胺啶，佩尔地平。

（二）性状

本品为尼卡地平盐酸盐，为带有绿黄色的结晶状粉末，无臭，稍有苦味；难溶于水、乙酸酐中。

（三）作用

本品对血管具有较高的选择性，通过抑制钙离子进入血管平滑肌细胞而发挥扩张血管作用，且能抑制 cAMP 磷酸二酯酶。这些作用表现为：可使不同动物的高血压明显而迅速地降低，且长期给药不产生耐药性；血压降低使心脏后负荷减轻，心肌耗氧量减少。本品可有效地扩张冠状血管，增加冠脉血流量，还能扩张脑血管，缓解脑血管痉挛，增加脑血流量，使脑组织氧分压上升。此外，本品还能抑制血小板活性，增强红细胞变形性能。

（四）体内过程

片剂、粉剂口服吸收迅速，服后 30min 血药浓度达峰值。$t_{1/2}$ 约为 90min。连续服用，需 8 日血药浓度达稳态，且可维持有效血浓度约 24h，连续口服的 $t_{1/2}$ 约为 4h。缓释剂口服吸收稳定、均匀，血药浓度变动小，1 日服药 2 次，可保持 24h 的稳定效果。

（五）应用

治疗原发性高血压、脑血管疾病、脑血栓形成或脑出血后遗症及脑动脉硬化等。对原发性高血压有效率约为 69.3%，对脑梗死后遗症有效率约为 25.9%，对脑出血后遗症有效率约为 28.1%，对脑动脉硬化症有效率约为 29.8%。口服：10~20mg/次，每日 3 次。缓释剂为 20~40mg/次，每日 2 次。

（六）注意

（1）禁用于颅内出血而尚未完全止血以及脑血管意外急性期、颅内压亢进的患者。
（2）肝肾功能不全、低血压及青光眼患者慎用。
（3）孕妇禁用，哺乳期妇女用药期间应避免授乳。
（4）药动学性能呈非线性，剂量的增加与血药浓度的增加不成比例。
（5）与其他降压药合用时，作用增强。
（6）需停用本品时，应在医生指导下逐渐减量。

（七）不良反应

服片剂、散剂者，不良反应发生率约为 3%；服缓释剂者，不良反应发生率为 9.6%。主要包括：面色潮红、热感、头晕、心悸、眩晕、血压低下、下肢浮肿、恶心、呕吐、厌食、便秘、腹泻、腹痛、嗜睡、皮疹等。有时出现血清胆红素、SGOT、SGPT、碱性磷酸酶值上升，BUN、肌酐值上升，罕见粒细胞减少。

十三、尼群地平

（一）作用

本品的作用与硝苯地平相似，为选择性作用于血管平滑肌的钙拮抗剂，对血管的亲和力比对心肌大，对冠状血管的选择性更强。本品能降低心肌耗氧量，降低外周血管阻力，对缺血性心肌有保护作用。其特点是降压作用温和、持久，并有较强的利钠作用，对心率影响不大。

（二）体内过程

口服吸收迅速，约 30min 血药浓度达峰值。蛋白结合率约 98%。$t_{1/2}$ 为 4~6h。

（三）应用

可用于治疗冠心病、原发性和继发性的中轻度高血压，也可用于充血性心力衰竭。口服：10mg/次，每日 2~3 次。

（四）注意

孕妇与哺乳期妇女忌用。

（五）不良反应

可有头痛、眩晕、心悸、潮红、恶心、口干等，但不严重，停药即消失。

（六）相互作用

治疗心力衰竭时，如与地高辛合用，可使后者血药浓度增加近 1 倍。

十四、尼莫地平

（一）作用

本品为二氢吡啶类钙拮抗剂，作用于细胞膜上的钙通道蛋白，阻止钙离子进入细胞内，能有效地调节细胞内钙的水平，使保持正常的生理功能。本品对血管，特别是对脑血管的作用尤为突出，可抑制蛛网膜下隙出血等因素所致的血管痉挛和多种血管活性物质（如 5-羟色胺、去甲肾上腺素、组胺）引起的脑组织缺血；能明显改善脑血流，促进脑细胞的恢复，对脑梗死及脑卒中后遗症作用明显；在适宜剂量下选择性扩张脑血管，几乎不影响外周血管；但增加剂量，对外周血管也有一定影响，这是其治疗心绞痛、高血压的基础。

（二）体内过程

口服吸收迅速，服后 0.5~1.5h 血药浓度达峰值。由于肝首关作用强，生物利用度仅 5%~10%。蛋白结合率约 99%。本品在肝脏代谢后的产物主要由胆汁排出，少量由尿排出。$t_{1/2}$ 为 1.5~2h。

（三）应用

主要用于治疗和预防蛛网膜下隙出血所致的脑血管痉挛，治疗脑梗死等缺血性中风、偏头痛、突发性耳聋等，也用于冠心病、心绞痛和各型轻、中度高血压，特别是高血压合并有脑血管疾病的治疗。①口服：40~60mg/次，每日 3~4 次，一日最大量为 240mg。②静滴：开始时 0.5mg/h，2 小时后酌情增至 1mg/h，随后 2mg/h。静滴 5~14 日后可改为口服。

（四）注意

（1）颅内出血估计未完全止血者、脑水肿及颅内压增高的患者禁用。

（2）孕妇、哺乳期妇女慎用。

（3）低血压、脑梗死刚发作后的患者、心绞痛及心肌梗死新病例、合并肝炎或肝功异常的患者慎用。

（4）用药期间应定期检查 SGOT、SGPT。

（五）不良反应

口服时，偶有一过性消化道不适、头痛、头晕、热感、面潮红等。静注时可有血压轻度下降、心率加快以及转氨酶、碱性磷酸酶和 γ-谷氨酰转肽酶（γ-GT）升高。

（六）相互作用

（1）与降压药合用会增强降压效应。

（2）应尽量避免与其他钙拮抗剂或 β 受体阻滞剂合用。必须合用时，应对患者仔细观察。

第四节　抗慢性心功能不全药

一、正性肌力药

强心苷类：强心苷是一类选择性作用于心脏，增强心肌收缩力的药物。临床主要用于治疗慢性心功能不全。强心苷类药从含有强心苷的植物中提取，主要来源于毛花洋地黄、黄花夹竹桃、冰凉花、铃兰以及羊角拗等。

强心苷的化学结构由苷元及糖两部分结合而成。苷元由甾核和不饱和内酯环构成，其结构特征与强心作用活性密切相关，是产生正性肌力作用的基本结构；糖往往由三个洋地黄毒糖、糙麻糖等稀有糖组成，可增加苷元对心肌的亲和力和水溶性，延长苷元的作用时间，使其作用强而持久。各强心苷作用性质基本相同，只是甾核上羟基数目不同，使其作用有快慢、强弱、久暂之分。临床上常用的有洋地黄毒苷、地高辛、毛花苷丙（西地兰）。

（一）体内过程

强心苷类药物药理作用相似，由于甾核上极性基团羟基数目的不同，导致体内过程特点的差异。甾核羟基少者脂溶性高、口服吸收率高，血浆蛋白结合率和被肝脏代谢的程度亦高，如洋地黄毒苷；甾核羟基多者脂溶性低，口服吸收率低，常采用静脉注射方式给药，如毒毛花苷 K；地高辛甾核羟基数目居中，体内过程特点居于两者之间。

(二) 药理作用

1. 正性肌力作用 (加强心肌收缩力)

强心苷对心脏选择性高，在治疗剂量下，能直接加强心肌收缩力、增加心输出量，其正性肌力作用特点如下两方面。

心肌收缩更加敏捷有力，使收缩期缩短，舒张期相对延长，有利于衰竭心脏充分休息、增加冠状动脉供血及静脉回流量。

降低衰竭心肌耗氧量，心肌耗氧量主要取决于心肌收缩力、心率和心室壁张力。心力衰竭时心肌收缩无力，心输出量降低、心室排空不全，使心率加快，心室容积增大，心室壁张力增高，而导致心肌耗氧量明显增高。应用强心苷后，增强了衰竭心肌的收缩力，虽可使部分耗氧量有所增加，但由于心输出量增加，心室排空完全，室壁张力降低，收缩时间缩短，则使耗氧量显著减少；同时心输出量增加反射性地使心率减慢，外周阻力降低，也能明显降低耗氧量，因而强心苷使慢性心功能不全患者心肌总耗氧量降低。

增加衰竭心脏的输出量，对正常心脏的心输出量并不增加，因对正常心脏，强心苷加强心肌收缩力，还有直接缩血管作用，外周阻力增加，抵消了心排出量的增加。衰竭心脏，强心苷增强衰竭心肌收缩力，使心室排空完全；反射性降低交感神经张力，外周血管阻力降低，超过强心苷的直接缩血管效应，外周血管扩张，故心输出量增加。

2. 负性频率作用 (减慢心率)

强心苷的负性频率作用，主要表现在由于慢性心功能不全反射性提高交感神经兴奋性引起心率加快的患者。负性频率作用是强心苷正性肌力效应的继发作用。强心苷增强心肌收缩力，增加心输出量，作用于颈动脉窦、主动脉弓压力感受器，反射性降低交感神经张力，提高迷走神经兴奋性而减慢心率，进一步延长舒张期。

3. 对心肌电生理特性的影响

①对传导组织的影响：治疗量强心苷反射性兴奋迷走神经，降低窦房结和心房的自律性；抑制房室结 Ca^{2+} 内流，而减慢房室传导速度；促进 K^+ 外流，扩大静息电位水平，提高除极速率，加快心房传导速度。中毒量强心苷严重抑制 Na^+-K^+-ATP 酶，使细胞内失钾，最大舒张电位减小而提高浦氏纤维自律性，缩短有效不应期。②对心电图的影响：主要表现为心率减慢的 P-P 间期延长；房室传导减慢的 P-R 间期延长；浦氏纤维和心室肌动作电位时程缩短的 Q-T 间期缩短；以及 T 波扁平，甚至倒置；S-T 段呈鱼钩状改变。

4. 利尿作用

强心苷加强心肌收缩力作用使肾血流量增加，还能直接抑制肾小管细胞膜 Na^+-K^+-

ATP 酶，使肾小管对 Na^+ 的重吸收减少。因此，强心苷对慢性心功能不全患者有明显的利尿作用。

作用机制：Ca^{2+} 是心肌兴奋-收缩偶联中的关键物质，心肌细胞内 Ca^{2+} 量增加则心肌收缩力增强。强心苷选择性与心肌细胞膜上 Na^+-K^+-ATP 酶受体结合，抑制酶活性，使 Na^+-K^+ 交换受阻，细胞内蓄积大量的 Na^+，而促使 Na^+ 更多地依靠 Na^+-Ca^{2+} 交换偶联，导致细胞内 Ca^{2+} 浓度升高，而使心肌收缩力增强。强心苷通过抑制心肌细胞膜上 Na^+-K^+-ATP 酶，增加心肌细胞内 Ca^{2+} 含量而产生正性肌力作用。

（三）临床应用

1. 慢性心功能不全

强心苷类药物可用于各种原因引起的慢性心功能不全，但疗效因病情不同而有差异。

对高血压、心瓣膜病、先天性心脏病、风湿性心脏病、动脉硬化所引起的心功能不全疗效好，对伴有室率加快或心房颤动者疗效更好。

对继发于严重贫血、维生素 B 缺乏、甲状腺功能亢进等心肌能量代谢障碍的心功能不全疗效较差。

对严重心肌损伤、活动性心肌炎和肺源性心脏病引起的心功能不全疗效差且易中毒。此时心肌不仅能量产生障碍，还因缺氧促使心肌细胞进一步缺钾，儿茶酚胺释放增多，浦氏纤维兴奋性增高诱发强心苷中毒。

对严重的二尖瓣狭窄、缩窄性心包炎等，因机械性阻塞引起的心功能不全无效，原因是机械性阻塞使心室充盈和舒张受阻，难以改善心功能不全症状。

2. 某些心律失常

①心房颤动是指心房发生 $400\sim600$ 次/min 紊乱而细弱的纤维性颤动。心房颤动的主要危险并不是其本身，而在于心房的过多冲动传到心室，引起室率过快，干扰心室泵血功能，导致严重的循环障碍。强心苷通过直接抑制房室结或兴奋迷走神经，增加房室结中隐匿性传导，阻止过多冲动传入心室，减慢心室率，从而改善循环障碍，增加心输出量。但对多数患者并不能消除心房颤动。强心苷是治疗心房颤动的首选药。②心房扑动是指源于心房的 $250\sim300$ 次/min 快速而规则的异位节律。心房扑动的冲动比心房颤动频率强且慢，更易传入心室而难以控制。强心苷通过缩短心房不应期，使心房扑动转为心房颤动，然后再增加房室结隐匿性传导而减慢心室率，达到治疗目的。强心苷也是治疗心房扑动的首选药，其治疗意义在于保护心室，当心室率减慢停用强心背后，取消缩短不应期作用，使心房不应期延长，有利于消除折返停止心房颤动，有恢复窦性心律的可能。③阵发性室上性心动过速，强心苷通过降低交感神经兴奋性，增强迷走神经对心脏的抑制作用，而达到治疗阵发性室上性心动过速的目的。

（四）不良反应

强心苷类药安全范围较小，治疗指数低，临床治疗量已达中毒量的 60%，且强心苷生物利用度个体差异大，有些中毒症状与心功能不全症状相似不易鉴别，使中毒发生率较高。

（1）胃肠道反应：强心苷直接兴奋延髓催吐化学感受区，表现为恶心、呕吐、厌食、腹泻等，是最常见的早期中毒反应。心功能不全未能控制时，由于胃肠静脉淤血也能引起胃肠道反应。应注意将强心苷中毒时与心功能不全未能控制时的胃肠道反应相区别。

（2）中枢神经系统反应：主要表现为失眠、眩晕、头痛、谵妄等症状，还有色视障碍，如黄视症、绿视症、视物模糊等，与强心苷分布于视网膜有关。色视障碍也是强心苷中毒停药的先兆指征之一。

（3）心脏毒性是强心苷中毒最常见的不良反应，中毒量强心苷明显抑制 Na^+-K^+-ATP 酶，使心肌细胞内 Na^+ 剧增，Ca^{2+} 钙超负荷，严重缺 K^+，导致静息电位上移、最大舒张电位减小，自律性增高，传导减慢，导致各种心律失常。约 50% 的中毒病例发生各种快速型和缓慢型心律失常。

快速型心律失常，以单发性室性期前收缩多见且较早出现，约占心脏毒性发生率的 1/3，也可有二联律、三联律、阵发性室上性和室性心动过速。室性心动过速最严重，应立即停药抢救，以免发展为危及生命的心室颤动。

缓慢型心律失常房室传导阻滞，大剂量强心苷可引起各种程度的房室传导阻滞。主要与强心苷增加迷走神经兴奋性，高度抑制 Na^+-K^+-ATP 酶，使细胞内失钾；窦性心动过缓，过量强心苷直接抑制窦房结、降低自律性，引起窦性心动过缓，严重者可致窦性停搏。心率低于 60 次/min 为中毒先兆，是停药指征之一。

（五）中毒的防治与用药护理

1. 避免诱发中毒的各种因素

强心苷用药期间应避免诱发中毒因素，如低血钾、低血镁、高血钙、心肌缺血、酸中毒、老年人肾功能低下等均易诱发强心苷中毒。

2. 加强用药监护

强心苷类应用期间密切监测脉搏、心率、心律、心电图等；熟悉强心苷引起的各种毒性反应；观察中毒早期症状，如胃肠道反应、色视障碍，室性期前收缩，心电图 P-R 间期延长，Q-T 间期缩短等；注意与洋地黄用量不足，心力衰竭尚未控制时的症状相鉴别。一旦出现中毒先兆，应及时停药，轻者可自行消失，重者采取相应的治疗措施。

3. 补钾

强心苷引起的心脏毒性主要与高度抑制 Na^+-K^+-ATP 酶而导致的细胞内严重失钾有

关。细胞外钾可与强心苷竞争 Na^+-K^+-ATP 酶，降低强心苷与酶结合率，而阻止强心苷中毒的发展。快速型心律失常应及时补钾，不可过量。对房室传导阻滞的强心苷中毒不能补钾盐。

4. 抗快速型心律失常

首选苯妥英钠用于各种快速型心律失常，疗效显著。该药可使结合的强心苷与 Na^+-K^+-ATP 酶解离，恢复酶的活性。利多卡因可用于消除室性心律失常，治疗强心苷中毒引起的严重室性心动过速和心室颤动。严重中毒时用地高辛特异性抗体 Fab 片段解救可获良效。

5. 抗缓慢型心律失常

对强心苷中毒时的缓慢型心律失常，如房室传导阻滞、窦性心动过缓或窦性停搏等，可用 β 受体阻断药阿托品治疗。

6. 剂量应个体化

视病因、病情、肝、肾功能及对药物的敏感性而定，并根据病情变化随时调整剂量，如老人、小儿、心肌缺氧、电解质紊乱及肾功能障碍者，用量应减少。慢性心功能不全症状减轻和体征改善是治疗有效的指征，如过快的心率减慢至 80~90 次/min，心律整齐，心悸气短症状改善，水肿消退，尿量增多，肝脏缩小，颈静脉怒张减轻，食欲增加，运动耐力改善，均表示治疗有效，此时应及时调整剂量，减量给予维持。

（六）用药方法

1. 传统给药法

先在短期内给予足量强心苷以发挥充分疗效，之后每日给予维持量。前者分缓给法和速给法。缓给法：口服地高辛、洋地黄毒苷，于 3~4 天内给足全效量，适用于慢性轻症患者。速给法：选用毒毛花苷 K 在 24h 内给足全效量，适于两周内未用过强心苷的重症患者。

2. 每日维持量给药法

对病情轻者，选用地高辛，逐日给予维持量，经 4~5 个 $t_{1/2}$ 达到稳态血药浓度而发挥治疗作用，并能明显降低中毒的发生率。强心苷肌肉注射时应选择较大肌肉深部注射，并经常调换注射部位。静脉注射时速度应缓慢，不能与其他药液混合注射，注射后 1~2h 要密切监视患者心脏情况。

二、非苷类正性肌力药

(一) 儿茶酚胺类

多巴酚丁胺对心脏 β_1 受体选择性高，增强心肌收缩力，使心脏泵血功能改善；减轻心脏负荷，增加心输出量。心肌兴奋作用较温和，较少影响心率，不增加心肌耗氧量，较少引起心律失常。临床用于对强心苷反应不佳的严重左室功能不全及心肌梗死所致心功能不全者，口服无效。静脉给药起效快，$t_{1/2}$ 与作用时间短暂，适用于心功能不全的紧急处理。

过大剂量易致血压升高、心动过速、诱发或加重心绞痛，易产生耐受性，持续静脉滴注不应超过 72h。心房颤动患者不宜应用，因使房室传导加速。

(二) 磷酸二酯酶抑制药

米力农和氨力农均为磷酸二酯酶抑制药，选择性抑制磷酸二酯酶，提高心肌细胞内 cAMP 含量，使钙通道磷酸化、促进钙内流而增加心肌细胞内钙离子浓度，发挥正性肌力作用；另一方面抑制血管平滑肌细胞内磷酸二酯酶，使 cAMP 含量增加，胞浆内 Ca^{2+} 浓度降低，血管舒张。临床主要用于强心苷治疗无效的难治性慢性心功能不全。

氨力农不良反应较多，常见的有恶心、呕吐、心律失常等。米力农作用较氨力农强 20 倍，长期应用加快心率、增加耗氧量，缩短存活期，增加病死率，仅供短期重度心力衰竭强心苷不耐受或效果不佳者。

三、血管紧张素转化酶抑制药

血管紧张素转化酶抑制剂（ACEI）不仅能缓解心力衰竭的症状，且能降低 CHF 的病死率和改善预后，并能逆转左室肥厚，防止心室的重构，现是治疗 CHF 的主要药物。

常用药物：卡托普利、依那普利、贝那普利等。

卡托普利为血管紧张素转化酶抑制剂，是目前治疗慢性心功能不全的一线药物。

(一) 抑制 Ang I 转化酶的活性而降低 Ang II 含量

卡托普利抑制血管紧张素 I 生成血管紧张素 II，使血管平滑肌扩张，外周阻力减轻，从而降低心脏前后负荷，降低心肌耗氧量；也使醛固酮分泌减少，减轻水钠潴留，减少回心血量，减轻心脏前负荷。

(二) 抑制 Ang II 所致的心肌及血管的肥厚、增生

逆转心室重构肥厚及已出现的纤维组织和肌层内冠脉壁的增厚，提高心肌及血管的顺

应性。此作用与它们对血管、血压的作用无关。

卡托普利可明显改善心功能，减少并发症，降低病死率，明显降低高血压患者心力衰竭发生率，故对高血压并发心功能不全可作为首选药。常与利尿药、地高辛合用，作为治疗慢性心功能不全的基础药物。

治疗应从小剂量开始，逐步增至最大耐受量。

四、减负荷药

（一）利尿药

利尿药是治疗心功能不全的常规用药，主要通过增加 Na^+ 排出量，降低血管壁中 Na^+ 含量，减弱 Na^+-Ca^{2+} 交换，降低血管张力，从而减轻心脏负荷，改善心功能，增加心输出量。中效利尿药氢氯噻嗪单独应用，治疗轻度慢性心功能不全效果良好；口服强效利尿药或噻嗪类与留钾利尿药合用，治疗中度慢性心功能不全；对严重心功能不全、急性左心力衰竭合并肺水肿，选用强效利尿药如呋塞米静脉注射，可迅速缓解症状，注意同时补钾或与留钾利尿药合用。

（二）血管扩张药

血管扩张药是治疗慢性心功能不全的辅助药物，不能代替强心苷和利尿药等作为常规治疗。临床主要用于对强心苷和利尿药无效的难治患者，即在常规治疗基础上加用扩血管药可提高疗效。血管扩张药用于慢性心功能不全的基本药理作用是：扩张静脉，减少回心血量，降低前负荷，使肺部淤血得以缓解；扩张小动脉，减少外周阻力，降低后负荷，改善心功能，增加心输出量，增加组织供血。

治疗慢性心功能不全选用血管扩张药，临床根据患者血流动力学效应选药，如静脉压明显升高，肺淤血症状显著者，宜选用以扩张静脉降低前负荷为主的硝酸甘油；对外周阻力升高，心输出量明显减少的后负荷升高明显者，宜选用扩张动脉为主的肼屈嗪；对前后负荷都升高，心输出量明显降低者，应选用对静脉、动脉均扩张明显降低外周阻力、改善心功能的哌唑嗪、卡托普利；对顽固性、急性左心功能降低，心输出量明显减少者，宜选用硝普钠。

本类药物常见主要不良反应有水钠潴留、低血压、心动过速等。为减少不良反应，宜从小剂量开始逐渐增量，或采用扩血管药联合、交替使用。应用时要特别注意血压的变化。

第五节　抗动脉粥样硬化药

一、HMG-CoA 还原酶抑制药

羟基甲基戊二酸单酰辅酶 A（HMG-CoA）还原酶抑制药，又称为他汀类药（statins），从真菌培养液中提取，用于临床的有洛伐他汀、普伐他汀、辛伐他汀以及人工合成的氟伐他汀、阿伐他汀等。

（一）体内过程

除氟伐他汀口服吸收完全而迅速，不受食物的影响外，其他药物口服均吸收不完全，且易受食物的影响。药物大部分经肝代谢灭活，小部分经肾原形排泄。

（二）药理作用

HMG-CoA 还原酶是合成胆固醇的限速酶，因此其能在肝脏通过竞争抑制 HMG-CoA 还原酶，从而阻碍内源性胆固醇的合成，降低血浆总胆固醇水平。此外，他汀类药物还具有提高血管平滑肌对扩张血管物质的反应性、抑制血管平滑肌细胞增殖、迁移和促进其凋亡、减少动脉壁泡沫细胞的形成、抑制巨噬细胞和单核细胞的黏附和分泌功能、抑制血小板聚集等作用。

（三）临床应用

该药是原发性高胆固醇血症、杂合子家族性高胆固醇血症，以及糖尿病和肾性高脂血症的首选药。

（四）不良反应

该类药物不良反应轻，少数患者可有：①轻度胃肠道反应、头痛和皮疹；②血清转氨酶升高，肝病患者慎用或禁用；③无力、肌痛、肌酸磷酸激酶（CPK）升高等骨骼肌溶解症状，普伐他汀不易进入骨骼肌细胞，此反应轻，与苯氧酸类、烟酸类、红霉素、环孢素合用则症状加重。

二、胆汁酸结合树脂

胆汁酸结合树脂是碱性阴离子交换树脂，不溶于水，不易被消化酶破坏，常用药物有考来烯胺（消胆胺）和考来替泊（降胆宁）。胆固醇在肝脏经 7-α 羟化酶转化为胆汁酸排入肠道，95%被肠道重吸收形成肝肠循环，胆汁酸可反馈抑制 7-α 羟化酶而减少胆汁酸的合成，肠道胆汁酸有利于胆固醇的吸收。这类药物与胆汁酸结合而妨碍胆固醇的吸收，达到降血脂的目的，主要用于治高胆固醇血症。常见的不良反应是恶心、腹胀、便秘等；长期使用可引起水溶性维生素缺乏；该药以氯化物形式出现，可引起高氯性酸中毒；可妨碍噻嗪类、香豆素类、洋地黄类药物吸收。

三、烟酸

烟酸是广谱调血脂药，用药 1~4d 可使 VLDL 和 TG 下降，与考来烯胺合用作用增强。其调血脂作用可能与抑制脂肪酶活性，肝脏合成 TG 的原料减少而使 VLDL 合成减少，继而引起 LDL 生成减少有关。可用于高脂血症和心肌梗死的治疗。可引起皮肤潮红、瘙痒等，服药前 30min 服用阿司匹林可缓解；也可引起恶心、呕吐、腹泻等胃肠刺激症状；大剂量可引起高血糖和高尿酸血症及肝功能异常。

四、苯氧酸类

苯氧酸类常用药物有吉非罗齐（吉非贝齐）、苯扎贝特、非诺贝特、环丙贝特等。此类药物可明显降低血浆 TG、VLDL，中度降低 TC 和 LDL-C，升高 HDL。此外还具有抑制血小板聚集、抗凝血、降低血浆黏度、增加纤溶酶活性作用。该类药物主要用于高脂血症。不良反应有恶心、腹痛和腹泻等，偶见皮疹、脱发、视力模糊、血常规和肝功能异常等。

五、多烯不饱和脂肪酸类

多烯不饱和脂肪酸类（PUFAs），主要存在于玉米、葵花子等植物油中，也存在于海洋生物藻、鱼及贝壳类中。此类药物使血浆 TC 和 LDL-CT 降，TG、VLDL 明显下降，HDL-C 升高；也有抑制血小板聚集、使全血黏度下降、红细胞可变性增加、抑制血管平滑肌向内膜增殖和舒张血管等作用。上述作用均有利于防治动脉粥样硬化。该类药物能竞争性地抑制花生四烯酸利用环氧酶，减少 TXA_2 的生成，其抗血小板作用可能与此有关。临床除用于降血脂外，也可用于预防血管再造术后的再梗阻。

六、抗氧化剂

氧自由基可对 LDL 进行氧化修饰，形成氧化修饰的 LDL，有细胞毒性，通过以下途径促进动脉粥样硬化形成：①抑制 LDL 与其受体结合和巨噬细胞游走，使 LDL 不能被清除而沉积在动脉内壁下；②可损伤血管内皮；③促进血小板、白细胞与内皮细胞黏附；④分泌生长因子，造成血管平滑肌过度生长。

（一）维生素 E

维生素 E 苯环的羟基失去电子或 H^+，可清除氧自由基和过氧化物，也可抑制磷酯酶 A_2 和脂氧酶，减少氧自由基的生成，中断过氧化物和丙二醛生成。本身生成的生育醌又可被维生素 C 或氧化还原系统复原而继续发挥作用。能防止动脉粥样硬化病变过程。

（二）普罗布考（丙丁酚）

普罗布考口服吸收率低于 10%，且不规则，餐后服用吸收增加。降血脂作用弱，抗氧化作用强。主要与其他调血脂药合用治疗高胆固醇血症。用药后少数患者有消化道反应和肝功能异常；偶见嗜酸粒细胞增加、感觉异常、血管神经性水肿；个别患者心电图 Q-T 间期延长。禁用于 Q-T 间期延长、心肌损伤的患者。

七、保护动脉内皮药

在动脉粥样硬化的发病过程中，血管内皮损伤有重要意义。机械、化学、细菌毒素因素都可损伤血管内皮，改变其通透性，引起白细胞和血小板黏附，并释放各种活性因子，导致内皮进一步损伤，最终促使动脉粥样硬化斑块形成。所以保护血管内皮免受各种因子损伤，是抗动脉粥样硬化的重要措施。

硫酸多糖是一类含有硫酸基的多糖，从动物脏器或藻类中提取或半合成的硫酸多糖如肝素、硫酸类肝素、硫酸软骨素 A、硫酸葡聚糖等都有抗多种化学物质致动脉内皮损伤的作用。对血管再造术后再狭窄也有预防作用。这类物质具有大量阴电荷，结合在血管内皮表面，能防止白细胞、血小板以及有害因子的黏附，因而有保护作用，对平滑肌细胞增生也有抑制作用。

第七章
血液系统药物

第一节　抗血小板药

一、硫酸氯吡格雷

（一）别名

泰嘉。

（二）作用与特点

本品为血小板聚集抑制药，能选择性地抑制 ADP 与血小板受体的结合，随后抑制激活 ADP 与糖蛋白 ADP Ⅱ b/Ⅲ a 复合物，从而抑制血小板的聚集。本品也可抑制非 ADP 引起的血小板聚集，不影响磷酸二酯酶的活性。本品口服易吸收，氯吡格雷在肝脏被广泛代谢，代谢物没有抗血小板聚集作用，本品及代谢物 50% 由尿排泄，46% 由粪便排泄。

（三）适应证

预防和治疗因血小板高聚状态引起的心、脑及其他动脉的循环障碍疾病。临床上适应于有过近期发作的缺血性脑卒中、心肌梗死和患有外周动脉疾病的患者，可减少动脉粥样硬化性疾病发生（缺血性脑卒中、心肌梗死和血管疾病所致死亡）。预防和纠正慢性血液透析导致的血小板功能异常。降低血管手术后闭塞的发生率。

（四）用法与用量

每日 1 次，每次 50 mg，口服。

（五）不良反应与注意事项

偶见胃肠道反应，皮疹，皮肤黏膜出血。罕见白细胞减少和粒细胞缺乏。使用本品的患者需要进行手术时、肝脏损伤、有出血倾向患者慎用。如急需逆转本品的药理作用可进行血小板输注。对本品成分过敏者，近期有活动性出血者（如消化性溃疡或颅内出血）禁用。

（六）药物相互作用

本品增加阿司匹林对胶原引起的血小板聚集的抑制效果。本品与肝素无相互作用，但合并用药时应慎用。健康志愿者同时服用本品和非留体类抗感染药萘普生，胃肠潜血损失增加，故本品与这类药物合用时应慎用。

（七）制剂与规格

片剂：25 mg。

（八）医保类型及剂型

乙类：口服常释剂。

二、阿司匹林

（一）别名

乙酰水杨酸。

（二）作用与特点

本品原为解热镇痛抗炎药。后发现它还有抗血小板活性。其抗血小板作用机制在于使血小板的环氧化酶乙酰化，从而抑制了环内过氧化物的形成，$TXA2$ 的生成也减少。另外，它还可使血小板膜蛋白乙酰化，并抑制血小板膜酶，这也有助于抑制血小板功能。口服本品 $0.3 \sim 0.6$ g 后对环氧酶的抑制作用达 24 h 之久，抑制血小板的聚集作用可长达 $2 \sim 7$ d。但因为循环中的血小板每日约有 10% 更新，而且它们不受前 1 d 服用的阿司匹林的影响，所以仍需每日服用。长期服用，未见血小板有耐受现象。

（三）适应证

用于预防心脑血管疾病的发作及人工心脏瓣膜、动脉瘘或其他手术后的血栓形成。

（四）用法与用量

预防短暂性脑缺血和中风：每日口服量 0.08～0.325 g。在预防瓣膜性心脏病发生全身性动脉栓塞方面，单独应用阿司匹林无效，但与双嘧达莫合用，可加强小剂量双嘧达莫的效果。

（五）不良反应与注意事项

见解热镇痛药阿司匹林项。

（六）制剂与规格

①肠溶片：25 mg，40 mg，100 mg；②片剂：25 mg，50 mg，100 mg；③胶囊剂：100 mg。

（七）医保类型及剂型

甲类：口服常释剂。

三、双嘧达莫

（一）别名

双嘧哌胺醇、潘生丁。

（二）作用与特点

本品具有抗血栓形成及扩张冠脉作用。它可抑制血小板的第 1 相聚集和第 2 相聚集。高浓度时可抑制血小板的释放反应。它只有在人体内存在 PGI2 时才有效，当 PGI2 缺乏或应用了过人剂量的阿司匹林则无效。具有抗血栓形成作用。对出血时间无影响。口服后吸收迅速，$t_{1/2}$ 为 2～3 h。

（三）适应证

用于血栓栓塞性疾病及缺血性心脏病。

（四）用法与用量

单独应用疗效不及与阿司匹林合用者。单独应用时，每日口服 3 次，每次 25～100 mg；与阿司匹林合用时其剂量可减少至每日 100～200 mg。

（五）不良反应与注意事项

可有头痛、眩晕、恶心、腹泻等。长期大量应用可致出血倾向。心肌梗死、低血压患者慎用。

（六）制剂与规格

片剂：25 mg。

（七）医保类型及剂型

①甲类：口服常释剂；②乙类：注射剂。

四、西洛他唑

（一）作用与特点

本品可明显抑制各种致聚剂引起的血小板聚集，并可解聚。其作用机制在于抑制磷酸二酯酶，使血小板内 cAMP 浓度上升。具有抗血栓作用。此外，它也可舒张末梢血管。口服后 3~4 h 血药浓度达峰值，血浆蛋白结合率为 95%。

（二）适应证

用于治疗慢性动脉闭塞性溃疡、疼痛及冷感等局部性疾病。

（三）用法与用量

口服：每日 2 次，每次 100 mg。

（四）不良反应与注意事项

可有皮疹、瘙痒、心悸、头痛、失眠、困倦、皮下出血、恶心、呕吐、食欲不振等不良反应。有出血倾向、肝功能严重障碍者禁用。

（五）制剂与规格

片剂：50 mg，100 mg。

第二节 抗贫血药

一、右旋糖酐铁

（一）作用与特点

本品为可溶性供注射用铁剂，作用同硫酸亚铁。

（二）适应证

适用于不能耐受口服铁剂的缺铁性贫血患者或需要迅速纠正缺铁者。

（三）用法与用量

深部肌内注射，每日 25 mg。

（四）不良反应与注意事项

严重肝肾功能损害、泌尿道感染无尿者、早期妊娠及患有急性感染者禁用。肌内注射可致局部疼痛、潮红、头痛、头昏、肌肉酸痛、腹泻、呼吸困难、心动过速等。静脉注射不可溢出静脉。须冷藏。久置可有沉淀。

（五）制剂与规格

注射液：50 mg：2 mL，100 mg：4 mL。

（六）医保类型及剂型

甲类：注射剂。

二、多糖铁复合物

（一）别名

力蜚能。

（二）作用与特点

本品作用与硫酸亚铁相同，由于是有机复合物，不含游离离子，对胃肠黏膜无刺激性，可连续给药。

（三）适应证

主治慢性失血所致的缺铁性贫血，如月经过多、痔出血、子宫肌瘤出血等。也可用于营养不良、妊娠末期儿童发育期等引起的缺铁性贫血。

（四）用法与用量

口服，成人每次 0.15~0.3 g，每日 1 次。6~12 岁按成人量的 1/2，6 岁以下按 1/4 量应用。

（五）不良反应与注意事项

本品不良反应较少，有的患者有恶心、呕吐、腹泻或胃灼热感，但一般不影响治疗。婴儿铁过量时，多数的新生儿易发生大肠杆菌感染。

（六）药物相互作用

维生素 C、枸橼酸、氨基酸、糖和乙醇等能促进铁的吸收；磷酸盐及其他过渡元素，茶叶和含鞣质较多的中药等不利于铁的吸收。四环素、土霉素、青霉胺等可与铁剂形成不溶性络合物，而影响吸收。

三、硫酸亚铁

（一）别名

硫酸低铁。

（二）作用与特点

铁是人体所必需的元素。是红细胞合成血红素必不可少的物质，缺铁时血红素生成减少，可致低色素小细胞性贫血。铁盐以 Fe^{2+} 形式在十二指肠和空肠上段吸收，进入血液循环后，Fe^{2+} 被氧化为 Fe^{3+}，再与转铁蛋白结合成血浆铁，转运到肝、脾、骨髓等贮铁组织中去，与这些组织中的去铁蛋白结合成铁蛋白而贮存。缺铁性贫血时，铁的吸收和转运增加，可从正常的 10% 增至 20%~30%。铁的排泄是以肠道、皮肤等含铁细胞的脱落为主要途径，少量经尿、胆汁、汗、乳汁排泄。

（三）适应证

主要用于慢性失血（月经过多、慢性消化道出血、子宫肌瘤出血、钩虫病失血等）、营养不良、妊娠、儿童发育期等引起的缺铁性贫血。

（四）用法与用量

口服，成人，每次 0.3 g，每日 3 次，饭后服用。小儿，每次 0.1～0.3 g，每日 3 次。缓释片：口服，每次 0.45 g，每日 0.9 g。

（五）不良反应与注意事项

对胃肠道黏膜有刺激性，宜饭后服用。铁与肠道内硫化氢结合，生成硫化铁，使硫化氢减少，减少了对肠蠕动的刺激作用，可致便秘，并排黑便。血红蛋白沉着症、含铁血黄素沉着症及不缺铁的其他贫血、肝、肾功能严重损害、对铁剂过敏者禁用。乙醇中毒、肝炎、急性感染、肠道炎症、胰腺炎及消化性溃疡慎用。大量口服可致急性中毒。治疗期间需做血红蛋白测定、网织红细胞计数、血清铁蛋白及血清铁测定。

（六）药物相互作用

稀盐酸可促进 Fe^{3+} 转变为 Fe^{2+}，有助于铁剂吸收，对胃酸缺乏患者尤适用；维生素 C 为还原性物质，能防止 Fe^{2+} 氧化而利于吸收。钙剂、磷酸盐类、抗酸药和浓茶均可使铁盐沉淀，妨碍其吸收；铁剂与四环素类可形成络合物，互相妨碍吸收。

（七）制剂与规格

①片剂：0.3 g；②缓释片：0.25 g。

（八）医保类型及剂型

甲类：口服常释剂、缓释控释剂。

四、叶酸

（一）别名

维生素 M、维生素 B、维生素 C。

（二）作用与特点

本品是由蝶啶、对氨基苯甲酸和谷氨酸组成的一种 B 族维生素，为细胞生长和分裂所必需的物质，在体内被叶酸还原酶及二氢叶酸还原酶还原为四氢叶酸。后者与多种一碳单位结合成四氢叶酸类辅酶，传递一碳单位，参与体内核酸和氨基酸的合成，并与维生素

B_{12}共同促进红细胞的生长和成熟。口服后主要在近端空肠吸收，服后数分钟即出现于血液中。贫血患者吸收速度较正常人快。在肝中贮存量为全身总量的 1/3 ~ 1/2。$t_{1/2}$约为 40 min，治疗量的 90% 自尿中排出。

（三）适应证

用于各种巨幼红细胞性贫血，尤适用于由于营养不良或婴儿期、妊娠期叶酸需要量增加所致的巨幼红细胞贫血。

（四）用法与用量

①口服：成人每次 5 ~ 10 mg，每日 5 ~ 30 mg；儿童每次 5 mg，每日 3 次。②肌内注射：每次 10 ~ 20 mg。

（五）不良反应与注意事项

不良反应较少，罕见变态反应，长期服用可出现厌食、恶心、腹胀等。静脉注射较易致不良反应，故不宜采用。

（六）药物相互作用

大剂量叶酸能拮抗苯巴比妥、苯妥英钠和扑米酮的抗癫痫作用，并使敏感儿童的发作次数增多。维生素 B_1、B_2、C 不能与本品注射剂混合。

（七）制剂与规格

①片剂：5 mg；②注射液：15 mg∶1 mL。

（八）医保类型及剂型

①甲类：口服常释剂；②乙类：注射剂。

五、重组人红细胞生成素

（一）别名

佳林豪。

（二）作用与特点

重组人红细胞生成素是应用基因工程技术从含有人红细胞生成素基因的中国仓鼠卵巢

细胞培养液中提取得到的，具有与正常人体内存在的天然红细胞生成素相同的生理功能，可促进骨髓红系祖细胞的分化和增殖。

（三） 适应证

肾功能不全所致贫血，包括透析及非透析患者。

（四） 用法与用量

本品可皮下注射或静脉注射，每周分 2~3 次给药。给药剂量需依据患者贫血程度、年龄及其他相关因素调整。

（五） 不良反应与注意事项

本品耐受性良好，不良反应多较轻微。可引起过敏性反应、心脑血管系统、血液系统、肝脏及胃肠道不良反应。用药期间应定期检查血细胞比容，如发现过度的红细胞生长，应调整剂量或采取暂时停药等适当处理。应用本品若发生高钾血症，应停药至回复正常水平为止。高龄者、心肌梗死、肺梗死、脑梗死患者，有药物过敏史及有过敏倾向的患者慎用。治疗期间如果患者血清铁蛋白低于 100 ng/mL，或转铁蛋白饱和度低于 20%，应每日补充铁剂。高血压失控患者，对哺乳动物细胞衍生物过敏及对人血清蛋白过敏者禁用。

（六） 药物相互作用

铁、叶酸或维生素 B_{12} 不足会降低本品疗效，严重铝过多也会影响疗效。

（七） 制剂与规格

注射液：2 000 U，3 000 U，4 000 U，5 000 U。

（八） 医保类型及剂型

乙类：注射剂。

六、甲酰四氢叶酸钙

（一） 别名

立可林。

（二） 作用与特点

本品即亚叶酸钙盐，亚叶酸是四氢叶酸的甲酰衍生物，它是叶酸的代谢物及其活性型。

（三）适应证

巨幼红细胞贫血，如因斯泼卢病、营养缺乏、妊娠、肝病及吸收不良综合征而致者，以及婴儿的巨幼红细胞贫血。

（四）用法与用量

巨幼红细胞性贫血：肌注剂量不应超过 1 mg/d。口服给药成人剂量是 10~20 mg/d。12 岁以上儿童剂量是 250 pg/（kg·d）。

（五）不良反应与注意事项

偶见变态反应，发热也曾见于注射给药之后。忌用于治疗维生素 B_2 缺乏所致的恶性贫血或其他巨幼红细胞贫血，

（六）制剂与规格

①片剂：15 mg；②注射液：15 mg，100 mg，300 mg；③注射粉剂：3 mg，5 mg。

七、重组人类促红细胞生成素

（一）别名

罗可曼。

（二）适应证

因慢性肾衰而透析，以及慢性肾功能不全尚不需要透析的患者的贫血。

（三）用法与用量

①治疗：可皮下注射及静脉注射，最高剂量不可超过每周 720 U（3×240）/kg；②维持：首先把治疗剂量减 1/2，然后每周或每 2 周调整剂量，并维持血细胞比容在 35% 以下；③疗程：一般用于长期治疗，但如有需要，可随时终止疗程。

（四）不良反应与注意事项

可引起高血压，透析系统凝血。在妊娠和哺乳期不主张使用本品。控制不良的高血压患者和对本品过敏者禁用。

（五）制剂与规格

冻干粉剂：2 000 U。

八、蛋白琥珀酸铁

（一）别名

菲普利。

（二）作用与特点

蛋白琥珀酸铁中的铁与乳剂琥珀酸蛋白结合，形成铁、蛋白结合物，可治疗各种缺铁性贫血症。所含的铁受蛋白膜的保护而不同胃液中盐酸和胃蛋白酶发生反应，因此，该制剂不会造成胃黏膜损伤，而这种损伤在使用大多数铁盐药品（尤其是亚铁形成）时经常出现。本品中的铁在十二指肠内开始释放，特别应在空肠中释放，并且使蛋白膜为胰蛋白酶所消化。这样的铁非常有利于机体的生理吸收，却又不会形成太高的吸收峰。事实上，它呈现一种恒定的吸收趋势，在机体的各个部位逐渐达到吸收与贮存的最佳平稳状态。

（三）适应证

绝对和相对缺铁性贫血。

（四）用法与用量

成人每日 1~2 瓶（相当于三价铁 40~80 mg），分 2 次在饭前口服。儿童每日按 1.5 mL/kg［相当于三价铁 4 mg/（kg·d）］，分 2 次于饭前口服。

（五）不良反应与注意事项

用药过量时易发生胃肠功能紊乱（如腹泻、恶心、呕吐、上腹部疼痛），在减量或停药后可消失。含铁血黄素沉着、血色素沉着、再生障碍性贫血、溶血性贫血、铁利用障碍性贫血、慢性胰腺炎和肝硬化患者禁用。

（六）药物相互作用

铁衍生物可影响四环素类药品的吸收，应避免与其同时服用。

第三节 抗凝血药和溶栓药

一、肝素钠

（一）作用与特点

肝素钠在体内外均有抗凝血作用，可延长凝血时间、凝血酶原时间和凝血酶时间。现认为肝素钠通过激活抗凝血酶Ⅲ而发挥抗凝血作用。此外，肝素钠在体内还有降血脂作用，这是由于它能活化和释放脂蛋白酯酶，使三酰甘油和低密度脂蛋白水解之故。本品口服无效，须注射给药。静脉注射后均匀分布于血浆，并迅即发挥最大抗凝效果，作用维持 3~4 h。本品血浆蛋白结合率为 80%。在肝脏代谢，经肾排出。$t_{1/2}$ 为 1 h，可随剂量增加而延长。

（二）适应证

防治血栓形成和栓塞，如深部静脉血栓、心肌梗死、肺栓塞、血栓性静脉炎及术后血栓形成等。治疗各种原因引起的弥散性血管内凝血，但蛇咬伤所致的 DIC 除外。早期应用可防止纤维蛋白原和其他凝血因子的消耗。另外还可用于体内外抗凝血，如心导管检查、心脏手术体外循环、血液透析等。

（三）用法与用量

静脉滴注：成人首剂 5 000 U 加到浓度为 5%~10% 葡萄糖溶液或 0.9% 氯化钠注射液 100 mL 中，在 30~60 min 内滴完。需要时可每隔 4~6 h 重复静脉滴注 1 次，每次 5 000 U，总量可达 25 000 U/d。用于体外循环时，375 U/kg，体外循环超过 1 h 者，每千克体重增加 125 U。静脉注射或深部肌肉注射（或皮下注射）：每次 5 000~10 000 U。

（四）不良反应与注意事项

用药过量可致自发性出血，表现为黏膜出血（血尿，消化道出血）、关节积血和伤口出血等，发现自发性出血应即停药。偶有变态反应，如哮喘、荨麻疹、结膜炎和发热等。长期用药可致脱发和短暂的可逆性秃头症、骨质疏松和自发性骨折。尚见短暂的血小板减少症。对肝素钠过敏，有出血倾向及凝血机制障碍者，患血小板减少症、血友病、消化性溃疡、严重肝肾功能不全、严重高血压、颅内出血、细菌性心内膜炎、活动性结核、先兆流产或产后、内脏肿瘤、外伤及手术后均禁用肝素钠。妊娠妇女只在有明确适应证时，方可用肝素钠。

（五）制剂与规格

注射液：1 000 U∶2 mL，5 000 U∶2 mL，12 500 U∶2 mL。

（六）医保类型及剂型

甲类：注射剂。

二、肝素钙

（一）作用与特点

本品为氨基葡聚糖硫酸钙。与肝素钠相似。由于本品是以钙盐的形式在体内发挥作用，经皮下注射后，在血液循环中缓慢扩散，不会减少细胞间毛细血管的钙胶质，也不改变血管通透性，克服了肝素钠皮下注射易导致出血的不良反应。

（二）适应证

适用于预防和治疗血栓-栓塞性疾病以及血栓形成。本品具有较明显的抗醛固酮活性，故亦适于人工肾、人工肝和体外循环使用。

（三）用法与用量

用于血栓-栓塞意外：皮下注射首次 0.01 mL/kg，5~7 h 后以 APTT 检测剂量是否合适，12 h 1 次，每次注射后 5~7 h 进行新的检查，连续 3~4 d。用于内科预防：皮下注射首剂 0.005 mL/kg，注射后 5~7 h 以 APTT 调整合适剂量，每次 0.2 mL，每日 2~3 次，或每次 0.3 mL，每日 2 次。用于外科预防：皮下注射术前 0.2 mL，术后每 12 h 0.2 mL，至少持续 10 d。

（四）不良反应与注意事项

经皮下注射，可能在注射部位引起局部小血肿、固定结节，数日后可自行消失。长期用药会引起出血、骨质疏松、血小板减少等。肝、肾功能不全、重度高血压、消化道溃疡及易出血的其他一切器质性病变、视网膜血管病患者、孕妇、服用影响凝血功能药物者及老年人慎用。凝血因子缺乏、重度血管通透性病变、急性出血、流产、脑及骨髓术后、急性细菌性心内膜炎患者、对肝素过敏者禁用。勿作肌内注射。

（五）药物相互作用

与非甾体类抗感染药、抗血小板聚集剂、葡聚糖、维生素 K 类药拮抗药合用时，本品的抗凝血作用增强。

（六）制剂与规格

注射液：2 500 U（0.3 mL）。

（七）医保类型及剂型

甲类：注射剂。

三、尿激酶

（一）作用与特点

本品是从健康人尿中提取的一种蛋白水解酶，可直接使纤维蛋白溶酶原转变为纤维蛋白溶酶，可溶解血栓。对新鲜血栓效果较好，$t_{1/2}$ 为 15 min。

（二）适应证

用于急性心肌梗死、肺栓塞、脑血管栓塞、周围动脉或静脉栓塞、视网膜动脉或静脉栓塞等，也可用于眼部炎症、外伤性组织水肿、血肿等。

（三）用法与用量

急性心肌梗死：一次 50 万～150 万 U，用葡萄糖或生理盐水稀释后静滴，或 20 万～100 万 U 稀释后冠状动脉内灌注。

（四）不良反应与注意事项

主要不良反应是出血，在使用过程中应测定凝血情况，如发现出血倾向，立即停药，并给予抗纤维蛋白溶酶药。严重高血压、肝病及有出血倾向者应慎用，低纤维蛋白原血症及出血性体质者禁用。

（五）制剂与规格

注射剂：每支 1 万、5 万、10 万、20 万、25 万、50 万、250 万 U。

（六） 医保类型及剂型

甲类：注射剂。

四、华法林

（一） 别名

苄丙酮香豆素。

（二） 作用与特点

本品为香豆素类口服抗凝血药，化学结构与维生素 K 相似。其抗凝血作用的机制是竞争性拮抗维生素 K 的作用，此作用只发生在体内，故在体外无效。本品对已合成的凝血因子无对抗作用，在体内需待已合成的凝血因子耗竭后，才能发挥作用，故用药早期可与肝素并用。本品口服易吸收，生物利用度达 100%，血浆蛋白结合率为 99.4%，$t_{1/2}$ 约 40～50min。可通过胎盘，并经乳汁分泌。经肝脏代谢成无活性的代谢产物，由尿和粪便排泄。口服后 12～24 h，出现抗凝血作用，1～3 d 作用达峰值，持续 2～5 d。静脉注射和口服效果相同。

（三） 适应证

临床用于血栓栓塞性疾病，防止血栓的形成及发展；减少手术后的静脉血栓发生率，并可作为心肌梗死的辅助用药。

（四） 用法与用量

口服：成人第 1 天 5～20 mg，次日起每日 2.5～7.5 mg。

（五） 不良反应与注意事项

主要不良反应为出血，用药期间应定时测定凝血酶原时间或凝血酶原活性。手术后 3d 内、妊娠期、哺乳期、有出血倾向的患者、严重肝肾疾病、活动性消化性溃疡，脑、脊髓及眼科手术患者禁用。恶病质、衰弱、发热、慢性酒精中毒、活动性肺结核、充血性心力衰竭、中毒高血压、亚急性细菌性心内膜炎、月经过多、先兆流产患者慎用。

（六） 药物相互作用

氯贝丁酯可增强本品抗凝血作用。阿司匹林、保泰松、羟基保泰松、水合氯醛、双硫仑、依那尼酸、奎尼丁、甲苯磺丁脲等可使本品作用增强。肝酶诱导剂能加速本品代谢，减弱其抗凝血作用。肝药酶抑制药抑制本品代谢，使血药浓度增高，半寿期延长。广谱抗生素使本品抗凝作用增强。维生素 K、利福平、氯唑酮、螺内酯、考来烯胺可减弱本品的抗凝作用。

（七）制剂与规格

片剂：2.5 mg，5 mg。

（八）医保类型及剂型

甲类：口服常释剂。

五、组织型纤维蛋白溶酶原激活剂

（一）别名

栓体舒注射液。

（二）作用与特点

本品是一种糖蛋白，可激活纤溶酶原转为纤溶酶，为一种纤维蛋白特异性溶栓剂。本品对纤维蛋白亲和性很高，对凝血系统各组分的系统性作用较微，不会增加全身出血的倾向。本品不具有抗原性，可重复给药。本品静脉注射后迅速自血中消除，用药 5 min 后，总药量的 50% 自血中消除。主要在肝脏代谢。

（三）适应证

用于急性心肌梗死和肺阻塞的溶栓治疗。

（四）用法与用量

静脉注射：将本品 50 mg 溶于灭菌注射用水中，使溶液浓度为 1 mg/mL，静脉注射。静脉滴注：将本品 100 mg 溶于注射用生理盐水 500mL 中，前 2min 先注入本品 10 mg，随后 60 min 内静滴 50 mg，最后将余下的 40 mg 在 2 h 内静滴完。

（五）不良反应与注意事项

本品较少不良反应，可见注射部位出血。出血性疾病，近期内有严重内出血，脑出血或 2 个月内曾进行过颅脑手术者，10 d 内发生严重创伤或做过大手术者，未能控制的严重高血压病、细菌性心内膜炎、急性胰腺炎、食管静脉曲张、主动脉瘤、妊娠期及产后 2 周以及 70 岁以上患者应慎用。曾口服抗凝剂者用本品出血的危险性增加。用药期间应监测心电图。本品不能与其他药配伍静脉滴注。

（六）制剂与规格

注射剂：50 mg。

六、藻酸双酯钠

（一）作用与特点

藻酸双酯钠是以海藻提取物为基础原料，经引入有效基团而得的多糖类化合物，属类肝素药。它能阻抗红细胞之间及红细胞与血管壁之间的黏附，有降血黏度，改善微循环的作用；能使凝血酶失活，抑制血小板聚集，有抗凝血作用；能使血清总胆固醇、三酰甘油、低密度脂蛋白含量降低、升高高密度脂蛋白含量，具有降血脂作用。

（二）适应证

缺血性心脑血管疾病（如脑血栓、脑栓塞、冠心病）和高脂血症。

（三）用法与用量

注射剂仅供静脉滴注 1~3 mg/（kg·d），宜自小剂量开始。成人每日 1 次，每次 50~150 mg，最多不超过 200 mg。

（四）不良反应与注意事项

如剂量过大或滴速过快，少数患者可能出现头痛、恶心、心悸、口舌麻木、肢体疼痛。不良反应严重者应立即停药。过敏体质者慎用。有出血性疾病或有出血倾向者，严重肝肾功能不全者禁用。

（五）药物相互作用

如有脑水肿，可与脱水剂甘露醇并用，但不宜与高电解质输液并用，与低分子右旋糖酐输液要慎用。

（六）制剂与规格

①片剂：50 mg；②注射液：100 mg：2 mL，50 mg：1 mL。

七、低分子肝素钠

（一）别名

法安明、依诺肝素钠、栓复欣、吉派啉。

（二）作用与特点

肝素钠为低分子量的硫酸氨基葡聚糖，是从猪肠黏膜制备的肝素钠通过可控制的亚硝酸解聚作用而生产的。肝素钠加强抑制凝血因子 Xa 的能力，相对大于延长凝血时间的能力。肝素钠对血小板功能和血小板黏附性的影响比肝素小，因而对初级阶段止血只有很小的作用。$t_{1/2}$ 为 2 h，生物利用度为 90%，药动学基本上是非剂量依赖性的。

（三）适应证

急性深静脉血栓的治疗。急性肾衰竭或慢性肾功能不全者进行血液透析和血液过滤期间防止体外循环系统中发生凝血。不稳定型冠心病，如不稳定型心绞痛和非 Q 波形心肌梗死。预防与手术有关的血栓形成。

（四）用法与用量

①急性深静脉血栓的治疗：皮下注射每日 200 U/kg，分 1 次或 2 次注射。每日总量不超过 18 000 U。②血液透析和血液过滤期间预防凝血：慢性肾衰竭，无已知的出血危险患者，给予的剂量通常使血浆浓度保持在 0.5~1 U 抗-Xa/mL 的范围内；急性肾衰竭，有高度出血危险患者，血浆浓度应保持在 0.2~0.4 U 抗-Xa/mL 的范围内。③不稳定型冠心病：皮下注射 120 U/kg，每日 2 次，最大剂量 12 h 为 10 000 U。至少治疗 6 d，可根据病情酌情延长用药时间，推荐同时使用低剂量阿司匹林。④预防与手术有关的血栓形成：治疗须持续到患者可活动为止，一般需 5~7 d 或更长。

（五）不良反应与注意事项

在大剂量时，可能引起出血，常见报道的不良反应是注射部位皮下血肿。罕见血小板减少症、皮肤坏死、变态反应和出血。对于血小板减少症和血小板缺陷、严重肝及肾功能不全、未控制的高血压、高血压性或糖尿病性视网膜病以及已知对肝素和（或）低分子质量肝素过敏者慎用。对本品过敏，急性胃十二指肠溃疡和脑出血，严重凝血疾患，脓毒性心内膜炎，中枢神经系统、眼及耳受伤或手术，用肝素钠时体外血小板聚集试验结果阳性的血小板减少症患者及治疗急性深静脉血栓形成时伴用局部麻醉者禁用。

（六）药物相互作用

同时应用对止血有影响的药物，例如阿司匹林、非类固醇抗炎药、维生素 K 拮抗药及葡聚糖，可能加强本品的抗凝作用。

（七）制剂与规格

注射液：2 500 U：0.2 mL，5 000 U：0.2 mL，10 000 U：0.2 mL。

（八）医保类型及剂型

乙类：注射剂。

第四节　升白细胞药

一、重组人粒细胞集落刺激因子

（一）别名

津恤力、惠尔血、赛格力、格拉诺赛特、吉赛欣。

（二）作用与特点

本品为利用基因重组技术生产的人粒细胞集落刺激因子。与天然产品相比，生物活性在体内外基本一致。粒细胞集落刺激因子是调节骨髓中粒系造血的主要细胞因子之一，可选择性地作用于粒系造血细胞，促进其增殖、分化，并可增加粒系终末分化细胞，即外周血中性粒细胞的数目与功能。

（三）适应证

适用于癌症化疗等原因导致的中性粒细胞减少症。

（四）用法与用量

化疗药物给药结束后 24~48 h 起皮下或静脉注射本品，每日 1 次。用量和用药时间可根据患者化疗的强度和中性粒细胞下降的程度决定。

（五）不良反应与注意事项

不良反应均较轻微，易于耐受，主要包括骨和（或）肌肉酸痛及乏力，个别患者可见皮疹、发热、流涕或寒战等类感冒症状。本品应在化疗药物结束后 24~48 h 开始使用，不宜在化疗前或化疗过程中使用。使用本品过程中应每周监测血象 2 次，特别是中性粒细胞数变化情况。髓性细胞系的恶性增殖者（急性粒细胞性白血病等）慎用。对本品或同类制剂及对大肠杆菌表达的其他制剂有过敏史者禁用。

（六）制剂与规格

注射剂：75μg：0.5 mL，150μg：0.5 mL，300 μg：0.5mL。

（七）医保类型及剂型

乙类：注射剂。

二、低分子肽/氨基酸/矿物质

（一）别名

益康升血肽。

（二）作用与特点

本品含由氨基酸组成的低分子肽及人体必需的游离氨基酸和微量元素组成，为天然细胞调节剂，可增强细胞免疫功能；促进骨髓造血功能，升高白细胞；增强体质。

（三）适应证

自身免疫功能降低或失调引起的疾病。各种肿瘤患者因化疗、放疗引起的白细胞减少。肝硬化、脾功能亢进引起的白细胞减少及不明原因的白细胞减少症。血象降低症。妇科、皮肤科某些慢性炎症、溃疡和手术后粘连。

（四）用法与用量

每次 2~4 mL，每日肌肉注射 1 次，10 d 为 1 个疗程，每疗程之间间隔 1 周。

（五）制剂与规格

注射液：2 mL。

三、肌苷

（一）作用与特点

本品能直接透过细胞膜进入人体细胞，参与能量代谢及蛋白质合成，可刺激体内产生抗体，提高肠道对铁的吸收，活化肝功能，加速肝细胞的修复。

（二）适应证

用于各种原因所致的白细胞减少、血小板减少、急慢性肝炎、肝性脑病、冠心病、心肌梗死等。

（三）用法与用量

①口服：每日 200~600 mg，每日 3 次；②肌肉注射或静脉滴注：成人每次 200~600 mg，儿童每次 100~200 mg，每日 1~2 次。

（四）不良反应与注意事项

不能和氯霉素、双嘧达莫、硫喷妥钠等注射剂配伍使用。

（五）制剂与规格

①片剂：200 mg；②注射液：100 mg∶2 mL，200 mg∶5 mL。

（六）医保类型及剂型

①甲类：注射剂；②乙类：口服常释剂。

第五节　止血药

一、亚硫酸氢钠甲萘醌

（一）别名

维生素 K_3。

（二）作用与特点

维生素 K 为肝脏合成凝血酶原（因子 Ⅱ）的必需物质，还参与因子 Ⅶ、Ⅸ、Ⅹ 的合成。缺乏维生素 K 可致上述凝血因子合成障碍，影响凝血过程而引起出血。此时给予维生素 K 可达到止血作用。本品尚具镇痛作用。本品为水溶性，其吸收不依赖于胆汁。口服可直接吸收，也可肌肉注射。吸收后随脂蛋白转运，在肝内被利用。肌肉注射后 8~24h 起效，但需数日才能使凝血酶原恢复至正常水平，

（三）适应证

止血。预防长期口服广谱抗生素类药物引起的维生素 K 缺乏症。胆石症、胆管蛔虫症引起的胆绞痛。大剂量用于解救杀鼠药"敌鼠钠"中毒。

（四）用法与用量

①止血：肌内注射，每次 2~4 mg，每日 4~8 mg；②防止新生儿出血：可在产前一周给孕妇肌肉注射，每日 2~4 mg；③口服：每次 2~4 mg，每日 6~20 mg；④胆绞痛：肌肉注射，每次 8~16 mg。

（五）不良反应与注意事项

可致恶心、呕吐等胃肠道反应及肝损害。较大剂量可致新生儿、早产儿溶血性贫血、高胆红素血症及黄疸。在红细胞 6-磷酸脱氢酶缺乏症患者可诱发急性溶血性贫血。肝硬化或晚期肝病患者出血，使用本品无效。本品不宜长期大量应用。

（六）制剂与规格

①注射液：2 mg：1 mL，4 mg：2 mL；②片剂：2 mg。

（七）医保类型及剂型

甲类：注射剂。

二、甲萘氢醌

（一）别名

维生素 K_4、乙酰甲萘醌。

（二）作用与特点

本品为化学合成的维生素，不论有无胆汁分泌，口服吸收均良好。主要参与肝脏凝血因子Ⅱ、Ⅶ、Ⅸ、Ⅹ的合成，催化这些凝血因子谷氨酸残基的7-羧化过程，使其具有生理活性产生止血作用。

（三）适应证

主要用于维生素K缺乏所致的出血；阻塞性黄疸、胆瘘、慢性腹泻等维生素K吸收或利用障碍者；长期口服广谱抗生素及新生儿出血；服用过量香豆素类抗凝剂和水杨酸类所致的出血。

（四）用法与用量

口服：每次2~4 mg，每日6~12 mg，每日3次。

（五）制剂与规格

片剂：2 mg，4 mg。

（六）医保类型及剂型

甲类：口服常释剂。

三、氨甲苯酸

（一）别名

止血芳酸、对羧基苄胺、抗血纤溶芳酸。

（二）作用与特点

本品具有抗纤维蛋白溶解作用，其作用机制与氨基己酸相同，但其作用较之强4~5倍。口服易吸收，生物利用度为70%。服后3 h血药浓度达峰值，静脉注射后，有效血浓度可维持3~5 h。经肾排泄，$t_{1/2}$为60 min。毒性较低，不易生成血栓。

（三）适应证

适用于纤维蛋白溶解过程亢进所致的出血，如肺、肝、胰、前列腺、甲状腺、肾上腺等手术时的异常出血，妇产科和产后出血以及肺结核咯血或痰中带血、血尿、前列腺肥大出血、上消化道出血等，对一般慢性渗血效果较显著，但对癌症出血以及创伤出血无止血作用。此外，尚可用于链激酶或尿激酶过量引起的出血。

（四）用法与用量

①静脉注射：每次 0.1~0.3 g，用 5%葡萄糖注射液或 0.9%氯化钠注射液 10~20 mL 稀释后缓慢注射，每日最大用量 0.6 g；儿童每次 0.1 g。②口服：每次 0.25~0.5 g，每日 3 次，每日最大量为 2 g。

（五）不良反应与注意事项

用量过大可促进血栓形成。对有血栓形成倾向或有血栓栓塞病史者禁用或慎用。一般不单独用于弥散性血管内凝血所继发的纤溶性出血，必要时，在肝素化的基础上应用以防止血栓的进一步形成。可致继发性肾盂和输尿管凝血，故血友病患者发生血尿时或肾功能不全者慎用。

（六）制剂与规格

①注射液：0.05 g∶5 mL，0.1 g∶10 mL；②片剂：0.125 g，0.25 g。

（七）医保类型及剂型

甲类：口服常释剂。

四、酚磺乙胺

（一）别名

止血敏、止血定、经苯磺乙胺。

（二）作用与特点

能增加血液中血小板数量，增强其聚集性和黏附性，促使血小板释放凝血活性物质，缩短凝血时间，加速血块收缩。尚可增强毛细血管抵抗力，降低毛细血管通透性，减少血液渗出。止血作用迅速，静脉注射后 1 h 作用达峰值，作用维持 4~6 h。口服也易吸收。

（三）适应证

适用于预防和治疗外科手术出血过多，血小板减少性紫癜或过敏性紫癜以及其他原因引起的出血，如脑出血、胃肠道出血、泌尿道出血、眼底出血、皮肤出血等。

（四）用法与用量

①预防手术出血：术前 15~30 min 静脉注射或肌肉注射，每次 0.25~0.5 g，必要时 2 h 后再注射 0.25g，每日 0.5~1.5g。②治疗出血：成人口服，每次 0.5~1 g，每日 3 次；儿童每次 10 mg/kg，每日 3 次；肌肉注射或静脉注射，也可与 5% 葡萄糖溶液或生理盐水混合静脉滴注，每次 0.25~0.75 g，每日 2~3 次。

（五）不良反应与注意事项

本品毒性低，但有报道静脉注射时可发生休克。

（六）制剂与规格

①注射液：0.25 g：2mL，0.5 g：5mL，1.0 g：5mL；②片剂：0.25 g，0.5 g。

（七）医保类型及剂型

乙类：注射剂。

五、抑肽酶

（一）别名

赫泰林。

（二）作用与特点

本品是一种广谱丝氨酸蛋白酶抑制剂，它不仅与人胰蛋白酶、纤溶酶、血浆、组织激肽释放酶等游离酶形成可逆的酶抑制剂复合物，而且可与已结合酶（如纤溶酶-链激酶复合物）相结合。抑肽酶轻微抑制人多形核细胞的中性溶酶体酶、弹性蛋白酶和组织蛋白酶 G，阻止胰腺在休克缺血时产生高毒性肽物质（心肌抑制因子）。本品静脉注射后，原形药物迅速分布于整个细胞外相，从而也使血药浓度速度降低（$t_{1/2}$ 为 23 min）。本品在肾脏被溶酶体代谢成较短的肽或氨基酸，代谢物无生物活性。健康志愿者注射本品后 48 h 内，尿中以代谢物形式排出 25%~40%。

（三）适应证

治疗和预防需要抑制蛋白水解酶（如胰蛋白酶、纤维蛋白溶酶及血浆和组织中的血管舒缓素）的疾病。创伤后和手术出现的高纤维蛋白溶解亢进性出血，如体外循环心脏直视手术以后及妇产科手术及手术后肠粘连的预防。

（四）用法与用量

①产科出血：开始给 100 万 U，然后 20 万 U/h，静脉输注，至出血停止；②体外循环心内直视手术：成人每次 300 万 U，儿童每次 150 万~200 万 U，在体外循环前，全量加入预充液中。

（五）不良反应与注意事项

对过敏体质的患者，推荐提前静脉给予 H_1 受体和 H_2 受体拮抗药。高剂量本品的体外循环患者，推荐 ACT 保持在 750 s 以上，或者用肝素–精氨分析系统控制肝素水平。妊娠和哺乳妇女慎用。

（六）药物相互作用

本品对血栓溶解剂有剂量依赖性的抑制作用。勿与其他药物配伍，尤其应避免与 β–内酰胺类抗生素合用。

（七）制剂与规格

冻干粉剂：28 U，56 U，278 U。

六、凝血酶

（一）作用与特点

本品是从猪血提取、精制而得的凝血酶无菌制剂。能直接作用于血液中的纤维蛋白原，促使转变为纤维蛋白，加速血液的凝固，达到止血目的。本品还有促进上皮细胞的有丝分裂而加速创伤愈合的作用。

（二）适应证

可用于通常结扎止血困难的小血管、毛细血管以及实质性脏器出血的止血。用于外伤、手术、口腔、耳鼻喉、泌尿、妇产科以及消化道等部位的止血。

（三）用法与用量

①局部止血：用灭菌生理盐水溶解成含凝血酶 50~250 U/mL，喷雾或灌注于创面；或以明胶海绵、纱条黏附本品后贴敷于创面；也可直接撒布本品至创面。②消化道止血：以

溶液（10~100 U/mL）口服或灌注，每1~6 h 1次。根据出血部位和程度，可适当增减浓度及用药次数。

（四）不良反应与注意事项

本品严禁做血管内、肌肉或皮下注射，否则可导致血栓、局部坏死，而危及生命，如果出现变态反应时，应立即停药。使用时要避免加温、酸、碱或重金属盐类，否则可使本品活力下降而失效。

（五）制剂与规格

冻干粉剂：每瓶为500 U、1 000 U、4 000 U、8 000 U。

（六）医保类型及剂型

甲类：外用冻干粉。

七、三甘氨酰基赖氨酸加压素

（一）别名

可利新。

（二）作用与特点

本品是激素原，到达血液中后，它的三甘氨酰基会被体内酶切除而缓慢地释出血管升压素。它是一个可随着血液循环，并能以稳定速率释放出血管升压素的贮藏库。适当剂量可降低门静脉血压，但不会像血管升压素那样，对动脉血压产生明显的影响，同时也不会增加纤维蛋白的溶解作用。

（三）适应证

食管静脉曲张出血。

（四）用法与用量

初始剂量为2 mg，缓慢静脉注射（超过1 min），同时监测血压及心率。维持量1~2 mg，每4 h静脉给药，延续24~36 h，直至出血得到控制。

（五）不良反应与注意事项

本品的增压与抗利尿作用虽然较赖氨酸加压素及精氨酸加压素低，但高血压、心脏功能紊乱或肾功能不全者仍应慎用。孕妇不宜使用。

（六）制剂与规格

注射粉剂：1 mg。

第六节　血浆容量扩充药

一、作用

（一）扩充血容量

右旋糖酐分子量较大，静脉滴注后不易渗出血管，提高血浆胶体渗透压，导致组织中水分大量进入血管内而产生扩充血容量作用。分子量越大扩容作用越强、维持时间越长。右旋糖酐 70 维持 12h，右旋糖酐 10 维持约 3h。

（二）阻止红细胞和血小板聚集

右旋糖酐还能抑制红细胞和血小板聚集，并使血浆稀释，从而产生抗凝血和改善微循环作用。分子量越小则该作用越强。

（三）渗透性利尿

右旋糖酐经肾排泄时提高肾小管内渗透压，水分重吸收减少，产生渗透性利尿作用。分子量越小作用越强。

二、临床应用

（一）防治低血容量性休克

临床主要应用右旋糖酐 70 和右旋糖酐 40 抢救急性失血、创伤和烧伤引起的低血容量休克。

（二）防治血栓性疾病

右旋糖酐 40 和右旋糖酐 10 可用于防治 DIC（弥散性血管内凝血）和血栓形成性疾病，如脑血栓形成、心肌梗死、血栓闭塞性脉管炎等。

（三） 防治急性肾衰竭

应用其渗透性利尿作用，临床上用于防治急性肾衰竭。

三、不良反应和用药监护

（一） 变态反应

少数患者用药后出现变态反应，严重者可导致过敏性休克。故首次用药应严密观察 5~10 min，发现症状，立即停药，及时抢救。

（二） 凝血障碍

连续应用时，制剂中的少量大分子右旋糖酐可致凝血障碍和出血。

（三） 其他

血小板减少症、出血性疾病和充血性心力衰竭患者禁用，肝、肾功能不良者慎用。

四、制剂和用法

（一） 右旋糖酐 70

注射剂：100 mL，250 mL，500 mL（有含 5% 葡萄糖或含 0.9% 氯化钠两种）。每次 500 mL，静滴，每分钟 20~40 mL，1 日最大量 1 000~1 500 mL。

（二） 右旋糖酐 40

注射剂：6% 溶液，100 mL，250 mL，500 mL（有含 5% 葡萄糖或含 0.9% 氯化钠两种）。每次 250~500 mL，静滴，1 日不超过 1 000 mL。

（三） 右旋糖酐 10

注射剂：30 g/500 mL，50 g/500 mL（有含 5% 葡萄糖或含 0.9% 氯化钠两种）。每次 100~1 000 mL，静滴。

第八章
内分泌系统药物

第一节　胰岛素和口服降糖药

一、胰岛素

胰岛素是由胰岛 β 细胞合成、分泌的一种多肽类激素，药用胰岛素有动物胰岛素（从猪、牛的胰腺中提取）和人胰岛素（通过基因重组技术生产）两类。胰岛素口服易被消化酶破坏，故必须注射给药。皮下注射吸收快，与血浆蛋白结合率低于 10%，主要在肝、肾经水解灭活，$t_{1/2}$ 短。但胰岛素与组织结合后，作用可维持数小时。为延长其作用时间，可用碱性蛋白质与之结合，并加入微量锌使其稳定，制成中效和长效制剂。中、长效制剂均为混悬剂，不能静脉注射。另外，现在已研制出非注射用的胰岛素制剂，如胰岛素喷雾剂。

（一）作用

胰岛素对代谢过程有广泛影响。

1. 降低血糖

胰岛素可加速葡萄糖的无氧酵解和有氧氧化，促进糖原的合成及贮存；抑制糖原分解及糖异生，从而降低血糖。

2. 促进脂肪合成

胰岛素能促进脂肪合成，抑制脂肪分解，减少游离脂肪酸和酮体的生成。

3. 促进蛋白质合成

胰岛素可增加氨基酸的转运和促进蛋白质合成，抑制蛋白质的分解。

4. 促进 K^+ 转运

促进 K^+ 从细胞外进入细胞内，降低血 K^+，增加细胞内 K^+ 浓度。

（二）用途

1. 糖尿病

胰岛素对各型糖尿病均有效。主要用于：①1 型糖尿病（胰岛素依赖型糖尿病）；②出现并发症，如酮症酸中毒、高渗性昏迷；③2 型糖尿病经饮食控制和口服降血糖药治疗失败者；④出现合并症，如严重感染、高热、创伤及分娩等。

2. 纠正细胞内缺钾

与氯化钾、葡萄糖组成极化液（GIK），用于防治心肌梗死时的心律失常。此外，胰岛素还可与 ATP、辅酶 A 组成能量合剂，用于心、肝、肾疾病的辅助治疗。

（三）不良反应及应用注意

1. 低血糖反应

多为胰岛素过量或未能按时进餐所致。胰岛素能迅速降低血糖，出现饥饿感、出汗、心悸、震颤等症状，严重者可引起昏迷、惊厥及休克，甚至死亡。低血糖反应的防治：①用药与进餐配合；②发生低血糖时应及时处理，轻微者可进食少量饼干、面包等，严重低血糖时应立即静脉注射 50% 葡萄糖。长效胰岛素降低血糖作用缓慢，一般不出现上述症状，而主要表现为头痛、精神情绪失常和运动障碍。

为防止低血糖反应引起严重后果，应向患者宣传防治知识，以便及早发现并采取摄食或饮糖水等措施。低血糖性昏迷必须与酮症酸中毒性昏迷及非酮症糖尿病昏迷相鉴别。

2. 变态反应

一般反应为皮疹、血管神经性水肿，偶有过敏性休克。因多数为牛胰岛素所致，可改用猪胰岛素或人胰岛素。

3. 局部反应

表现为红肿、皮下结节或皮下脂肪萎缩：见于多次肌肉注射部位，人胰岛素则较少见。应有计划地更换注射部位，可尽量减少组织损伤及避免吸收不良。

4. 胰岛素耐受性

机体对胰岛素的敏感性降低称为胰岛素耐受性，又称胰岛素抵抗。分为两型：①急性型：常由于创伤、感染、手术、情绪激动等应激状态引起，血中抗胰岛素物质增多，需短时间内增加大剂量胰岛素，并纠正酸碱平衡和电解质紊乱，常可取得较好疗效；②慢性型：与体内产生胰岛素抗体或体内胰岛素数目减少等有关，宜更换胰岛素制剂或加用口服降血糖药。

5. 药物相互作用

肾上腺皮质激素、噻嗪类利尿药、胰高血糖素等均可升高血糖浓度，合用时可降低胰岛素的降糖作用；普萘洛尔等 β 受体拮抗药与胰岛素合用则可增加低血糖的危险，并可掩盖低血糖的某些症状，延长低血糖时间，故应注意调整胰岛素用量。华法林、水杨酸盐、磺胺类药、甲氨蝶呤等可与胰岛素竞争血浆蛋白结合，从而增加血中游离型胰岛素而增强作用。

6. 应用胰岛素注意事项

必须注意定期检查尿糖、血糖、肾功能、眼底视网膜血管、血压和心电图等，以便了解病情及并发症。

二、口服降糖药

（一）胰岛素促泌药

胰岛素促泌药主要有磺酰脲类和苯甲酸类（格列奈类）。磺酰脲类第一代有甲苯磺丁脲和氯磺丙脲，第二代常用的有格列本脲（优降糖）、格列齐特（达美康）、格列喹酮（糖适平）、格列吡嗪（美吡达）、格列美脲。苯甲酸类主要有瑞格列奈和那格列奈。

1. 磺酰脲类

磺酰脲类口服吸收迅速而完全，与血浆蛋白结合率很高，故起效慢，维持时间长。多数药物在肝脏代谢并经肾脏排泄，但格列喹酮经肾排出小于5%。

（1）作用：①降血糖作用：其作用主要是通过促进已合成的胰岛素释放入血而发挥降血糖作用，对胰岛素的合成无影响，因此，对胰腺尚有一定胰岛素合成能力的患者有效，对1型糖尿病及胰腺切除者单独应用无效。②抗利尿作用：氯磺丙脲能促进抗利尿激素分泌，减少水的排泄。③对凝血功能的影响：格列齐特能降低血小板黏附力，刺激纤溶酶原的合成，恢复纤溶活性，改善微循环，对预防或减轻糖尿病患者微血管并发症有一定作用。

（2）用途：①糖尿病：用于2型糖尿病；胰岛功能尚存且单用饮食控制无效者；用于对胰岛素产生耐受者，可减少胰岛素的用量。②尿崩症：氯磺丙脲可使尿量减少，与氢氯噻嗪合用可提高疗效。

（3）不良反应及应用注意：①常见不良反应：胃肠不适、恶心、腹痛、腹泻，以及皮肤过敏。也可致黄疸及肝损害，应定期检查肝功能。②少数人出现粒细胞、血小板减少，应定期检查血常规。③低血糖反应：药物过量可发生持续性低血糖，老年人及肝、肾功能不良者尤易发生。格列本脲、格列齐特等第二代药物较少引起低血糖。④中枢神经系统反应：大剂量氯磺丙脲可引起精神错乱、嗜睡、眩晕和共济失调等症状。⑤其他：本类药大部分从肾排泄会加重肾负担，应注意多饮水。格列喹酮主要随胆汁经消化道排泄，所以轻、中度肾功能不良者应选用格列喹酮。⑥药物相互作用：磺酰脲类血浆蛋白结合率很高，因此可与其他药物（如磺胺类药、青霉素、吲哚美辛、双香豆素等）竞争与血浆蛋白结合，使其游离型药物浓度上升而引起低血糖反应。药酶抑制剂如氯霉素、西咪替丁等也能增强磺酰脲类的降糖作用。此外，氢氯噻嗪、糖皮质激素、口服避孕药、苯妥英钠、利福平等因抑制胰岛素释放，拮抗胰岛素作用或诱导肝约酶而降低磺酰脲类药的疗效。

2. 苯甲酸类

瑞格列奈和那格列奈为苯甲酸类药，其作用机制同磺脲类，特点是促进胰岛素分泌，起效快，餐时或餐后立即服药，在餐后血糖升高时恰好促进胰岛素分泌增多，故又称速效餐时血糖调节剂。本类药维持时间短，在空腹时不再刺激胰岛素分泌，既可降低餐后血糖，又极少发生低血糖。适用于 2 型糖尿病降低餐后血糖，与双胍类药有协同作用；瑞格列奈经肾排泄仅 8%，主要随胆汁经消化道排泄，故可用于轻、中度肾功能不良者。

（二）胰岛素增敏药

噻唑烷二酮类（格列酮类）为胰岛素增敏药，常用药物有罗格列酮、吡格列酮等。

罗格列酮（文迪雅）和吡格列酮（安可妥）除能特异性提高机体（肝脏、肌肉和脂肪组织）对胰岛素的敏感性外，还可保护胰岛 β 细胞功能，有效降低血糖、血脂，对大血管亦有保护作用，是治疗伴有胰岛素抵抗的 2 型糖尿病的一线用药。无论是单独（较弱）还是联合用药（可与磺酰脲类或甲福明合用）都能取得较好的降糖效果，但无内源性胰岛素存在时无效。

主要不良反应是损害肝功能，用药前需检查肝功能，转氨酶升高超过正常上限 2.5 倍者禁用。用药期间定期检查肝功能，用药第 1 年每 2 个月 1 次，以后每 6 个月 1 次。此外，本类药可致体重增加。心功能不全者禁用或慎用。

（三）双胍类

主要有甲福明（二甲双胍）。

1. 作用和用途

甲福明对 2 型糖尿病有降血糖作用，对正常人血糖几无影响，不会引起低血糖。作用机制是：①增强机体组织对胰岛素的敏感性（即促进组织细胞对葡萄糖的摄取和利用；②减少肝脏产生葡萄糖；③抑制肠道对葡萄糖的吸收，从而有效降低血糖；④改善糖尿病患者的血管功能，主要用于 2 型糖尿病，尤其是肥胖型（首选，兼有减肥效果）。

2. 不良反应及应用注意

（1）胃肠道反应：主要是食欲不振、恶心、呕吐、腹泻、口苦、金属味等，饭后服可减轻，减量或停药后即消失。

（2）乳酸血症：因促进糖无氧酵解，产生乳酸，尤其在肝、肾功能不全及心力衰竭等缺氧情况下，易诱发乳酸性酸中毒（苯乙福明的发生率比甲福明高 10 倍，故前者已基本不用），可危及生命。

（3）禁忌证：肝、肾功能不良者禁用。

（四）α-葡萄糖苷酶抑制药

其中主要为阿卡波糖、伏格列波糖。

1. 作用和用途

阿卡波糖（拜唐苹）、伏格列波糖为新型的口服降血糖药。作用机制是：通过竞争性抑制小肠葡萄糖苷酶的活性，使淀粉类转化为单糖的过程减慢，从而延缓葡萄糖的吸收，降低餐后血糖，单独使用不引起低血糖反应，临床主要用于治疗糖尿病餐后高血糖。既可单独使用也可与其他降血糖药合用治疗 2 型糖尿病。

2. 不良反应及应用注意

本类药因延缓糖类的吸收，所以腹胀，排气多、腹泻等胃肠道反应较常见。必须与头几口食物一起嚼服才有效。如果在服药后很长时间才进餐，则疗效差或无效。服药期间增加淀粉类比例，并限制单糖摄入量可提高疗效。若与其他降糖药合用出现低血糖时，应先减少降糖药药量；严重低血糖时应直接补充葡萄糖。应避免与抗酸药及消化酶制剂同时服用。18 岁以下者、孕妇、哺乳期妇女，以及有明显消化、吸收障碍者禁用。

第二节　肾上腺皮质激素

一、糖皮质激素

糖皮质激素作用广泛而复杂，且随剂量不同而异。生理情况下所分泌的糖皮质激素主要影响物质代谢过程，超生理剂量的糖皮质激素还具有抗炎、抗免疫等药理作用。临床常用药物有：氢化可的松、可的松、泼尼松、地塞米松等。

（一）药物作用

1. 对代谢的影响

（1）糖代谢：糖皮质激素能增加肝糖原、肌糖原含量并升高血糖。

（2）蛋白质代谢：糖皮质激素能促进蛋白质分解，抑制蛋白质的合成。长期应用可导致肌肉消瘦、皮肤变薄、骨质疏松和伤口愈合延缓等。

（3）脂肪代谢：糖皮质激素能促进脂肪分解，抑制其合成，同时可使机体脂肪重新分布，即四肢脂肪向面部、胸、背及臀部分布，形成满月脸和向心性肥胖。

（4）水和电解质代谢：糖皮质激素有较弱的盐皮质激素的作用；同时也影响水的平衡，有弱的利尿效应。

2. 抗炎作用

糖皮质激素有强大的抗炎作用，能对抗物理、化学、生物等各种原因所致的炎症。在炎症早期，可降低毛细血管通透性，减少渗出及水肿、抑制白细胞功能，减少炎症介质释放，从而改善红、肿、热、痛等症状；在炎症晚期，通过抑制毛细血管和纤维母细胞的增生，延缓肉芽组织生成，从而防止炎症所致的粘连及瘢痕形成，减轻后遗症。但也应注意，炎症是机体的一种防御机制，因此，糖皮质激素在发挥抗炎效应时，也降低机体的防御功能。目前有关糖皮质激素抗炎机制认为是：糖皮质激素（GCS）通过作用于靶细胞质内的糖皮质激素受体，最终影响了参与炎症的一些基因转录而产生抗炎效应。

3. 抗免疫与抗过敏作用

糖皮质激素对免疫过程的诸多环节均有抑制作用。不仅可抑制巨噬细胞对抗原的呈递过程，而且还不同程度地抑制细胞免疫（小剂量）和体液免疫（大剂量）。此外，糖皮质激素能减少过敏介质的产生，因而可以改善过敏症状。

4. 抗休克

大剂量的糖皮质激素是临床上治疗各种严重休克的重要药物，特别是中毒性休克的治疗。其抗休克与下列因素有关：①扩张痉挛收缩的血管和加强心脏收缩；②抑制炎症反应，减轻炎症所致的组织损伤，同时也改善休克时微循环障碍；③稳定溶酶体膜，减少心肌抑制因子（myocardio-depressant factor，MDF）的形成；④提高机体对细菌内毒素的耐受力。

5. 其他作用

（1）血液与造血系统：糖皮质激素能刺激骨髓造血功能，使红细胞、血红蛋白、中性白细胞及血小板数量增加，淋巴细胞减少，淋巴组织萎缩。

（2）中枢神经系统：能提高中枢神经系统的兴奋性，易引起欣快、激动、失眠等反应，偶可诱发精神失常。大剂量对儿童能致惊厥。

（3）骨骼系统：长期服用糖皮质激素类药物可出现骨质疏松，易致骨折。

（4）消化系统：糖皮质激素能使胃酸和胃蛋白酶分泌增多，促进消化，但也可诱发或加重溃疡病。

（二）临床用途

1. 严重感染或炎症后遗症

（1）治疗严重急性感染：主要用于严重中毒性感染，如中毒性肺炎、中毒性菌痢、暴发型流行性脑膜炎及败血症等，此时应在服用有效的抗菌药物前提下，辅助应用糖皮质激素治疗。针对病毒性感染一般不用激素，因用后可降低机体的防御能力致使感染扩散。

（2）预防某些炎症后遗症：如结核性脑膜炎、心包炎、风湿性心瓣膜炎等，早期应用皮质激素可防止炎症后期粘连或疤痕形成。对虹膜炎、角膜炎、视网膜炎和视神经炎等非特异性眼炎，应用后也可迅速消炎止痛、防止角膜混浊和瘢痕粘连的发生。

2. 自身免疫性疾病及过敏性疾病

（1）自身免疫性疾病：如风湿热、风湿性及类风湿性关节炎、全身性红斑狼疮样综合征、肾病综合征等应用皮质激素后可缓解症状。一般采用综合疗法，不宜单用，以免引起不良反应。异体器官移植手术后所产生的排异反应也可应用皮质激素。

（2）过敏性疾病：如荨麻疹、血清热、血管神经性水肿、过敏性鼻炎、支气管哮喘和过敏性休克等，也可应用皮质激素辅助治疗。

3. 各种休克

在针对休克病因治疗的同时，早期应用足量皮质激素有利于病人度过危险期。如感染中毒性休克时，应在有效的抗菌药物治疗下，及早、短时间突击使用大剂量皮质激素，见效后即停药。

4. 血液病

主要用于儿童急性淋巴细胞性白血病，此外也可用于再生障碍性贫血、粒细胞减少症、血小板减少症和过敏性紫癜等的治疗。停药后易复发。

5. 替代疗法

用于急性、慢性肾上腺皮质功能减退症（包括肾上腺危象）、脑垂体前叶功能减退及肾上腺次全切除术后做替代疗法。

6. 局部应用

对一般性皮肤病如接触性皮炎、湿疹、牛皮癣等都有一定疗效。也可用于肌肉或关节劳损的治疗。

（三）不良反应

1. 长期大量应用引起的不良反应

（1）类肾上腺皮质功能亢进：因物质代谢和水盐代谢紊乱所致，如满月脸、水牛背、向心性肥胖、皮肤变薄、痤疮、多毛、浮肿、低血钾、高血压、糖尿等。停药后可自行消退，必要时采取对症治疗，如应用降压药、降糖药、氯化钾、低盐、低糖、高蛋白饮食等。

（2）诱发或加重感染：因糖皮质激素抑制机体防御功能所致。长期应用常可诱发感染或使体内潜在病灶扩散，特别是在原有疾病已使抵抗力降低的情况下，如肾病综合征者更易产生。此外，糖皮质激素还可使原来静止的结核病灶扩散、恶化，故结核病患者必要时应并用抗结核药。

（3）消化系统并发症：使胃酸、胃蛋白酶分泌增加，抑制胃黏液分泌，降低胃肠黏膜的抵抗力，故可诱发或加剧胃、十二指肠溃疡，甚至造成消化道出血或穿孔。对少数患者可诱发胰腺炎或脂肪肝。

（4）心血管系统并发症：长期应用可引起高血压和动脉粥样硬化。

（5）骨质疏松、肌肉萎缩、伤口愈合迟缓等与激素促进蛋白质分解，抑制其合成及增加钙、磷排泄有关。骨质疏松多见于儿童、老人和绝经妇女，严重者可导致自发性骨折。此外，因糖皮质激素还可抑制生长素分泌和造成负氮平衡，影响生长发育。偶可引起畸胎。

（6）其他：精神失常。有精神病或癫痫病史者禁用或慎用。

2. 停药反应

（1）长期应用减量过快或突然停药时，可引起肾上腺皮质萎缩和功能不全。停药后也有少数患者遇到严重应激情况，例如，感染、创伤、手术时可发生恶心、呕吐、乏力、低血压、休克等肾上腺危象，需及时抢救。

（2）反跳现象：因病人对激素产生了依赖性或病情尚未完全控制，突然停药或减量过快可致原病复发或恶化。常需加大剂量再行治疗，待症状缓解后再逐渐减量、停药。

（四）禁忌证

严重精神病和癫痫，活动性消化性溃疡病，骨折，创伤修复期，肾上腺皮质功能亢进症，严重高血压，糖尿病，孕妇，抗菌药不能控制的感染（如水痘、真菌感染）等都是糖皮质激素的禁忌证。

（五）用法及疗程

1. 大剂量突击疗法

用于严重中毒性感染及各种休克。氢化可的松首次剂量可静脉滴注 200~300 mg，1 日量可达 1g 以上，疗程不超过 3 天。

2. 一般剂量长期疗法

用于结缔组织病、肾病综合征、顽固性支气管哮喘等，一般开始时用泼尼松口服 10~20 mg 或相应剂量的其他皮质激素制剂，每日 3 次，产生效应后，逐渐减量至最小维持量，持续数月。

3. 小剂量替代疗法

用于垂体前叶功能减退、阿狄森病及肾上腺皮质次全切除术后。一般维持量，可的松每日 12.5~25 mg。

4. 隔日疗法

皮质激素的分泌具有昼夜节律性，每日上午 8~10 时为分泌高潮，午夜 12 时为低潮。临床用药可随这种节律进行，即将 1 日或 2 日的总药量在隔日早晨 1 次给予，此时正值激素正常分泌高峰，对肾上腺皮质功能的抑制较小。

二、皮质激素抑制药

皮质激素抑制剂可代替外科的肾上腺皮质切除术，临床常用的有美替拉酮。美替拉酮又名甲吡酮，为 11β-羟化酶抑制剂，能抑制氢化可的松产生，但通过反馈性地促进 ACTH 分泌导致 11-去氧皮质酮和 11-去氧氢化可的松代偿性增加，故尿中 17-羟类固醇排泄也相应增加。临床用于治疗肾上腺皮质肿瘤和产生 ACTH 的肿瘤所引起的氢化可的松过多症和皮质癌。不良反应较少，偶可引起眩晕、消化道反应、高血压等。

三、肾上腺皮质激素类药的用药监护

（一）用药监测

用药期间要注意监测心率、血压、体温、体重、电解质和液体出入量等指标，长期治疗的病人应定期进行特殊检查，包括血糖、尿糖、视力、眼内压、脊柱、胸部 X 线拍片等，定期检查大便潜血，注意观察大便颜色，有无咖啡或柏油状，定期检查尿中 17-羟类固醇，以排除库欣综合征。

（二）用药护理

（1）要严格把握激素的使用，必须按医嘱规定时间、剂量用药，不可任意停药和滥用激素。

（2）糖皮质激素不能做皮下注射，亦不能在感染的关节腔内注射给药。肌内注射应采取深部注射，并经常更换部位，注意观察有无局部感染和肌肉萎缩的现象。

（3）长期服用激素使身体对外界刺激的生理反应敏感性降低，有任何疼痛、出血、恶心、厌食的症状，都应与医生联系。

（4）长期用药病人可能出现神经系统的症状和体征，如兴奋和失眠。应合理地安排给药时间，创造良好的环境，保证病人的休息和睡眠。

（5）病人的饮食应保持低钠、低糖、高钾、高蛋白、高纤维素及含钾丰富的水果及蔬菜，有肾功能不全、造瘘管的病人，饮食要注意水、钠的平衡。

（6）因长期用药出现的库欣综合征，即满月脸、肥胖、色素沉着、多毛，妇女月经失调等，随着药物的递减和停药会逐渐消失，告诉病人不必为之多虑。

（7）药物长期作用可引起缺钙、骨质疏松而导致自发性骨折。要提醒病人不要做超出医生允许的重体力劳动或剧烈运动，若有低钙的症状出现，如肌肉无力、痉挛等，要及时告诉医生。

（8）糖皮质激素可减弱机体防御疾病能力、诱发或加重感染。对长期用药者，应注意个人卫生，防止感染，房间要定时通风和消毒空气，保持适宜的温度、湿度，并减少探视。

第三节　甲状腺激素和抗甲状腺药

一、甲状腺激素

甲状腺激素为碘化酪氨酸的衍生物，包括甲状腺素（T4）和三碘甲状腺原氨酸（T3）。

（一）甲状腺激素的合成、贮存、分泌与调节

1. 合成

甲状腺激素的合成足在甲状腺球蛋白（TG）上进行的，其过程包括：①甲状腺细胞摄取血液中的碘化物。②碘化物在过氧化物酶的作用下被氧化成活性碘。活性碘与 TG 上的酪氨酸残基结合，生成一碘酪氨酸（MIT）和二碘酪氨酸（DIT）。③在过氧化物酶作用下，一分子 MIT 和一分子 DIT 偶联生成 T3，二分子 DIT 偶联成 T4。

2. 贮存

合成的 T3、T4 贮存于甲状腺滤泡腔内。

3. 分泌

TG 在蛋白水解酶作用下分解为 T3、T4 进入血液。

4. 调节

垂体前叶分泌的促甲状腺激素（TSH）可促进 T3、T4 合成、释放。然而，当血液中T3、T4 水平增加可反馈性抑制垂体前叶合成 T3、T4。此外，碘也可调节甲状腺激素合成，缺碘时可增强摄碘能力，T3、T4 合成及释放增多。

（二）药物作用

1. 维持生长发育

甲状腺激素分泌不足或过量都可引起疾病。婴幼儿甲状腺功能不足时，躯体与智力发育均受影响，可致呆小病（克汀病）；成人甲状腺功能不全时，可致黏液性水肿。

2. 促进代谢

促进物质氧化，增加氧耗，提高基础代谢率，使产热增多。甲状腺功能亢进时有怕热、多汗等症状。

3. 增加交感神经系统敏感性

甲状腺激素可增强心脏对儿茶酚胺的敏感性，甲状腺功能亢进时出现震颤、神经过敏、急躁、心率加快等现象。

甲状腺激素可通过胎盘和进入乳汁、妊娠和哺乳期妇女应注意。

（三）临床用途

主要用于甲状腺功能低下的替代补充疗法。

1. 呆小病

应尽早用药，发育仍可恢复正常。若治疗过晚，则智力仍然低下。

2. 黏液性水肿

一般服用甲状腺片，从小量开始，逐渐增大至足量。剂量不宜过大，以免增加心脏负担而加重心脏疾患。

3. 单纯性甲状腺肿

其治疗取决于病因。由于缺碘所致者应补碘。临床上无明显发病原因者可给予适量甲状腺激素，以补充内源性激素的不足，并可抑制甲状腺激素过多分泌，以缓解甲状腺组织代偿性增生肥大。

（四）不良反应

过量可引起甲状腺功能亢进的临床表现，在老人和心脏病患者中，可发生心绞痛和心肌梗死，宜用 β 受体阻断药对抗，并应停用甲状腺激素。

二、抗甲状腺药

甲状腺功能亢进，简称甲亢，是多种原因所致的以甲状腺激素分泌过多引发代谢紊乱为特征的一种综合征。抗甲状腺药是一类能干扰甲状腺合成和释放，消除甲状腺功能症状的药物。目前常用的抗甲状腺药物有硫脲类、碘化物、放射性碘及 β 受体阻断药。

（一）硫脲类

硫脲类是常用的抗甲状腺药物，可分为二类：①硫氧嘧啶类，如甲硫氧嘧啶，丙硫氧嘧啶；②咪唑类，如甲巯咪唑（他巴唑），卡比马唑（甲亢平）。

1. 药物作用

（1）抑制甲状腺激素合成。该类药物本身作为过氧化物酶的底物而被碘化，使氧化碘不能结合到甲状腺球蛋白上，从而抑制甲状腺激素的生物合成。硫脲类药物对已合成的甲状腺激素无效，须待已合成的激素被消耗后才能完全生效。一般用药 2~3 周甲状腺功能亢进症状开始减轻，1~3 个月基础代谢率才恢复正常。

（2）丙硫氧嘧啶还能抑制外周组织的 T4 转化为 T3，能迅速控制血清中生物活性较强的 T3 水平，故在重症甲状腺功能亢进、甲状腺危象时该药可列为首选。

（3）此外，硫脲类药物尚有免疫抑制作用，能使血液中甲状腺刺激性免疫球蛋白下降，对病因也有一定的治疗作用。

2. 临床用途

（1）内科药物治疗：适用于轻症和不宜手术或 ^{131}I 治疗者，如儿童、青少年及术后复发而不适于 ^{131}I 治疗者可用。

（2）手术前准备：甲状腺功能亢进术前服用硫脲类药物，可使甲状腺功能恢复或接近正常，从而可减少病人在麻醉和手术后的并发症及术后甲状腺危象的发生。

（3）甲状腺危象的治疗：甲状腺功能亢进患者在感染、手术等诱因下，可使甲状腺激素大量释放，患者出现高热、虚脱、心力衰竭、电解质紊乱等现象，称甲状腺危象。此时除主要应用大剂量碘剂和采取其他措施外，大剂量硫脲类可抑制甲状腺激素的合成，并且可阻断外周组织的 T4 转化为 T3。

3. 不良反应

变态反应较常见，如出现瘙痒、药疹等，多数不需停药即可消失。严重不良反应有粒细胞缺乏症。一般发生在治疗后的 2~3 个月内，故应定期检查血象，若用药后出现咽痛或发热，立即停药则可恢复。此外，本类药物长期应用后可出现甲状腺肿。因药物可进入乳汁及通过胎盘，孕妇慎用，哺乳期妇女禁用；甲状腺癌患者禁用。

（二）碘和碘化物

碘和碘化物是治疗甲状腺病最古老的药物。常用的有碘化钾、碘化钠和复方碘溶液等。

1. 药物作用

不同剂量的碘化物对甲状腺功能可产生不同的作用。小剂量的碘是合成甲状腺素的原料，可用于治疗单纯性甲状腺肿。大剂量碘产生抗甲状腺作用抑制蛋白水解酶，减少 T3、T4 释放有关，作用快而强，用药 1~2 天起效，10~15 天达最大效应。此外还可抑制 TSH 所致的腺体增生。

2. 临床用途

大剂量碘的应用只限于以下情况：①甲状腺功能亢进术前准备，一般在术前 2 周给予复方碘溶液（卢戈液）以使甲状腺组织缩小、血管减少、组织变硬，以利于手术进行；②甲状腺危象的治疗，将碘化物加到 10% 葡萄糖注射液中静脉滴注，可有效地控制症状，但要注意同时配合服用硫脲类药物。

3. 不良反应

（1）急性反应：可于用药后立即或几小时后发生，主要表现为血管神经性水肿，严重出现喉头水肿而窒息。

（2）慢性碘中毒：一般为黏膜刺激症状，表现为口腔及咽喉烧灼感、唾液分泌增多等。

（3）甲状腺功能紊乱：长期服用碘化物可诱发甲状腺功能亢进。碘还可进入乳汁并通过胎盘引起新生儿甲状腺肿，故孕妇及哺乳期妇女应慎用。

（三）放射性碘

临床应用的放射性碘是^{131}I，其半衰期为 8 天。

1. 药物作用

^{131}I 可被甲状腺摄取，产生 β 射线（占 99%）和 γ 射线（占 1%）。由于 β 射线在组织内的射程不超过 2 mm，因此其辐射作用限于甲状腺内，只破坏甲状腺组织，而很少破坏周围组织，故适宜剂量^{131}I，可获得类似手术切除效果。

2. 临床用途

（1）甲状腺功能亢进的治疗：^{131}I 用于治疗不宜手术、手术后复发及对抗甲状腺药物过敏或无效者。一般用药后 1 个月见效，3~4 个月后甲状腺功能恢复正常。

（2）甲状腺功能检查：^{131}I 释放的 γ 射线可在体表测到，可用于检查甲状腺功能。甲状腺功能亢进时，摄碘率高，摄碘高峰时间前移。反之，摄碘率低，摄碘高峰时间后延。

3. 不良反应

主要为甲状腺功能低下，故应严格掌握剂量和密切观察，一旦发生甲状腺功能低下症状，应及时停药，并补充甲状腺激素。

（四）用药监测与护理

1. 用药监测

用药期间，应定期监测患者心率、血压及甲状腺功能（T3、T4 水平）。每次用药前应测脉搏和血压，当脉搏超过 100 次/分，或有节律不齐等异常改变时，应报告医生。

2. 用药护理

（1）甲状腺素类药物的用药护理：①甲状腺功能低下的病人很多伴有心血管方面的疾病，如心收缩力减弱、心功能不全等，此类病人对甲状腺素颇为敏感，应从小剂量开始用药。②给药后应严密观察病人有无心血管方面的不良反应，尤其是老年人或心脏病的患者，若心率超过 100 次/分，应暂停给药，及时通知医生，③对患有糖尿病的病人应用甲状腺素时，可能会使血糖的水平难以控制，故要密切监测血糖。④甲状腺素药物可增强抗凝药的作用，要观察病人有无不正常的出血和紫癜等。如有异常，要及时提醒医生，以便及时调整抗凝药的剂量。⑤鼓励病人多进食黄豆、花生、萝卜类、菠菜、桃、梨、草莓等可促进甲状腺素分泌的食物，有利于疾病的治疗。

（2）抗甲状腺药物的用药护理：①因甲状腺功能亢进患者代谢率快，疲乏，烦躁，难以入眠，故要尽量减少噪声和外界刺激，保证病人的休息；②硫脲类药物应用时应定期检查血象及肝功能，如出现明显白细胞减少或肝炎症状，应立即报告医生；③服药期间若发现怀孕，应及时通知医生，中止或调整药物剂量，避免对胎儿造成不必要的损害；④病人饮食应遵循多食多餐的原则，以防止体重下降，保证摄入足够的维生素、矿物质、蛋白质，以满足身体代谢的需求，但应避免咖啡、茶、可乐类的饮料。

（3）碘剂的用药护理：①碘剂应饭后服，并要用大量的水送下，也可将碘剂溶在果汁或牛奶里，用吸管服用可改善口感，并减少刺激；②碘剂为光敏物质，应放在棕色瓶内避光保存，碘剂具有一定的毒性和刺激性，要存放在安全的地方；③观察病人有无变态反应，如发生应先停药，立即报告医生做相应处理；④对碘剂过敏引起的皮肤瘙痒，可用碳酸钠溶液泡澡，降低室内温度等方式缓解；⑤学会观察病人碘中毒的症状，如口腔溃疡，唾液分泌过多，齿龈肿痛，巩膜发红，眼睑水肿等。

（4）放射性碘剂的用药护理：①对接受放射性碘剂治疗的病人，要详细解释用药的目的、可能的不良反应等，消除病人和家人对放射性碘剂的担忧；②要密切观察病人有无变态反应，治疗时做好救治疗准备，特别对有过敏体质的病人；③患者应保护体液平衡，以避免放射性碘在体内蓄积，引起对机体的损害；④在家接受放射性碘治疗患者，应教育患者熟悉甲状腺功能亢进及低下的症状与体征，告之在治疗的第 1 周，应避免接触儿童或与他人同睡一室，对其排泄物应进行专门存放和管理等。

第四节　性激素类药和抗生育药

一、雌激素类药与抗雌激素类药

（一）雌激素类

天然雌激素有雌二醇、雌酮和雌三醇，雌二醇活性最强，但口服效果差。以雌二醇为母体的人工合成品，具有可口服、高效、长效的优点，如炔雌醇、炔雌醚等。而己烯雌酚、己烷雌酚、氯烯雌醚等为非甾体化合物。近年来，妊马雌酮（雌酮硫酸盐和马烯雌酮硫酸盐混合物）因应用方便、长效、不良反应较少等优点而被广泛应用。

1. 体内过程

天然雌激素口服经消化道吸收，在肝内迅速被破坏，生物利用度低，故需注射给药。其代谢产物大部分形成葡萄糖醛酸或硫酸酯，随尿排出，部分通过胆汁排出，形成肝肠循环。

人工合成的炔雌醇、炔雌醚、己烯雌酚等在肝内代谢缓慢，其中炔雌醇、炔雌醚吸收后，储存于体内脂肪组织中，故口服疗效高，维持时间长。油溶液制剂或酯类衍生物，肌内注射吸收缓慢，作用时间延长。

2. 药理作用

（1）生殖系统作用对未成年女性，能促使女性第二性征和性器官发育成熟（如子宫发育、乳腺腺管的增生）；对成年女性除维持女性性征外，在孕激素的共同参与下形成月经周期；使阴道上皮增生、角化，维持性器官的功能；提高子宫平滑肌对缩宫素的敏感性。

（2）内分泌功能失调较大剂量时负反馈抑制促性腺激素分泌，抑制排卵，干扰催乳素的作用，抑制泌乳。并能对抗雄激素的作用，

（3）促进血液凝固增加凝血因子Ⅱ、Ⅶ、Ⅸ、Ⅹ，降低抗凝血酶Ⅲ活性，促进凝血过程。

（4）影响水盐代谢有促进水钠潴留；增加骨质钙化，加速骨骺闭合；提高血清 HDL、降低 VLDL 水平；降低糖耐量等作用。

3. 临床应用

主要作为绝经期后激素替代疗法和避孕药使用。

（1）绝经期综合征：由于更年期妇女卵巢功能减退，雌激素分泌减少，垂体促性腺激

素分泌增多，造成内分泌失调，引起面颊红热、出汗、恶心、情绪不安等症状，用雌激素抑制促性腺激素的分泌而使其症状减轻。

（2）子宫发育不全，闭经或月经过少：用雌激素做替代疗法可促进性器官及第二性征发育，可与孕激素配合应用产生人工月经周期。

（3）功能性子宫出血：促进子宫内膜增生，修复出血创面，与孕激素合用调整月经周期。

（4）乳房胀痛和回乳：部分妇女停止哺乳后乳汁继续分泌而致胀痛，大剂量雌激素可以抑制乳汁分泌而回乳，缓解乳房胀痛。

（5）老年性阴道炎和女阴干枯症：局部用药可治疗老年性阴道炎和女阴干枯症。

（6）恶性肿瘤：对绝经 5 年以上的乳腺癌患者可用雌激素治疗，缓解其症状，但绝经前禁止使用。对前列腺癌，雌激素抑制促性腺激素分泌，使睾丸萎缩而抑制雄激素生成；通过对抗雄激素的作用，可使肿瘤病灶缩小，症状改善。

（7）痤疮：青春期痤疮是由于过多雄激素刺激皮脂腺分泌，引起腺管阻塞及继发感染所致。雌激素能抑制雄激素分泌、抗雄激素作用。故临床常用于治疗青春期痤疮。

（8）绝经期和老年性骨质疏松症：雌激素能增加骨骼钙沉积，可与雄激素合用治疗绝经期和老年性骨质疏松症。

（9）避孕：大剂量雌激素可抑制 FSH 的分泌，产生避孕作用。

4. 不良反应

常见恶心、食欲不振、呕吐。久用可因子宫内膜过度增生而发生出血，增加子宫癌的发生率。绝经期妇女应用雌激素，可使子宫癌发生率增加 5~7 倍，且与所用剂量和时间有关，故患有子宫内膜炎者慎用。大量应用可引起水钠潴留；可引起胆汁淤积性黄疸，肝功能不良者慎用。除前列腺癌及绝经期后乳腺癌者外，禁用于其他肿瘤患者。

5. 药物相互作用

苯巴比妥、苯妥英钠等能诱导肝药酶，减弱雌激素的作用。

（二）抗雌激素类药

1. 氯米芬

氯米芬（克氯米酚）结构与己烯雌酚相似，可在下丘脑水平竞争雌激素受体而阻断雌二醇的负反馈作用，促进腺垂体分泌促性腺激素，从而诱导排卵。它有较强的抗雌激素作用。可用于不孕、闭经和功能性子宫出血等，也用于乳房纤维囊性增生和晚期乳癌，连续服用大剂量可引起卵巢肿大，故卵巢囊肿患者禁用。另外，妇科肿瘤患者和肝、肾功能不全者禁用。

2. 三苯氧胺

三苯氧胺（他莫昔芬）为雌二醇的竞争性抑制剂，能与乳腺细胞的雌激素受体结合，具有抗雌激素作用。主要用于绝经后呈进行性发展的乳腺癌的治疗。此外，尚有抗骨质疏松作用。

同类药物雷洛昔芬主要用于抗骨质疏松。

二、孕激素类

天然孕激素由黄体分泌，妊娠三个月黄体萎缩，改由胎盘分泌直至分娩。临近排卵期的卵巢、肾上腺皮质及睾丸也可分泌少量孕激素。天然孕激素为黄体酮（孕酮），人工合成品有甲羟孕酮、甲地孕酮、氯地孕酮、己酸羟孕酮、炔诺酮、炔诺孕酮、醋炔诺酮、双醋炔诺醇等。临床应用的孕激素均系人工合成品及其衍生物。

（一）体内过程

黄体酮经口服后在消化道和肝脏迅速破坏，需注射给药。其血浆蛋白结合率高，在肝脏代谢，代谢产物多与葡萄糖醛酸结合，从肾排出。炔诺酮、甲地孕酮等在肝脏破坏较慢，可口服给药。油溶液肌肉注射可发挥长效作用。

（二）药理作用

1. 对生殖系统作用

①在雌激素作用的基础上，孕激素在月经后期促使子宫内膜由增生期转变为分泌期，有利于孕卵着床和胚胎发育；②降低子宫对缩宫素的敏感性，抑制子宫收缩活动，有保胎作用；③促进乳腺腺泡发育，为哺乳作准备；④大剂量抑制垂体黄体生成素的分泌，抑制排卵过程，并使子宫颈口闭合，黏液变稠，精子不易穿透，有利于避孕。

2. 对代谢的影响

该类药为肝药酶诱导剂，可促进药物代谢；竞争性对抗醛固酮，促进 Na^+、Cl^- 排泄并利尿。

3. 升温作用

影响下丘脑体温调节中枢散热过程，使妇女正常体温轻度升高，月经周期中期排卵时体温较平时约高 0.56℃，体温升高持续到月经来临。

（三）临床应用

主要有两方面：单独使用或与雌激素联合用于避孕；与雌激素联合用于绝经后的替代疗法。

1. 先兆流产和习惯性流产

先兆流产是黄体功能不足所致，黄体酮有安胎作用，较大剂量能抑制子宫活动，起保胎作用，可用于孕激素分泌过低的先兆流产；对习惯性流产疗效不确切，且可引起胎儿生殖器畸形，现已不主张采用。

2. 功能性子宫出血

多因黄体功能不足引起子宫内膜不规则的成熟与脱落，孕激素可使子宫内膜转为分泌期，恢复正常月经，与雌激素合用效果更好。

3. 痛经和子宫内膜异位症

黄体酮可减轻子宫痉挛性疼痛，子宫内膜退化，与雌激素合用效果更好。

4. 其他

还可用于子宫内膜癌、前列腺癌及避孕。

（四）不良反应

偶见恶心、呕吐、头晕、头痛和乳房胀痛等。发生阴道真菌感染。肝功能不良者慎用。

三、雄激素类药

天然雄激素睾丸酮主要由睾丸间质细胞分泌。人工合成品有甲睾酮和丙酸睾酮及苯乙睾酮等。

（一）药理作用

1. 促进男性发育

促进男性生殖器官和第二性征的发育及成熟并保持。大剂量可抑制垂体前叶促性腺激素的释放和抗雌激素作用。

2. 同化作用

促进蛋白质合成，减少分解，促使肌肉生长，体重增加；增加水、钠、钙、磷潴留；促进骨骼发育。

3. 刺激骨髓造血功能

可使促红细胞生成素增加，并能直接刺激骨髓造血。

（二）临床应用

（1）睾丸功能不足采用替代疗法治疗无睾症和类无睾症。

（2）功能性子宫出血对抗雌激素作用，使子宫血管收缩、内膜萎缩而止血。

（3）乳腺癌、卵巢癌和子宫肌瘤可缓解症状，阻碍瘤体生长。

（4）其他贫血、再生障碍性贫血、手术后或各种长期消耗性疾病以及老年性骨质疏松。

（三）不良反应

女性患者长期应用可导致男性化倾向，有水钠潴留作用，可致水肿。故肾炎、肾病综合征及心力衰竭患者慎用。肝功能障碍、孕妇和前列腺癌患者禁用。

四、雄性激素同化激素

同化激素是一类以蛋白质同化作用为主的睾酮衍生物，如苯丙酸诺龙、癸酸诺龙等。主要用于蛋白质合成不足和分解增多的患者，如营养不良、严重烧伤、手术恢复期、骨折不愈合、老年性骨质疏松、小儿发育不良患者。亦可用于再生障碍性贫血、白细胞减少症等。

不良反应与雄激素相似，久用可致水钠潴留及女性轻微男性化现象；偶有肝内胆管淤积性黄疸。心力衰竭、肝功能不良和肾炎患者慎用，孕妇、前列腺癌患者禁用。本类药为体育竞赛违禁药。

五、抗生育药

生殖过程包括精子和卵子的形成、成熟、排卵、受精、着床及胚胎发育等多个环节，阻断其中任何一个环节，都可达到避孕和终止妊娠的目的，根据作用环节的不同，抗生育药可分为避孕药和抗早孕药。避孕药是目前一种安全、有效、使用方便且较理想的避孕方法。现有的避孕药大多为女性避孕药，男性用药较少。

（一）女性避孕药

目前临床上常用的女性避孕药是由不同类型的雌激素或孕激素配伍而成，二者均属于甾体类化合物，故又称为甾体避孕药。

1. 药理作用和临床应用

（1）抑制排卵：通过负反馈机制，抑制下丘脑-垂体系统，使垂体的卵泡刺激素（FSH）和黄体生成素（1h）分泌减少，FSH缺乏使卵泡不能发育和成熟，1h的减少使排卵前必须的1h分泌高峰不能形成，从而抑制排卵。用药期间避孕效果达90%以上。停药后可很快恢复排卵功能。

（2）改变宫颈黏液性质：孕激素可使宫颈的黏液变黏、量少，从而阻止精子进入宫腔。

（3）改变子宫内膜结构：大剂量的雌激素和孕激素干扰子宫内膜的正常发育转化，使腺体提早分泌和衰竭，内膜变薄，萎缩退化，不利于受精卵着床。

（4）改变输卵管功能：改变正常月经周期内的雌激素和孕激素水平，影响输卵管的正常收缩，使受精卵运行速度降低，不能及时到达子宫着床。

2. 不良反应

有类早孕反应，少数用药妇女在用药初期出现头晕、恶心、择食以及乳房胀痛等，子宫不规则出血常发生于用药后最初几个周期，可加服炔雌醇。约有 1%~2% 服药妇女发生闭经，原月经史不正常者较易发生。还可发生血栓性静脉炎等。子宫肌瘤、肝炎、高血压、心力衰竭、乳腺癌患者禁用。用药过程中如发现乳房肿块，应立即停药就诊。

（二）男性避孕药

棉酚是从棉花的根、茎和种子中提取的一种黄色酚类物质。作用于睾丸曲精管的生精上皮，抑制精子生成，但不影响雄激素的分泌。I 期临床实验结果表明，每天 20 mg，连服两个月即可达节育标准，有效率达 99% 以上。不良反应有胃肠道反应、心悸、肝功能改变及低血钾，长期应用可导致永久性不育，临床应用少。

（三）外用避孕药

常用的外用避孕药多是一些具有较强杀精作用的药物，孟苯醇醚制成半透明薄膜，放入阴道后迅速溶解释放出药物杀灭精子。药膜本身溶解的黏稠液可阻碍精子运动，使其不易进入宫腔。该药膜不良反应小，不干扰内分泌，不影响月经周期，携带和使用方便，避孕有效率达 95% 以上。但其避孕失败率高于其他屏障避孕法，如与其他屏障避孕法合用将更加有效。

（四）抗早孕药

1. 米非司酮

米非司酮阻断孕酮受体，抑制体内孕酮与受体结合，使子宫内膜缺乏孕酮的支持，不利于受精卵的着床，导致自然流产。还能促进前列腺素（PGF2a）生成、减少代谢，从而使子宫收缩、宫颈扩张，终止早孕。主要用于抗早孕、紧急避孕等。主要不良反应有恶心、呕吐、腹痛、头晕等。

2. 前列腺素类

前列腺素类有很强的收缩子宫平滑肌和扩张子宫颈的作用，临床可用于抗早孕、扩张子宫颈和中期引产等。现在多用人工合成的 PG 衍生物，主要优点为性质稳定、不易被破坏失活，对子宫平滑肌选择性强，不良反应小，不需静脉滴注或反复给药。常以肌肉注射或阴道（栓剂）等给药。常用的有硫前列酮、甲烯前列素、吉美前列素和米索前列醇等。米索前列醇因其用量小，可口服，胃肠不良反应少，程度轻，更受使用者欢迎。

第三篇　中医篇

第九章
中药的合理应用

第一节　合理用药概述

一、合理用药的概念及意义

　　所谓中药的合理应用，是指运用中医药学综合知识指导临床用药。也就是以中医药理论为指导，在充分辨析疾病和掌握中药性能特点的基础上，安全、有效、简便、经济地使用中药或中成药，达到以最小的投入，取得最大的医疗和社会效益之目的。

　　合理用药这一概念是相对的动态发展的。一般认为，以某种中药或中成药治疗某种病证，在选用时认为其合理，仅是与同类药物相比较而言。另外，不同时期合理使用中药或中成药的标准也不同。这是因为随着中医，药学，医学理论及其他相关科学技术的发展，人类对疾病的病因病机和中药或中成药性能主治的认识也在不断地深化，以及新药的不断研制开发，必然会影响合理使用中药和中成药的标准，并促使其日臻科学完善。

　　合理用药的目的，首先就是要最大限度地发挥药物治疗效能，将中药和中成药的不良反应降低到最低限度，甚至于零。其次是最有效地利用卫生资源，减少浪费，减轻患者的经济负担。最后是方便患者使用所选药物。

　　合理用药是在充分考虑患者用药后获得的效益与承担的风险后做出的最佳选择，即药效得到充分发挥，不良反应降至最低水平，药品费用更为合理。合理用药与广大群众的切身利益息息相关，是用药安全、有效、简便，经济的保障。合理用药可以经济有效地利用卫生资源，取得最大的医疗和社会效益，避免浪费。

二、合理用药的基本原则

（一）安全

所谓安全，即保证用药安全，是合理用药的首要条件。无论所使用的药物是有毒还是无毒，均应首先考虑所用药物是否安全，是否会对患者造成不良反应，使用时必须了解。在用药过程中，安全性不是要求药物的毒副作用最小，或无不良反应。而是要让患者承受最小的治疗风险，获得最大的治疗效果，即风险/效果应尽可能小。

（二）有效

所谓有效，就是在用药安全的前提下，保证通过药物的治疗达到既定的治愈和延缓疾病进程的目的。即所推选的中药或中成药对患者既不会造成伤害，又有较好的疗效。使患者用药后能迅速达到预期目的，根除致病原，治愈疾病；延缓疾病进程；缓解临床症状；预防疾病发生；调节人的生理功能；避免不良反应发生。

（三）简便

所谓简便，即提倡用药方法要简便。在用药安全、有效的前提下，力争做到所推选药物的使用方法简便易行，使临床医师及使用者易于掌握，应用方便。

（四）经济

所谓经济，即倡导用药要经济实用，获得单位用药效果所投入的成本（成本/效果）应尽可能低。必须在用药安全、有效的前提下，除力争做到所推选的药物用法简便外，还必须做到用药不滥，经济实用，并有利于环境保护。最大限度地减轻患者的经济负担，降低中药材等卫生资源的消耗。

三、不合理用药的主要表现及不良后果

合理用药涉及的面很广，从药物的适应病证、剂型、剂量、用法、服用时间及配伍应用，到使用者的性别，年龄，体质及病情的变化等，无不密切相关。在临床用药过程中，只要有一个方面没有顾及到就有可能出现不合理用药的状况，而只要出现不合理用药状况就一定会出现不良后果。临床上常见的中药不合理用药的主要表现有：①辨析病证不准确，用药指征不明确；②给药剂量失准，用量过大或过小；③疗程长短失宜，用药时间过

长或过短；④给药途径不适，未选择最佳给药途径；⑤服用时间不当，不利于药物的药效发挥；⑥违反用药禁忌，有悖于明令规定的配伍禁忌，妊娠禁忌，服药时的饮食禁忌及证候禁忌；⑦同类药物重复使用，因对药物的性能不熟，或单纯追求经济效益，导致同类药重复使用；⑧乱用贵重药品，因盲目自行购用，或追求经济效益，导致滥用贵重药品。

不合理用药常会导致不良后果，这些后果可以是单方面的，也可是综合性的；可以是轻微的，也可以危及生命。大体可归纳为以下几种：①浪费医药资源：不合理用药会造成医药资源的浪费，这可以是直接的，如重复给药，无病用药，无必要的合并用药等；也可以是间接的，如处置药物不良反应，药源性疾病的治疗等会增加医药资源的消耗，且常会被医务人员和患者忽视。②延误疾病的治疗：许多不合理用药都不利于疾病的治疗，如用药错误或给药不足，会延误疾病治疗或导致疾病治疗不彻底，没有痊愈，容易复发，从而增加患者的痛苦和医师治疗的难度；而不适当的合并用药，则又会干扰药物的吸收和排泄，降低治疗效果等。③引发药物不良反应及药源性疾病：发生药物不良反应的因素很多。有药物的因素，如品种混淆，炮制不当；有患者的因素，如过敏性体质、个体差异、特殊人群；也有辨证是否准确、立法是否确当等。但更不能忽视不合理用药，如选用药物不准确、用药时间过长，剂量过大、用法不适当，均会引起不良反应，甚至药源性疾病。④造成医疗事故和医疗纠纷：不合理用药常常会造成医疗事故，或称为药疗事故。医疗事故的发生，常常会引发医疗纠纷，不但会给患者，医师、药师带来许多的痛苦和不必要的经济支出，而且会给医院，药品经营单位乃至全社会带来许多的麻烦和不必要的经济损失。

四、保证合理用药的主要措施

（一）掌握中医药基本理论

辨证论治是中医理论体系的核心，是中医方法论的精髓，每一位医药工作者都应该熟练掌握中药基本知识和中医药理论，尤其是中药的性能特点，功效主治，配伍应用，用量用法及使用注意等，是合理用药的先决条件。若对中医药基本理论不熟悉或掌握不够，就无法指导中药的合理应用，尤其是中药临床药师，缺乏中医药的基本理论，就不可能发现临床医师的用药不合理问题，更不可能为临床医师和患者提供用药指导和药学服务，合理用药就会成为一句空话。

（二）正确把握辨证论治

正确的辨证是合理应用中药和中成药的根本保障，运用所学知识和技能，通过望、闻、问、切，收集患者病症有关的各种资料，应用八纲辨证与脏腑辨证等手段进分析归纳，对病情做出正确诊断，依法确定治病法则及方药。只有这样才能为指导合理用药创造条件。

（三）参辨患者的身体状况

由于人的体质、年龄、性别、生活习惯差异，这些差异对药物的敏感性和耐受性不同，从而影响中药和中成药的有效性和安全性。不但健康人是如此，患者更是如此。应详细辨析患者的体质、年龄、性别和生活习惯等，选用药物及制订方案时要以此作为重要依据，针对病情及患者具体情况选择最佳方案，确定合理给药剂量。如老人，儿童药物代谢功能或衰退，易发生蓄积中毒；妇女经期，特别是心肝功能不全的病患者，在应用有毒或作用强烈的药物时应慎重考虑。又如患者的营养好坏、体质的强弱，脏腑的功能是否正常及性别差异等，均能影响其机体对药物的代谢速度和耐受能力，以及毒性反应的发生与严重程度。遇到营养较差，或体质较弱，或脏腑功能失常，或妇女经期的患者，特别是对患有心，肝、肾功能不全或糖尿病者，在应用有毒或作用强烈的药物时更应慎重考虑，以免用药失度，对患者造成伤害。

（四）确认有无药物过敏史

了解患者以往有无药物过敏史，以及遗传缺陷，如酶的缺陷或异常等，若有这些问题就应谨慎选择使用药物，特别是避开患者高度敏感的药物等，以保证用药安全。若患者用药后突发过敏反应，临床药师除依法确认其对何种药物过敏，并立即向有关单位报告外，还要将此结果告诉患者本人，以免再次发生过敏现象。

（五）选择质优的饮片

由于中药饮片质量良莠不齐，致使其对人体的疗效及毒副作用有别，因此在采购、调剂时，一定要选择质优效佳的饮片。要认真做到品种混乱者不用，出产于被污染环境中者不用，药用部位失准者不用，违规炮制者不用，霉烂变质者不用。给患者使用的中药应是质量最佳，疗效最好的饮片。

（六）合理配伍用药

我国历代医药学家都十分重视研究合理配伍用药，并建立了包括中药基本配伍与高级配伍两大部分在内的中药配伍理论。所谓基本配伍，习称"配伍七情"，具体有单行、相须、相使、相畏、相杀、相恶、相反。药物的"配伍七情"中，相须、相使表示增效的；相杀、相畏是减毒的；相恶表示减效的；相反表示增毒的。经常配伍增效，酌情选择减毒，一般不用减效，坚决禁止增毒。所谓高级配伍，习称"君臣佐使"，其从多元角度论述了药物在方中的地位及配用后性效变化规律。配伍组方合理可以起到协调药物偏性，增强药物疗效，降低药物毒性，减少不良反应发生的作用。反之，配伍不当可造成药效降低，甚至毒性增大，产生不良后果。

（七）选择适宜的给药途径及剂型

中药的给药途径多种多样，为使药物能够迅速达到病变部位发挥作用，需要根据病情轻重缓急，用药目的以及药物性质选择适宜的给药途径和用药方案。一般病情，口服有效则多采用口服给药方法；危重、急症患者宜用静注或静滴；皮肤及阴道疾病常用外治法，也可口服给药；气管炎、哮喘患者等可用口服给药方法，也可采用气雾剂吸入疗法等。一般说，经口服给药能达到预期疗效的，则不考虑注射，以避免中药注射剂引起不良反应。中药的剂型与其效用关系密切，若选用的剂型恰当，不但能提高其疗效，而且能减轻或消除其毒副作用，否则不但不能增强其疗效，反而会引发或增强其毒副作用。

（八）制定合理的用药时间和疗程

根据病情轻重缓急，确定合理的给药时间以充分发挥药物的作用，并减少不良反应的发生。用药时选用适当的疗程，是合理用药的重要一环。疗程过短则难以达到预期疗效，疗程过长则可能给患者带来新的伤害。这是因为有些中药或中成药所含的某些成分在人体内有蓄积作用，一旦这些成分的蓄积量达到了人体的最大耐受量，即可对人体造成伤害。故凡偏性突出、作用强烈的中药，特别是有毒中药或含毒性成分的中成药都不宜久服。

（九）严格遵守用药禁忌

中药用药禁忌是中医保证临床安全用药的经验总结，它包括配伍禁忌，妊娠禁忌，服药饮食禁忌及证候禁忌四大部分。超用药禁忌用药不仅会影响药物疗效，而且会引起不良反应，对人体产生不必要的损害，临床应用中药时应该严格遵守。

（十）认真审方堵漏

认真审核临床医师的处方，严堵处方中用药不合理的漏洞。在调配中药汤剂时，要依据所学中医药学知识及调剂规范，一字一句地认真审核每一个处方，若发现处方中有字迹潦草难辨，要立即询问处方医师，切勿主观臆断；若发现处方中有违背合理用药的地方，要立即提醒医师。

（十一）详细嘱告用药宜忌

在患者领取中药饮片或中成药时，要详细地向其说明药物的煎煮或服用方法、服用剂量及注意事项等，耐心地叮嘱患者一定要按所嘱方法服用药物，以免因使用不当而影响药物的疗效，或引起不良反应。

（十二）按患者的经济条件斟酌选药

选药时，还要从药物经济学方面考虑患者的经济承受能力。应尽可能使用价廉质优的中药，不到非用不可时，不使用价格昂贵的中药。

（十三）其他因素

适宜的用药方法也因不同的时令气候，地理环境有所不同。同时，社会舆论、不实药物信息等的导向和传播，有可能导致人们在使用药物过程中产生不合理用药的现象，要真正做到安全合理地应用中药，必须关注这些对正确合理使用药物有影响的因素。

第二节　中药间的配伍使用

一、中药配伍原则

（一）七情配伍

七情配伍是中药配伍最基本的理论。七情是单行、相使、相须、相畏、相杀、相恶、相反的合称，用以说明中药配伍后药效、毒性变化的关系。

1. 单行

单行就是指用单味药治病。病情比较单纯，选用一种针对性强的药物即能获得疗效，如清金散单用一味黄芩治轻度的肺热咯血，以及许多行之有效的"单方"等。它符合简验便廉的要求，便于使用和推广。

2. 相须

功用相似的药物配合，可增加疗效。如黄柏与知母可增强滋阴降火作用、二冬膏可增强滋阴润肺、止咳化痰作用。

3. 相使

功效有某些共性的药物合用，一药为主，一药为辅，辅药加强主药的作用。黄芪使茯苓，茯苓能增强黄芪补气利尿的作用。

4. 相畏

是指一药毒性反应或副作用，能被合用的另一药减轻或消除的配伍关系；如生姜能制半夏、天南星的毒，所以半夏、天南星畏生姜。

5. 相杀

一种药物能消除另一种药物的毒性反应。绿豆能杀巴豆的毒，防风能杀砒霜的毒。

6. 相恶

两种药物配合应用后，一种药物可减弱或牵制另一种药物的药效。如莱菔子能减低人参的补气作用，所以人参恶莱菔子。

7. 相反

两种药物合用以后可产生不良反应或剧毒作用。如甘草反芫花、甘遂。十八反、十九畏都属于相反。

上述后六个方面，其变化关系可以概括为四项，即在配伍应用的情况下：①有些药物因产生协同作用而增进疗效，是临床用药时要充分利用的，如相须、相使；②有些药物可能互相拮抗而抵消，削弱原有功效，用药时应加以注意，如相恶；③有些药物则由于相互作用，而能减轻或消除原有的毒性或副作用，在应用毒性药或剧烈药时必须考虑选用，如相畏、相杀；④另一些本来单用无害的药物，却因相互作用而产生毒性反应或强烈的不良反应，则属于配伍禁忌，原则上应避免配用，如相反。

（二）"十八反""十九畏"

"十八反"歌诀：本草明言十八反，半蒌贝蔹芨攻乌。藻戟遂芫俱战草，诸参辛芍叛藜芦。具体的内容就是：川乌、草乌、附子不宜与贝母、半夏、白芨、白蔹、瓜蒌同用。甘草不宜与海藻、大戟、甘遂、芫花同用。藜芦不宜与人参、人参叶、西洋参、党参、苦参、丹参、玄参、北沙参、南沙参及细辛、赤芍和白芍同用。

"十九畏"歌诀：硫黄原是火中精，朴硝一见便相争。水银莫与砒霜见，狼毒最怕密陀僧。巴豆性烈最为上，偏与牵牛不顺情。丁香莫与郁金见，牙硝难合京三棱。川乌草乌不顺犀，人参最怕五灵脂。官桂善能调冷气，若逢石脂便相欺。

《神农本草经·序列》指出"勿用相恶、相反者"，"若有毒宜制，可用相畏，相杀者尔，勿合用也"。自宋代以后，将"相畏"关系也列为配伍禁忌，与"相恶"混淆不清。因此，"十九畏"的概念，与"配伍"所谈的"七情"之一的"相畏"，含义并不相同。"十九畏"和"十八反"诸药，有一部分同实际应用有些出人，历代医家也有所论及，引古方为据，证明某些药物仍然可以合用。如感应丸中的巴豆与牵牛同用；甘遂半夏汤以甘草同甘遂并列；散肿溃坚汤，海藻玉壶汤等均合用甘草和海藻；十香返魂丹是将丁香、郁金同用；大活络丹中乌头与犀角同用；等等。现代这方面的研究工作做得不多，有些实验研究初步表明，如甘草、甘遂两种药合用时，毒性的大小主要取决于甘草的用量比例，甘草的剂量若相等或大于甘遂，毒性较大；又如贝母和半夏分别与乌头配伍，未见明显的增强毒性。而细辛配伍藜芦，则可导致实验动物中毒死亡。由于对"十九畏"和"十八反"

的研究，还有待进一步作较深入的实验和观察，并研究其机制。因此，目前应采取慎重态度。一般说来，对于其中一些药物，若无充分根据和应用经验，仍须避免盲目配合应用。

（三）中药配伍的"四气五味"原则

"四气"指药物的"寒、凉、温、热"，"五味"指"辛、甘，酸、苦，咸"，一般药物只有一味一性，各种药物配合使用的时候根据君臣佐使组成方剂。其运用原则如下：

四气，是指寒凉温热四性。运用原则是："治寒以热药，治热以寒药。"温性，热性药如附子、肉桂、干姜、吴茱萸等，多具有温中散寒、助阳等作用，常用于治疗寒证；寒凉性药如石膏、黄芩、黄连、黄柏等，多具有清热泻火、解毒等作用，常用于治疗阳热证。温热与寒凉药同用，则多用于寒热错杂证。

五味，是指辛、甘、酸、苦、咸五味，"辛能散、能行""甘能补，能和能缓""酸能收、能涩""苦能泄、能燥，能坚""咸能下、能软"。运用原则是：辛味药如麻黄、川芎、半夏等多用于外邪袭表，气滞血瘀，痰湿等证；甘味药如生地、鹿茸、黄芪、阿胶等多用于阴阳气血诸虚证；酸味药如山茱萸、五味子，乌梅、金樱子，白芍等，多用于久病滑脱虚证；苦味药如大黄、葶苈子、槟榔、苍术等多用于瘀结、痰饮、积滞、气逆、湿阻等证；咸味药如芒硝、牡蛎、鳖甲、海藻等多用于瘰疬、瘿瘤、血分瘀结，大便燥结等证。

大部分药物只具有一性一味，即使多味药也是其中一味为主，绝无二重性。诚然单行是不能满足临床需要的，因此必须相互配伍运用。

二、中药复方的配伍

中药复方是按照中医的辨证论治，理法方药的原则，根据治疗的需要，依照君、臣、佐、使的配伍原则组成的。所谓君药是指针对疾病的病因病机，起主要作用的药物；臣药是指辅助主药以加强疗效的药物；佐药是治疗兼证或制约主药的副作用的药物；使药是起调和作用的药物。在数以万计的中药复方中，这些药物的用量是十分讲究的，并有着一定的规律性，归纳起来，主要有以下三种情况，现介绍如下：

（一）复方中药物用量依君、臣、佐、使而递减

这是中药复方中最为常见的药物配伍原则，一般君药用量最大，臣药次之，佐使药用量为小，故金元时期的名医李东垣指出："君药分量最多，臣药次之，佐使又次之"。如苓桂术甘汤中以茯苓健脾渗湿，祛痰化饮，为君药，用量是12g；桂枝温阳化气为臣药，用量是9g；白术健脾燥湿为佐药，用量是6g；甘草（炙）益气和中为使药，用量是6g，共奏温化痰饮，健脾利湿的功效，是治疗中阳不足之痰饮病的良方，此类复方具有组方严

谨，结构分明，疗效显著的特点。又如著名的小承气汤由大黄、枳实、厚朴三味药物组成，其中大黄用量须倍于厚朴，以达清热通便的方名、功效、主治的改变，由此可见中医复方用药的精当与奥妙。

（二）复方中各药物的用量相等

这也是比较常见的，如越鞠丸由香附（醋制）、川芎、栀子（炒）、苍术（炒）、六神曲各200g组成，九分散中马钱子粉、麻黄、乳香（制）、没药（制）等各药的用量均为250g，等等。这类复方疗效是十分肯定的，如良附丸由高良姜、香附（醋制）各50g组成，具有温中祛寒，行气止痛，舒肝调经的功效。用于气滞寒凝之胃痛、胁痛、痛经喜温等证，疗效颇佳。

这种情况主要是主药是一些贵重药材，如人参、牛黄、麝香、犀角等因作用强，价格昂贵而用量少，被用作复方的主药时，其用量往往小于其他药物。例如，（万氏）牛黄清心丸中的主药牛黄的用量为10g，其他药物的用量分别为：黄连20g，黄芩120g，栀子120g，郁金80g；人参健脾丸中的人参用量为25g，其他药物的用量为白术（麸炒）150g，茯苓50g，山药100g，陈皮50g，木香12.5g，砂仁25g，炙黄芪100g 当归50g，酸枣仁（炒）50g，远志（制）25g。这类复方处方严谨，效果明显，如牛黄解毒片（牛黄15g，雄黄50g，石膏200g，大黄200g，黄芩150g，桔梗10g，冰片25g，甘草50g）具有清热泻火解毒的功效，用于火热内盛、咽喉肿痛、牙龈肿痛、口舌生疮、目赤肿痛等证，深受患者欢迎。

现代医学研究表明，中药配伍中可能存在着一种中药有效成分与其他中药有效成分在药理作用方面的相互作用，也可能存在着多种有效成分之间产生物理的或化学的相互作用。这种相互作用经常发生在中药方剂的煎煮或其他剂型制备过程中，从而使方剂中的有效成分无论在质的方面，还是在量的方面都与单味药有所改变。因此，合理的配伍是可以增强药效，降低不良反应。而不合理的配伍则会降低药物疗效，产生或增强药物的不良反应。

三、中成药的合理联用

中成药是中医药学宝库中的重要组成部分，它是以中药材为原料，在中医药基本理论指导下，按规定的处方和方法加工制成一定的剂型，供临床医师辨证使用或患者根据需要直接购用的一类药物。我国的中成药制作生产与应用具有悠久的历史，长期而广泛的临床使用证明，中成药具有疗效确切，携带、使用方便，价格便宜等特点。因此，中成药已成为当今防病治病不可缺少的药物，在国内外享有较高的声誉。中成药作为中医防治疾病的一个重要工具，其对人体的效应也具有两重性，即产生治疗作用的同时也会产生不良反应。在临床上若能合理使用中药，就能在充分发挥治疗作用的同时使不良反应的发生概率降低，使患者早日康复。若不能正确合理的使用中药，不仅达不到治疗疾病的目的，反会使不良反应发生的概率增加，在延误疾病治疗的同时引发新的疾病，有的甚至危及生命。从国家食品药品监督管理总局每年公布的国家药品药品不良反应事件报告数据看，近几年中成药的不良反应不断攀升，其不良反应发生率仅次于抗感染药而排第二位。由此可见，如何合理地应用中成药，避免中药药源性伤害及降低中药不良反应的发生已经成为迫在眉睫的问题，每一个医药学工作者都必须熟练地掌握有关合理用药的知识，以便在工作中更好地为患者服务。

（一）中成药与中药汤剂的配伍联用

临床上较多出现中成药与中药汤剂同时应用的情况，如肝气郁结合并血虚痛经，月经不调等病症可用中成药逍遥丸配伍中药汤剂当归补血汤，疗效较好；肾阳虚证可用附子理中汤配伍参茸卫生丸；而功能不同中成药配伍使用可以治疗有并发症疾病，如气血两虚中气下陷所致头昏、乏力、脱肛等，可选用复方阿胶浆配伍补中益气丸，治疗阳虚夹湿之泄泻时用附子理中丸配伍健脾丸；高血压证属肝肾阴虚、风阳上扰者，脑立清与六味地黄丸联合用药，脑立清含磁石、代赭石、怀牛膝、珍珠母等，平肝潜阳降逆，六味地黄含熟地黄、山药、山茱萸、茯苓、牡丹皮、泽泻，滋补肝肾之阴；药流后出血的常规治疗方案是益母草颗粒和妇血康颗粒联合用药，益母草颗粒收缩子宫，促进子宫腔内残留组织，积血排出，妇血康颗粒活血化瘀，祛瘀止血。防治心脑血管卒中可用牛黄清心丸+牛黄解毒丸+柏子养心丸，变寒凉与温补为平补，养心益气而不燥，清心凉窜而不寒。这些合理的配伍对于提高药效具有重要的意义。

中成药与中药药引配伍联用也能提高疗效，降低不良反应。如活络丹、醒消丸、跌打丸、七厘散等可用黄酒送服，藿香正气丸、附子理中丸等可用姜汤送服，六味地黄丸、大补阴丸等可用淡盐水送服，至宝锭用焦三仙煎汤送服，银翘解毒丸用鲜芦根煎汤送服，川芎茶调散用清茶送服，四神丸、更衣丸用米汤送服。

（二）中成药联合使用的原则

（1）当疾病复杂，一个中成药不能满足所有证候时，可以联合应用多种中成药。

（2）多种中成药的联合应用，应遵循药效互补原则及增效减毒原则。功能相同或基本相同的中成药原则上不宜叠加使用。

（3）药性峻烈的或含毒性成分的药物应避免重复使用。

（4）合并用药时，注意中成药的各药味，各成分间的配伍禁忌。

（5）一些病证可采用中成药的内服与外用药联合使用。

（6）中药注射剂联合使用时，还应遵循以下原则：

①两种以上中药注射剂联合使用，应遵循主治功效互补及增效减毒原则，符合中医传统配伍理论的要求，无配伍禁忌。

②谨慎联合用药，如确需联合使用时，应谨慎考虑中药注射剂的间隔时间以及药物相互作用等问题。

③需同时使用两种或两种以上中药注射剂，严禁混合配伍，应分开使用。除有特殊说明，中药注射剂不宜两个或两个以上品种同时共用一条通道。

（7）中成药与西药联合使用时应针对具体病情制订用药方案，考虑中西药物的主辅地位确定给药剂量、给药时间给药途径。

①中成药与西药如无明确禁忌，可以联合应用，给药途径相同的，应分开使用。

②应避免副作用相似的中西药联合使用，也应避免有不良相互作用的中西药联合使用。

③中西药注射剂联合使用时，还应遵循谨慎联合使用的原则。确需联合用药时，应根据中西医诊断和各自的用药原则选药，充分考虑药物之间的相互作用，尽可能减少联用药物的种数和剂量，根据临床情况及时调整用药；尽可能选择不同的给药途径（如穴位注射，静脉注射），必须同一途径用药时，应将中西药分开使用，谨慎考虑两种注射剂的使用间隔时间以及药物相互作用，严禁混合配伍。

第三节　中西药的联合使用

一、中西药合理联用的特点

中西药合理的联用可以增强药物疗效、降低药物的毒副反应，减少药物的使用剂量，减少用药禁忌及扩大应用范围。

（一）协同增效

许多中西药联用后，均能使疗效提高，有时很显著地呈现协同作用，如黄连，黄柏与四环素、呋喃唑酮（痢特灵），磺胺甲基异噁唑联用治疗痢疾，细菌性腹泻有协同作用，常使疗效成倍提高。金银花能加强青霉素对耐药性金黄色葡萄球菌的杀菌作用。丙谷胺与甘草、白芍、冰片一起治疗消化性溃疡，有协同作用，并已制成复方丙谷胺（胃丙胺）制剂。甘草与氢化可的松在抗炎，抗变态反应方面有协同作用，因甘草酸有糖皮质激素样作用，并可抑制氢化可的松在体内的代谢灭活，使其在血液中浓度升高。丹参注射液、黄芪注射液、川芎嗪注射液等与低分子右旋糖酐、能量合剂等同用，可提高心肌梗死的抢救成功率。丹参注射液与间羟胺（阿拉明）、多巴胺等升压药同用，不但能加强升压作用，还能减少对升压药的依赖性。

（二）降低毒副反应

某些化学药品虽治疗作用明显但毒副反应却较大，若与某些适当的中药配伍，既可以提高疗效，又能减轻毒副反应。肿瘤患者接受化疗后常出现燥热伤津的阴虚内热或气阴两虚，可同时配伍滋阴润燥清热或益气养阴中药而能取得显著疗效。用甘草与呋喃唑酮合用治疗肾盂肾炎，既可防止其胃肠道反应，又可保留呋喃唑酮的杀菌作用。氯氮平治疗精神分裂症有明显疗效，但最常见的不良反应之一是流涎。应用石麦汤（生石膏，炒麦芽）30～60剂为1个疗程治疗，流涎消失率为82.7%，总有效率达93.6%。

（三）减少剂量

珍菊降压片有较好的降压及改善症状的作用。若以常用量每次1片，每日3次计，盐酸可乐定比单用剂量减少60%。地西泮有嗜睡等不良反应，若与苓桂术甘汤合用，地西泮用量只需常规用量的1/3，嗜睡等不良反应也因为并用中药而消除。

（四）减少禁忌，扩大适应范围

碳酸锂治疗白细胞减少症近年被广泛应用，但因其胃肠道反应也限制了其适用范围。如同时用白及、姜半夏、茯苓等复方中药，就可减轻胃肠道反应，使许多有胃肠道疾患的白细胞减少症患者接受治疗。用生脉散，丹参注射液与莨菪碱合用，治疗病态窦房结综合征，既可适度提高心率，又能改善血液循环，从而改善缺血缺氧的状况，达到标本兼治的目的。

二、不合理联用出现的问题

不合理联用常见出现的问题主要有导致毒副作用增加和导致药效降低，临床应用时应尽量避免配伍联用。

（一）导致毒副作用增加

（1）两类药物毒性相类似，合并用药后出现毒副作用的同类相加。如地榆、虎杖、五倍子等含鞣质的中药与四环素、利福平等西药，两者均有肝毒性。

（2）产生有毒的化合物。含雄黄、信石等含砷中药及制剂牛黄解毒丸、六神丸等与硝酸盐、硫酸盐同服，在体内砷氧化成有毒的三氧化二砷，可引起砷中毒。

（3）中药能增加西药的毒副作用。如杏仁、桃仁、白果等含氰苷的中药可加重麻醉、镇静止咳药如硫喷妥钠、可待因等呼吸中枢抑制作用，使副作用增加，严重的可使患者死于呼吸衰竭；如麻黄，含钙离子的矿物药如石膏、海螵蛸等能兴奋心肌而加快心率，增强心脏对强心苷类药物的敏感性而增加对心脏的毒性。

（4）加重或诱发并发症，诱发药源性疾病及过敏反应。鹿茸、甘草具有糖皮质激素样成分，与刺激胃黏膜的阿司匹林等水杨酸衍生物合用，可诱发消化道溃疡；板蓝根、穿心莲及鱼腥草注射液，鹿茸精注射液等与青霉素 G 配伍用会增加过敏的危险。

（5）改变体内某些介质成分含量或环境也能增加毒副作用。某些中药能促进单胺类神经介质的释放，与单胺氧化酶抑制剂合用可使毒副作用增强，严重时可致高血压危象。如麻黄，中药酒剂与呋喃唑酮，格列本脲、甲硝唑等；含钾离子高的中药如萹蓄、金钱草、丝瓜络等与留钾利尿药螺内酯，氨苯蝶啶等合用可引起高钾血症；含有机酸类中药山楂、乌梅、五味子等能酸化体内环境，与黄胺类药合用降低其溶解度而在尿中析出结晶，引起血尿；与呋喃坦啶、阿司匹林、吲哚美辛等联用可增加后者在肾脏的重吸收而加重对肾脏的毒性。

（二）导致药效降低

（1）中西药联用发生化学反应出现沉淀、形成络合物、螯合物，缔合物等而降低药物的吸收。如含生物碱的中药如黄连、黄柏、麻黄等与金属盐类、酶制剂、碘化物合用会产生沉淀；含鞣质的中药与酶制剂的酰胺或肽键形成氢键缔合物。

（2）中西药联用发生中和反应、吸附作用而使药物失效。如含有机酸的中药与碱性西药以及含生物碱的中药与酸性西药合用时会出现中和反应；而煅炭的中药其很强的吸附作用可使酶类制剂和生物碱类西药失效。

（3）中西药合用可因药理作用拮抗，作用受体竞争等因素引起药效降低。如麻黄及其制剂的中枢兴奋作用能拮抗镇静催眠药的中枢抑制作用；麻黄也能竞争性阻碍降压药进入交感神经末梢而使降压效果降低。

（4）中西药合用时因一方能加快另一方的代谢速度，缩短半衰期，降低血药浓度而降低疗效。如中药酒剂就能加快苯妥英钠、甲苯磺丁脲、苯巴比妥、华法林等的代谢速度。

第四节　含西药成分中成药的合理应用

一、以含格列本脲成分的消渴丸为例的中成药合理应用

消渴丸是含有格列本脲的中西药复方制剂，用于治疗 2 型糖尿病效果显著，深受众多糖尿病患者的欢迎。但有不少的糖尿病患者并不知道消渴丸里含有西药成分，认为是纯中药制剂，随意加大用量，随意与其他降糖西药合用，更没有关注到与其他西药的配伍禁

忌，以至服用消渴丸而出现不良反应。现以消渴丸为例介绍中西药复方制剂的合理应用。

（一）应严格掌握其适应证

众所周知，每个药品都有其严格的适应证，西药如此，中成药如此，含西药成分的中成药也不例外，只有了解每个药品的适应证才能正确使用该药。如消渴丸只适用于确诊为2型糖尿病的患者，且对于较轻型患者一般不适合选用该药，尤其是一些仅血糖升高尚不达到糖尿病的诊断标准的病例，更不宜选用。

（二）应严格遵循药品说明书

药品说明书是指导临床合理用药，保障患者用药安全最直接也是相当重要的参考资料，是药品最基本，最重要的信息源，是医师开处方，药师调配，护理给药、患者服药的重要依据，具有医学和法律上的意义。因此，不管是临床医师，药师、护师还是患者本身都必须严格遵循药品说明书使用药品，单纯的中成药、西药制剂如此，含西药成分的中成药更应如此。如消渴丸中的格列本脲本身可促进胰岛β细胞分泌胰岛素，抑制肝糖原分解和糖原异生，增加胰外组织对胰岛素的敏感性和糖的利用，可降低空腹血糖与餐后血糖。其常用量一般为每次2.5mg，3次/日。磺胺过敏，白细胞减少患者禁用，孕妇及哺乳期妇女不宜使用、肝肾功能不全、体虚高热、甲状腺功能亢进者慎用。服用过量易致低血糖。按药品说明书的用法：消渴丸中格列本脲每次已达到1.25~2.5mg。消渴丸是一种治疗糖尿病比较有效的中成药，应用较广，但不少患者对其含有格列本脲并不太了解，以为是中成药多服无害。因服用消渴丸致低血糖休克甚至死亡的病例已有报道，因此在服用此类药物时必须高度重视格列本脲的作用。最近，经报国家食品药品监督管理总局批准，广州中一药业还对消渴丸说明书进行了修改，在新版说明书中将消渴丸的服用方法由"餐后服用"改为了"餐前服用"，根据专家论证，消渴丸从餐后服用改为餐前服用，能更安全有效地发挥治疗作用；消渴丸所含格列本脲降糖作用强，起效迅速，发挥作用的高峰期一般出现在服药后的半小时到2小时内。如果进餐前半小时内服用消渴丸，进餐通常需要半小时左右，进餐完毕正好是消渴丸发挥降糖作用的高峰期，此时由于进餐后的食物在体内转化为葡萄糖，因此餐前服用可以更好地避免低血糖，因而更安全；另一方面，糖尿病的治疗，最理想的目标就是空腹血糖和餐后血糖都能得到满意控制，消渴丸在餐前服用的话，既能有效地降低空腹血糖，又能有效降低餐后血糖，使到机体内的血糖能长时间保持相对平稳状态而更有效。

（三）使用方法要得当

药物的治疗（使用）方法是临床医师有效治疗疾病的独特途径，不同治疗方法可产生不同疗效，合理，得当的治疗方法可提高疗效，减少不良反应的发生。以消渴丸为例，由于消渴丸的降糖作用较强，治疗时要从小剂量开始，即根据病情从每次 5 丸起逐渐递增。每次服用量不能超过 10 丸，每日不能超过 30 丸；至疗效满意时，可逐渐减少每次服用量或减少服用次数至每日 2 次的维持剂量。每日服用 2 次时，应在早餐及午餐前各服用 1 次，晚餐前尽量不用。或根据患者个人的具体情况由医师指导，进行服用量控制。另外，该药所含格列本脲作用持续时间较长，半衰期为 8~12 小时，故给药应每天不超过 3 次，且应尽量避免晚间临睡前服药，因睡眠后低血糖反应不易被发现，将影响及时治疗。

（四）注意老年患者及患者的肝肾功能状况

许多西药对成人（特别是老年人）的肝肾功能是有明显影响的，因此，服用中西药复方制剂要特别注意老年患者及患者的肝肾功能状况，消渴丸中的格列本脲代谢产物仍有活性和降糖作用，部分在肝脏代谢，部分经肾脏排出。因此，对肝肾功能不全者原则上禁用含格列本脲成分中成药。老年患者（特别是 65 岁以上患者）肝肾功能一般较年轻者衰退，减慢药物代谢，对成年患者的一般剂量对年老，体弱者即可能过量，故老年糖尿患者发生低血糖通常较严重，且老年人较少出现肾上腺释放反应，常无先兆而转入嗜睡或昏迷。另外，有些老年患者精神状况较差，记忆力减退，造成重复过量服药，也是一个不可忽视的因素。因此，对老年患者及肝肾功能状况不好的患者应适当减低用量。

（五）注意联合用药

由于含西药成分中成药中某些成分与其他中药或西药联用可产生毒副作用增加及疗效降低等反应，因此，临床上应避免用某些与其有配伍禁忌的中药或西药联用，以避免或减少联用后毒副反应的发生。如消渴丸和下列药物同时应用就可诱发或增加低血糖的发生：①抑制磺脲类药物由尿中排泄，如治疗痛风的丙磺舒、别嘌醇；②延迟磺脲类药物的代谢，如乙醇，H_2 受体阻滞剂（西咪替丁，雷尼替丁），氯霉素，抗真菌药咪康唑，抗凝药。磺脲类与乙醇同服可引起腹痛、恶心、呕吐、头痛以及面部潮红（尤以使用氯磺丙脲时），与香豆素类抗凝剂合用时，开始两者血浆浓度皆升高，以后两者血浆浓度皆减少，故应按情况调整两药的用量；③促使与血浆白蛋白结合的磺脲类药物分离出来，如水杨酸盐、贝特类降血脂药；④药物本身具有致低血糖作用：乙醇、水杨酸类、胍乙啶、单胺氧化酶抑制剂、奎尼丁；⑤合用其他降血糖药物：胰岛素、二甲双胍、阿卡波糖、胰岛素增敏剂；⑥β 肾上腺受体阻滞剂可干扰低血糖时机体的升血糖反应，阻碍肝糖酵解，同时又可掩盖低血糖的警觉症状。此外，消渴丸已含有格列本脲，故不宜与其他磺脲类药物合用，否则会增加低血糖的发生，例如，格列本脲，格列吡嗪、格列齐特、瑞易宁、糖适平等。

（六）药品不良反应的防治措施

含西药成分中成药是中西药组合的复方制剂，如用药不慎则易发生不良反应，因此，

第三篇　中医篇

如何防治该类药物的不良反应也值得引起我们关注。如消渴丸的不良反应主要表现为药物性低血糖，而药物性低血糖反应关键在于预防。在消渴丸治疗过程中，应密切注意监测血糖，尤其是治疗初始的一周，如果血糖下降过低应注意将药物减量。治疗中如果患者出现心慌、出汗、焦虑或昏迷等表现，应立即想到低血糖反应的可能性，应不失时机地给予救治。如果患者尚清醒可给予甜果汁，糖水或进食少量食物，昏迷时应给予50%葡萄糖静脉推注及5%葡萄糖持续滴注。由于其代谢产物有持续性降血糖作用，低血糖清醒后可再度昏迷，因而治疗应持续滴注1~2天，血糖平稳后方可停止。在用葡萄糖治疗中，应注意监测血糖、尿糖、尿酮体及血电解质等指标，以防导致治疗后高血糖和高渗昏迷。

二、含西药成分治感冒中成药的合理应用

患者在感冒发热时往往急于求愈，常常既服西药又服中药，或几种感冒药，退热药同服。若患者不了解所服每种药物的成分及其作用，加之目前所有解热镇痛的西药品种中，同物异名的情况很多，则易导致重复用药、过量用药，存在着严重的用药安全隐患。

（一）含有对乙酰氨基酚成分的中成药合理应用

对乙酰氨基酚也称扑热息痛，是乙酰苯胺类解热镇痛药，可用于感冒或其他原因引起的高热和缓解轻中度疼痛，一般剂量较少引起不良反应。长期大量使用对乙酰氨基酚，尤其是肾功能低下时，可出现肾绞痛或急性肾功能衰竭，少尿、尿毒症。若与肝药酶诱导剂，尤其是巴比妥类并用时，发生肝脏毒性反应的危险增加。肝肾功能不全的患者应慎用，有增加肝脏、肾脏毒性的危险。服用超量可出现恶心、呕吐、胃痛、胃痉挛、腹泻、多汗等症状。有不少治疗感冒的中成药也含有对乙酰氨基酚，若治疗感冒发热使用这类中成药时，再服用西药对乙酰氨基酚制剂，则使对乙酰氨基酚的剂量过大，增加药物的不良反应。因此，临床上应尽量避免同时使用含相同成分对乙酰氨基酚的治疗感冒的中西药。

（二）含有安乃近成分的中成药合理应用

安乃近多用于急性高热时退热，其退热作用强，易致患者大汗淋漓，甚至发生虚脱。长期应用可能引起粒细胞缺乏症，血小板减少性紫癜，再生障碍性贫血。因此，在服用含有安乃近成分的中成药时，切不可随意加大剂量，更不能长期使用，年老体弱者用药尤其应慎重，不能再同时加用解热的西药，尤其是不能与含有安乃近的治疗感冒的西药联合应用。对安乃近、吡唑酮类及阿司匹林类药物过敏者也应禁用。

（三）含有马来酸氯苯那敏成分中成药合理应用

马来酸氯苯那敏也称扑尔敏，用于各种过敏性疾病，并与解热镇痛药配伍用于感冒，

同时有嗜睡，疲劳乏力等不良反应，因此在服药期间，不得驾驶车船，登高作业或操作危险的机器。癫痫患者忌用。三九感冒灵颗粒2包，用白开水溶解，送服白加黑片，若感冒较重则加服维C银翘片，效果很好！这是一个临床医师常用的治疗感冒的方法，这样治感冒，可能好得快，但对肝肾及消化系统的损害也是加倍的。三九感冒灵颗粒、白加黑片、维C银翘片这3种药物均含有对乙酰氨基酚，如果按此同时服用，则对乙酰氨基酚的摄入量超过常用量4倍，势必会造成服药者的肝肾和消化道的加倍损害。因此，在治疗感冒时切忌同时服用含相同成分的西药和中成药。服药前要仔细阅读药物说明书，严格按说明书用药，避免超剂量、长期用药。

三、含有盐酸麻黄碱中成药的合理应用

麻黄碱虽然是中药麻黄中的一个主要成分，但是两者之间功效并非等同。盐酸麻黄碱有舒张支气管，加强心肌收缩力，增强心排血量的作用，并有较强的兴奋中枢神经作用，能收缩局部血管。对于前列腺肥大者可引起排尿困难，大剂量或长期应用可引起震颤、焦虑、失眠、头痛、心悸，心动过速等不良反应。故甲状腺功能亢进症，高血压、动脉硬化，心绞痛患者应禁用含盐酸麻黄碱的中成药。

四、含有吲哚美辛中成药的合理应用

吲哚美辛的不良反应发生率高达35%～50%，其中约20%的患者常因不能耐受而被迫停药。常见的不良反应有：①胃肠道反应：如恶心，呕吐，厌食，消化不良、胃炎，腹泻，偶有胃溃疡、穿孔、出血；②中枢神经系统反应；头痛、眩晕，困倦，偶有惊厥，周围神经痛，晕厥，精神错乱等；③造血系统损害；可有粒细胞、血小板减少，偶有再生障碍性贫血；④过敏反应：常见为皮疹，哮喘、呼吸抑制、血压下降等；⑤可引起肝肾损害。鉴于此，溃疡病、哮喘、帕金森病、精神病患者、孕妇、哺乳期妇女禁用；14岁以下儿童一般不用；老年患者，心功能不全、高血压病、肝肾功能不全，出血性疾病患者慎用；且不宜与阿司匹林、丙磺舒、钾盐、氨苯蝶啶合用。

五、含有氢氯噻嗪中成药的合理应用

氢氯噻嗪引起的不良反应最常见为低血钾，同时因其可抑制胰岛素释放，可使糖耐量降低，血糖升高，故肝病、肾病、糖尿病患者，孕妇及哺乳期妇女不宜服用。所以，使用含有氢氯噻嗪的中成药时，不仅要注意氢氯噻嗪本身所具有的不良反应，同时也要避免重复用药，以防止药物自身不良反应的发生。

第三篇　中医篇

第十章
中药饮片的生产及贮藏

第一节 中药饮片生产与管理

一、中药饮片生产厂房的设计

中药饮片生产厂房是生产中药饮片的场所，其选址、设计、建造与中药饮片的质量息息相关。因此，饮片厂的设计要符合 GMP（良好操作规范）要求，以质量为根本，合理布局，最大限度地保证饮片质量安全。

（一）厂区的选择

1. 规定

根据《药品生产质量管理规范》规定：①厂房的选址、设计、布局、建造、改造和维护必须符合药品生产要求，应当能够最大限度地避免污染、交叉污染、混淆和差错，便于清洁、操作和维护；②应当根据厂房及生产防护措施综合考虑选址，厂房所处的环境应当能够最大限度地降低物料或产品遭受污染的风险。

2. 选择要求

①交通便利，利于物流运输；②具备给水、排水、通电、通路、通信、通天然气或煤气以及场地平整等条件，利于生产；③无外部污染源，无空气、土壤和水源污染。

（二）厂房与车间的要求

1. 规定

根据《药品生产质量管理规范》规定：①企业应当有整洁的生产环境；厂区的地面、路面及运输等不应对药品的生产造成污染；生产、行政、生活和辅助区的总体布局应合理，不得互相妨碍。②厂房、设施的设计和安装应当能够有效防止昆虫或其他动物进入。

2. 要求

①生产区应与生活区严格分开，不得设在同一建筑物内。②厂房与设施应按生产工艺流程合理布局，并设置与其生产规模相适应的净制、切制、炮炙等操作间。③直接口服饮片粉碎、过筛、内包装等生产区域应参照 D 级洁净区的要求设置，企业应根据产品的标准和特性对该区域采取适当的微生物监控措施。④毒性中药材加工、炮制应使用专用设施和设备，并与其他饮片生产区严格分开，生产的废弃物应经过处理并符合要求。⑤厂房地面、墙壁、天棚等内表面应平整，易于清洁，不易产生脱落物，不易滋生霉菌；应有防止昆虫、鸟类或啮齿类动物等进入的设施。⑥中药饮片炮制过程中产热、产汽的工序，应设置必要的通风、除烟、排湿、降温等设施；拣选、筛选、切制、粉碎等易产尘的工序，应当采取有效措施，以控制粉尘扩散，避免污染和交叉污染，如安装捕尘设备、排风设施等。⑦仓库应有足够空间，面积与生产规模相适应。中药材与中药饮片应分库存放；毒性中药材和饮片等有特殊要求的中药材和中药饮片应当设置专库存放，并有相应的防盗及监控设施。⑧仓库内应当配备适当的设施，并采取有效措施，对温、湿度进行控制，保证中药材和中药饮片按照规定条件贮存，阴凉贮存的温度应不高于25℃；贮存易串味、鲜活中药材应当有适当的专库或冷藏等设施。

二、中药饮片生产设备

（一）常用炮制设备

中药饮片工业的发展离不开饮片生产机械的发展。随着洗药机、切药机、炒药机、筛选机等一批饮片生产机械的应用，中药饮片生产正处由半机械化向机械化、自动化转变的过程。随着计算机技术、自动化技术等新兴技术的发展以及国家对饮片生产的规范化管理，新版 GMP 的实施和有关部门的愈加重视，中药饮片工业逐步步入了规范化、规模化、自动化发展阶段。国内相关企业已引起充分的重视，正在加快机械设备的创新升级，尽快统一技术标准，提升产品的合格率，提高生产水平，使中药饮片设备具有强劲的竞争力，为提高国内中药饮片产业的整体素质做出贡献。

根据原药材或饮片的具体性质，在选用优质药材基础上，中药饮片的生产过程常用炮制设备可以分成净制类、切制类、炒制类、炙制类、煅制类、粉碎及干燥、包装类。

1. 净制类设备

主要包括中药材的净选与清洗。净制类设备主要有挑选机械、风选机械、筛选机械、水选机械、干洗机械、磁选机械等。

（1）挑选机械

在产业化生产时，由于被挑选的杂物包括缠绕、夹杂在药材中的杂物和非药用部分等，不能用一般的机械方法除去，目前挑选仍主要以人工操作为主，也可选用机械化输送挑选机。

（2）风选机械

运用变频技术调节和控制电机转速与风机的风速和压力，记录变频器的操作数据可以分析风选产品的质量，为生产质量管理提供量化依据，主要有变频风选机。

（3）筛选机械

传统筛选，手工操作，效率不高，劳动强度大，同时存在粉尘污染问题。现代多用机械操作，主要有筛选机、振荡筛以及往复振动式筛选机等。

（4）水选机械

水洗的主要设备是洗药机和水洗池。洗药机有喷淋式、循环式、环保式3种形式：①喷淋式洗药机的水源由自来水管直接提供，洗后的废水直接排掉，其特点是造价相对较低，劳动强度较轻，耗水量大；②循环水洗药机自带水箱、循环泵，具有泥沙沉淀功能，对于批量药材的清洗具有节水的优点；③环保型洗药机在循环水洗药机的基础上，通过增加污水处理功能，它能将洗药用的循环水经污水处理装置处理后反复利用，从而进一步节约水资源。

（5）干洗机械

主要是干式表皮清洗机。由于用水洗净制药材，易导致药效成分流失。为避免成分的流失，采用干式表皮清洗机就可达到这一效果，其主要功能是除去非药物和非药用杂质。该设备对于根类、种子类、果实类等药材具有良好的净制效果。

（6）磁选机械

主要有带式磁选机和棒式磁选机，该设备便于自动化流水作业，铁性物质和磁性物质自动分离，生产效率高。多用于半成品、成品中药材的非药物杂质的净制。

2. 切制类设备

主要包括中药材的软化设备与切制设备。传统的软化方法包括浸润、泡润、洗润、淋润等，使药材吸水软化。常用的软化装备是水泥池、润药机。为避免药效成分损失、润药过程中污水排放等问题，可选用真空气相置换式润药机，运用气体具有强力穿透性的特点和高真空技术，让水蒸气置换药材内的空气，使药材快速、均匀软化，采用适当的润药工艺，使药材在低含水量的情况下软硬适度，切开无干心，切制无碎片。

常用的药材切制加工设备有：①往复式切药机，包括摆动往复式（或铡刀式）和直线往复式（或称切刀垫板式）；②旋转式切药机，包括刀片旋转式（或称转盘式）和物料旋转式（或旋料式、离心式切药机）；③破碎机等。

3. 炒制类设备

炒制类主要设备是炒药机。炒药机的热源多以电热、燃油、燃气为主取代燃煤，在一定程度上降低了烟尘对环境的污染。主要包括自动控温燃油、燃气炒药机和智能化环保型炒药机组。

自动控温燃油、燃气炒药机采用直接燃油或燃气为热源，设有温度和时间自动控制系统，具有快速升温和冷却功能，最高温度可达450℃。配有独立的电气控制箱，炒制过程能自动控温、计时。智能化环保型炒药机组由自动控温炒药机、自动上料机、智能化控制系统、定量罐、除尘装置、废气处理装置等组成。其中，智能化控制系统可以设置和储存炒药程序，如自动上料、温度控制、炒制时间、自动出料、变温控制等。

4. 炙制类设备

主要有鼓式炙药机和炙药锅。鼓式炙药机的主体部分结构与炒药机相似，不同的是热源的热能强度与炒筒转速低于炒药机，并配有液体辅料喷淋装置，以便液体辅料喷淋、浸润、炒制等过程在同一设备完成，适合于醋、酒等低黏度液体辅料炮制。炙制时先将药物置于炒筒内预热、慢速旋转，达到适宜温度时喷淋液体辅料，控制辅料用量，恒温并保持炒筒慢速旋转，使药物浸润、闷透，再适当提高炒筒转速，升温炒至适当程度出料。具有预热、液体辅料喷淋、闷透、抽湿、定时、控温、恒温、温度数显、动出料等功能，适合进一步自动完成液体辅料炙药过程，便于工艺操作和管理。

炙药锅体为半球形，锅体外侧是加热装置，锅体中心安装有搅拌机构并与锅体密封，搅拌机构中心装有温度测量与控制元件，以设定与控制锅体温度。搅拌机构能强制搅动药物，故既适合蜂蜜等高黏度液体辅料炮制，也适合低黏度液体辅料炮制。操作时先将药物置于锅体内，预热并慢速搅拌药物，待温度适宜时喷淋液体辅料，恒温并继续慢速搅拌药物，使药物浸润、闷透，再适当提高搅拌速度，升温炒至适当程度出料。锅体内有搅拌装置，锅壁测温，锅体整体翻转出料，具有定时、恒温、控温、温度数显等功能，易清洗。

5. 煅制类设备

主要有煅药炉、煅药锅及焖煅炉。由于药物性质与炮制要求不同，煅药温度范围大致在200~1000℃之间，根据煅药温度将煅药设备分为中温和高温两种。其中，中温煅药设备的工作温度为600℃以下，高温煅药设备的工作温度为600~1000℃。

6. 粉碎类设备

主要有颚式破碎机、辊式破碎机、锤式粉碎机、冲击式粉碎机、振动磨、球磨机、气流粉碎机等。

7. 干燥类设备

主要有烘干箱和烘床、带式干燥机、远红外线辐射干燥机和微波干燥机等。

烘干箱和烘床是以蒸汽、燃油或燃气为热源，热风炉为螺旋结构，避免燃烧的烟气污染药材。烘干箱、烘床均为敞开式结构，干燥速度快，进出物料极为方便，易清洗残留物料。适合小批量多品种生产，具有风干功能。因此，特别适合饮片干燥。此外，还有敞开式烘箱、热风循环烘箱等。

带式干燥机由若干个独立单元组成，操作灵活，湿物料进料，干燥过程在完全密封的箱体内进行，劳动条件较好，可避免粉尘外泄。对干燥物料色泽变化和湿含量均至关重要的某些干燥过程来说，带式干燥机非常适用。缺点是占地面积大，运行时噪声较大。

远红外线辐射干燥机主要将电能转变为远红外线辐射能。其特点是干燥速度快，药物质量好，具有较强的杀菌、杀虫及灭卵能力，节约能源，造价低，便于自动化生产，减轻劳动强度。近年来远红外干燥在原药、饮片等脱水干燥及消毒中都有广泛应用，并能较好地保留中药成分。

微波干燥机系指由微波能转变为热能使湿物料干燥的方法。其具有速度快、时间短、加热均匀、产品质量好、热效率高等优点。由于微波能深入物料的内部，干燥时间是常规热空气加热的 $1\% \sim 10\%$。所以对中药中的挥发性物质及芳香性成分损失较少。

8. 包装类设备

中药饮片的包装必须适合饮片质量的要求，方便储存、运输、使用。包装中药饮片要选用符合国家药品、食品包装有关产品质量标准的材料，禁止采用麻袋、竹筐、纤维袋等非药用包装材料和容器。凡直接接触中药饮片的包装材料为一次性使用，不得回收重新使用。包装中药饮片，分别采用内包装、外包装。

内包装：内包装材料要分别选用与所包装的品种、性能要求相适应的牛皮纸、塑料薄膜或复合膜等无毒的包装材料。①聚乙烯塑料薄膜。②牛皮纸。③热封型茶叶滤纸。适用范围：不易霉变、虫蛀中药饮片品种。④尼龙高压聚乙烯复合薄膜。适用范围：易霉变、虫蛀中药饮片品种。

外包装：外包装采用能够防潮、防污染，有机械强度，易储存、运输的包装箱。

主要有袋装中药饮片包装机、袋装中药饮片小包装设备、一公斤中药饮片包装机、全自动包装机和半自动包装机。全自动包装机适用于中药小包装自动包装，半自动包装机适用小颗粒状、粉状、块状、圆状、不规则性状等中药饮片的包装。中药饮片大包装设备采用自动称量、落料、灌装、封口于一体的新型大剂量灌装设备，主要用于中药饮片籽实、不规则片形以及根茎类产品的自动计量灌装。

（二）生产线与生产机组

随着工业现代化的发展，中药饮片产业的发展也迫切需要进步，随着人力成本及产量增加，生产线与生产机组的发展尤显必要。

1. 净选机组（风选、筛选、挑选线）

将风选、筛选、挑选、磁选等单机设备，经优化组合设计，配备若干输送装置、除尘器等，组成以风选、筛选、磁选等机械化净选为主，人工辅助挑选相结合的自动化成套净选设备，对中药材进行多方位的净制处理。该机组设有以机械化挑选输送机，对于不能用机械方式除净的杂物由人工进行处理。由于中药材的种类繁多，物理形态差异大，不同药材有不同的净制要求等，该机组将传统的净制要求与现代化加工技术有机结合，使中药材的净制加工朝着机械化、自动化、高效率方向发展。

（1）过程与特点

药物先经风选、筛选除去毛发、泥沙等杂物，再经输送机、匀料机自动均匀地将药物分布在正向输送带上，便于人工挑选。免除手工选拨药物，挑选的杂物由反向输送带送至杂物箱，减轻劳动强度，提高挑选工作效率。调节上料与输送带速度、增减人工数量，可以适应不同药物挑选、净制的需要。风选机配套了自动除尘设备，避免污染环境。

（2）用途与适用范围

替代挑选工作台和分阶段净制加工，进行半机械化净制药材。适用于未进行净制的原料药材，且药物易于自动上料，如根茎类、果实类、种子类等药材。

2. 自动化净选切制机组

将风选、筛选、挑选、磁选、切制等单机设备配备若干输送装置、除尘器等，组成自动化净选切制机组。药材先进行风选、筛选、磁选和人工辅助挑选，再进行自动切制，各功能设备的生产能力和主要技术参数在一定范围内可调。

该设备特点是：主要功能由设备自动完成，节约人工成本，减少人为偏差造成的净选缺陷，提高产品质量。

3. 切制、筛选、回切机组

（1）过程与特点

药材进行自动切制、筛选、反向输送回切，筛选出的成品进入下道工序，操作人员不断补充药材。将多个工序合为一体，减少中间环节，减轻劳动强度，提高工作效率，降低生产成本。

（2）用途与适用范围

用于颗粒状饮片切制加工。适用于根茎类、果实类、种子类、草类等药材的切制加工。

4. 切制、干燥机组

（1）过程与特点

药材进行自动切制、筛选、回切，合格饮片自动进行干燥。将多个工序合为一体，减少中间环节，减轻劳动强度，提高工作效率，降低生产成本。

（2）用途与适用范围

用于颗粒状饮片切制、干燥加工。适用于根茎类、果实类、种子类、草类等药材的切制、干燥加工。

5. 风选、筛选、挑选、包装生产线

（1）过程与特点

自动进行风选、筛选除去毛发、药屑等杂物，将饮片输送到包装台，进行人工称量包装，再将小包装袋输送至包装封口，进行中包装和大包装。将多个工序合为一体，减少中间环节，减轻劳动强度，提高工作效率。风选过程还具有冷却功能，避免包装后在包装袋上凝结水蒸汽。通过后工位控制台渐进式补充物料。风选机配套了自动除尘设备。

（2）用途与适用范围

替代分阶段的风选、筛选、包装等工序，进行净制与小、中、大包装，连成一体化生产线。适用于饮片净制、包装半自动化生产。

6. 解包、筛选、挑选、清洗、切制生产线

过程与特点：物料经过解包，然后进行筛选，去掉里面的灰尘及碎小的杂物，这样可以减少后面的人工挑选的工作量，人工挑选主要是去掉里面的线头、烟头等杂质，进入清洗机，清洗机可以根据产品类型采用滚筒式清洗机、高压喷淋式清洗机或沸腾式清洗机，滚筒式清洗机适用于流动性好的药材，高压清洗机适用于流动性不好但灰尘泥渣较易清洗的药材，沸腾式清洗机适用性较广。切制设备也是根据产品的类别来选择。

7. 自动化炒制机组

（1）过程与特点

按照炒药机炒筒装载容积定量炒制，确保饮片的含水率、片形大小基本一致。先由定量罐对被炒饮片计量，编制炒制程序：如锅温度分为热锅阶段，炒制的初期、中期与后期阶段的供热强度，如炒筒转速分为热锅、进料、炒制、出料等，如自动上料时间分炒制时间阶段和出料时间阶段，这些分阶段检测炒制温度等。启动炒制机组，炒制过程自动完成，确保每批炒制品质量一致，达到规范、科学炮制。

（2）用途与适用范围

用于饮片的炒制。被炒饮片的形态、尺寸大小及含湿量需要基本一致。

8. 自动化炙药机组

（1）过程与特点

按炙药机装载容积进行定量炙制，并确保饮片的含水率、片形大小基本一致。先由定量罐对被炙饮片进行计量，编制炙制程序：进料、预热与控制温度、液体辅料喷淋时间与定量、拌匀与闷透时间、炒干温度与时间、出料时间、分阶段炒筒转速等。启动炙药机组，炙制过程自动完成，确保每批炙制品质量一致，达到规范、科学炮制。

（2）用途与适用范围

用于饮片的炙制，除蜜炙以外的液体辅料炙药。饮片的形态与尺寸大小、含湿量需要基本一致。

中药饮片是我国的特有产业和特色产业，应根据生产工艺配备先进设备，选用环保、节能、自动化程度高的设备，并不断推广、发展、完善我国中药饮片加工设备。

（三）设备管理

设备的管理分采购、安装、调试、运行、维护环节。设备的采购首先要根据工艺及产量要求编写用户需求（URS），然后进行设备调研，和设备厂家共同完成设计确认（DQ），在设备制作过程中由制作单位进行相关制作记录和检查确认完成工厂验收（FAT），设备运输到现场进行开箱验收及安装工作，完成安装确认（IQ），安装好后试机运行，完成运行确认（OQ），在正式生产中，完成设备的性能检查（PQ）。设备的使用中的大的变更或维修都要有记录，并且做好验证工作。

（四）中药炮制工程计算机信息化

1. 中药饮片企业生产规范化管理

①整个系统是以生产过程质量控制模块为中心，人材物、产供销、全员、全过程、全面的质量信息管理平台。包括与其相关联的销售管理、生产计划、采购管理、车间控制、成本管理、仓库管理、设备管理等模块。②通过生产过程信息化可使生产效率提高；通过设备智能化控制确保产品质量稳定均匀；通过管理规范化促进经济效益增长；通过现代化的手段打造产业品牌。

2. 中药饮片生产执行过程质量标准化控制

①任务计划下单无纸化有计划明细，执行要求，审核报表。产品可选用普通批号、条码、电子标签形式记录信息。②炮制过程规范化按质量标准，炮制规范，加工检验确认，入库。严格按照生产工艺流程 SOP 进行，指令可以根据需求由权限许可人员定制。③过程控制客观化所有工序操作条件都可以追踪，人与机器同步互相监督，紧密协调。生产及仓库环境可扩展通过无线传感网络 WSN 节点至网关监控。④结果记录在线化重要参数的流程跟踪、保存。在饮片的生产过程中，将饮片的温度、湿度、压力等重要参数，进行实时采集，作为饮片品质的重要凭证存贮在数据库，以备追溯查询。⑤数据生成自动化生产过程数据报表自动生成，原始数据可追溯、可分析，为后续采用数据挖掘技术制定更优异的配方打下基础，使中药饮片走向国际市场创造条件。⑥生产过程可视化对于生产智能控制设备数据实时采集到服务器端，生产执行系统中关键数据自动关联，保证数据的真实性。对于生产过程中非智能控制设备利用车间所布信息点进行信息处理，保证工序的有序进行。配合炮制参数与视频信号采集，由软硬件接口实现生产场景在生产管理信息中心监控，形成物联局域网。

3. 技术特点

①三层架构基于"高内聚，低耦合"的目的，将系统划分为业务逻辑层、数据访问

层、表现层，使用三层结构的设计可以容易地用新的实现来替换原有层次的实现，降低层与层之间的依赖，有利于各层逻辑的复用，方便系统的二次开发。②富客户端设计采用AJAX 及 FLEX 技术，利用异步 XML 调用，充分利用客户端的处理能力，缓解服务器的压力。③身份验证使用基于 XML 访问控制列表，可以根据用户角色对页面元素进行控制，解决企业应用中多级审核的问题。④基于 PUSH 模式的报表设计在系统中建立强类型的DataSet，将数据集中的元素绑定到报表，利用代码控制数据集内容。⑤核心代码的封装系统中需要多次调用的基础类库，如身份验证、权限控制、数据访问等都进行封装，满足模块的易用性和可复用性。⑥可扩展提供商务智能技术支持利用数据仓库、数据挖掘技术对中药饮片生产过程的信息进行系统地储存和管理，并通过各种数据统计分析工具对数据进行分析，提供各种分析报告，如饮片生产质量报告、生产过程成本控制报告。

三、中药饮片生产质量管理规范

中药饮片生产质量管理主要涉及人员管理、生产管理、质量管理、设备管理、设施管理、组织管理六个方面。

（一）人员管理

1. 规定

根据《药品生产质量管理规范》规定：①所有人员应当明确并理解自己的职责，熟悉与其职责相关的要求，并接受必要的培训，包括上岗前培训和继续培训。②职责通常不得委托给他人。确需委托的，其职责可委托给具有相当资质的指定人员。

2. 关键人员管理

GMP 管理的重点为关键人员，包括企业负责人、生产管理负责人、质量管理负责人和质量受权人。其中质量管理负责人和生产管理负责人不得互相兼任，质量管理负责人和质量受权人可以兼任，并制定操作规程确保质量受权人独立履行职责，不受企业负责人和其他人员的干扰。

①企业负责人药品质量的主要责任人，全面负责企业日常管理。②生产管理负责人应当至少具有药学或相关专业本科学历（或中级专业技术职称或执业药师资格），具有至少三年从事药品生产和质量管理的实践经验，其中至少有一年的药品生产管理经验，接受过与所生产产品相关的专业知识培训。③质量管理负责人应当至少具有药学或相关专业本科学历（或中级专业技术职称或执业药师资格），具有至少五年从事药品生产和质量管理的实践经验，其中至少一年的药品质量管理经验，接受过与所生产产品相关的专业知识培训。④质量受权人应当至少具有药学或相关专业本科学历（或中级专业技术职称或执业药师资格），具有至少五年从事药品生产和质量管理的实践经验，从事过药品生产过程控制

和质量检验工作。质量受权人应当具有必要的专业理论知识，并经过与产品放行有关的培训，方能独立履行其职责。

质量受权人是指具有相应技术资格和工作经验的，经药品生产企业法定代表人授权，并经食品药品监督管理部门备案，全面负责药品质量管理的关键人员。

3. 人员培训

中药饮片生产企业的培训是中药饮片 GMP 的要求，也是企业员工了解 GMP、认识 GMP 重要性，使中药饮片 GMP 成为企业员工的自觉行动的必要途径。与药品生产、质量有关的所有人员都应当经过培训，培训的内容应当与岗位的要求相适应。除进行本规范理论和实践的培训外，企业还应结合自身企业文化及相关工作岗位职责对员工进行有针对性的培训，定期评估，避免使培训流于形式化。

4. 人员卫生

对所有员工进行卫生要求的培训，建立人员卫生操作规程，最大限度地降低人员对饮片生产造成污染的风险。对人员健康进行管理，并建立健康档案。直接接触药品的生产人员上岗前应当接受健康检查，以后每年至少进行一次健康检查。

5. 发展趋势

建立专职受权人制度，确保受权人从行政体系中独立出来，可以保证受权人有充足的时间和精力履行产品放行职责，也可以保证质量管理相对独立。

（二）生产管理

1. 规定

生产管理是中药饮片生产过程的重要环节，是 GMP 的重要组成部分。根据《药品生产质量管理规范》规定：①所有药品的生产和包装均应当按照批准的工艺规程和操作规程进行操作并有相关记录，以确保药品达到规定的质量标准，并符合药品生产许可和注册批准的要求。②应当建立划分产品生产批次的操作规程，生产批次的划分应当能够确保同一批次，产品质量和特性的均一性。

2. 生产管理

（1）生产过程管理

第一，生产过程生产过程就是物料的加工与文件的传递相互交织的过程。

生产部门根据生产计划下达生产指令，按生产指令规定领取物料种类及数量。物料领发操作与运转过程按物料管理要求进行。所领取物料按规定进入生产区域，进行生产操作。

第二，生产操作饮片生产必须严格按照工艺及操作规程规定方法、步骤进行，并对关键操作进行复核。为防止饮片被污染和混淆，生产操作应采取以下措施：生产指令下达、生产前检查、操作过程控制、清场。

①生产指令下达

一批饮片的生产始于该产品的生产指令的正式下达。生产指令由生产工艺员根据生产计划下达，生产部经理审核批准生效。生产指令一般应有品名、规格、批号、批量、操作要求等内容。车间一般有专人接受生产指令，接受过程中对指令中数量和内容准确性进行确认，确认无误后分发至各工序、班组。生产指令的传递过程，使每个与该批有关的生产人员都能，准确无误地知道自己的任务，这是生产受控的第一步。

②生产前检查

领料：各工序向仓库、车间中间站领取原辅料、半成品（中间产品）、包装材料等。领料方应出具领料凭证，通常实行限额领料，通过查验物料或产品合格凭据、代号、名称、批号、清点数量等，确认收到的物料品种、批号和数量准确无误，双方核对无误按规定办理领料并签字。生产操作开始前的检查：生产开始前应进行检查，确保设备和工作场所没上批遗留的产品、文件或与本批产品无关的物料，设备处于已清洁或待用状态。工序开工前，操作人员须对工艺卫生、设备状况、管理文件和工作场所等进行检查，并记录检查结果。

③操作过程控制

严格依法操作：按规定方法、步骤、顺序、时间和操作人严格执行，并对生产过程控、制点及项目按照规定频次和标准进行控制和复核。防止交叉污染、混淆和差错。生产过程同一操作间可能同时存在几种物料或摆放加工前后的中间产品，操作时又要从容器到设备，再从设备到容器，都可能发生混淆和差错。工艺用水：生产过程中使用的工艺用水应根据产品工艺规程选用，工艺用水应符合质量标准，并定期检验，检验有记录。应根据验证结果，规定检验周期。

中间产品流转：质量管理部门决定生产过程中的中间产品是否可以流转和使用。QA根据工序生产过程及结果评价中间产品是否正常，决定流转和使用。生产过程、中间产品都必须在质量管理部门监控员的严格监控下。各种监控记录要归于批记录，无监控员签字或发放的各种放行凭证，不得继续操作。烘干或炒炙完成后应请验，待取得合格通知后方可转入下一工序。

④清场

清场时间：每批结束或一批的一个阶段完成后，必须进行清场。

清场内容：包括物料清理和物料平衡计算、记录填写和清理、现场清洁和消毒，清场结果需另一人复查。

清场作用：防止本批物料遗留至下批发生混淆，避免差错。清洁消毒能避免污染。

（2）物料管理（物料包括原料、辅料、包装材料等）

物料管理是生产管理的重要内容，物料管理失控必定造成产品的混淆和差错。①物料采购执行"择优选择，按需购进"的原则，产地保持相对稳定，以确保质量的稳定。定期对供应商进行审核，对不合格供应商取消其供货资格。②物料入库出库库管员凭质量检验部门出具的检验报告书入库，发货时按"先进先出"的原则按批号发货。③仓库状态标志待验、合格、不合格、发货（待运）、进货退出、销货退回6种状态。④标签管理标签的发放和使用必须有严格的管理制度，按需领用，计数发放，并做好发放记录、使用记录。残损标签或印有批号的剩余标签需专人负责计数、销毁，并做好销毁记录。⑤卫生管理主要分为一般生产环境卫生管理和洁净区环境卫生管理，应按照GMP的有关规定，对不同洁净级别要求的区域，制定具体的卫生管理规定，专人负责，生产部门和质量管理部门定期检查和监控。

3. 物料平衡与放行

物料平衡生产过程中应尽可能避免出现任何偏离工艺规程或操作规程的操作。在每批的一个工序或生产阶段结束时，需要将物料用量或产品的产量的理论与实际之间比较，如果偏差超出正常情况，应当按照偏差处理管理程序执行。立即报告主管人员和质量管理部门，并经签字批准。必要时，应由质量管理部门参与调查并做出处理，在排除质量问题，确认无质量风险后才能流入下一工序或出厂。

放行中间产品的流转、成品放行：物料、中间产品、成品在使用前、转入下一工序时、出厂前都要经过QA的审查生产过程和结果是否符合规定，决定是否放行或流转。即使检验合格但未经审核批准的成品不得发放销售。

4. 关键操作

称量投料与复核称量操作的正确与准确都将直接影响生产质量。所以生产过程中的称量、计算及投料需要严格按规程仔细进行，称量过程必须经过独立的复核。称量、投料等都是关键岗位，操作者必须严格按照SOP的要求，使用经质量管理部门检验合格的原辅料，并对名称和数量实施有效的复核、复查制度，生产记录上应充分体现复查结果，操作人和复查人都应按实际称量数据进行记录，并签上全名。

5. 包装管理

包装管理一般指从包装操作至入库的过程。包装操作对产品质量起到十分重要的作用，同时也是生产过程中最容易发生问题的工序，如：清场不彻底造成产品混批，标签印错批号、规格、数量短缺、错贴标签等。

①包装操作的前提：对生产过程中既符合工艺规程和SOP的要求，又符合质量标准的待包装产品，方能进行包装操作，下达批包装指令。②包装前的准备：开工前检查工作场所、生产线、计量器具及容器具；操作前依照批包装指令核对待包装产品和所用包装材料的名称、规格、数量、质量状态等；每一包装操作场所或包装生产线，应当有明显的生产状态标识；有数条包装线同时进行包装时，应当采取隔离或其他有效防止污染、交叉污染

或混淆的措施；单独打印或包装过程中在线打印的信息实行首检制度；使用切割式标签或在包装线以外单独打印标签，应当采取措施防止混淆。③包装期间的管理：包装期间，产品的在线控制检查应包括：包装外观及完整性；产品和包装材料是否正确；打印信息是否正确；装量差异是否符合规定；样品从包装生产线取走后不应再返还，以防止产品混淆或污染。

剩余包装材料：包装结束时，已打印批号的剩余包装材料应当由专人负责全部计数销毁，并有记录。

包装记录：及时按相关的规定，填写批包装记录。批包装记录应与批生产记录一起保存，保存时间应一致。

（三）质量管理

1. 规定

质量管理是 GMP 管理的核心部分，饮片生产企业的管理都是围绕质量管理展开的。根据《药品生产质量管理规范》规定：①企业应当建立符合药品质量管理要求的质量目标，将有关安全、有效和质量可控的所有要求，系统地贯彻到药品生产、控制及产品放行、贮存、发运的全过程中，确保所生产的药品符合预定用途。②企业高层管理人员应当确保实现既定的质量目标，不同层次的人员以及供应商、经销商应当共同参与并承担各自的责任。③企业应当配备足够的、符合要求的人员、厂房、设施和设备，为实现质量目标提供必要的条件。

2. 质量保证

质量保证是中药饮片质量管理体系的一部分。企业必须建立质量保证系统，同时建立完整的文件体系，以保证系统有效运行。质量保证系统应当确保以下方面：①生产管理和质量控制活动符合 GMP 要求；②采购和使用的原辅料和包装材料正确无误，中间产品得到有效控制；③严格按照规程进行生产、检查、检验和复核；④每批产品经质量受权人批准后方可放行；⑤在贮存、发运和随后的各种操作过程中有保证药品质量的适当措施；⑥按照自检操作规程，定期检查评估质量保证系统的有效性和适用性。

3. 质量控制

质量控制是中药饮片质量管理体系十分重要的部分，包括相应的组织机构、文件系统以及取样、检验等，确保物料或产品在放行前完成必要的检验，确认其质量符合要求。质量控制的基本要求如下：①应当配备适当的设施、设备、仪器和经过培训的人员；②应当有批准的操作规程；③由经授权的人员按照规定的方法对原辅料、包装材料、中间产品、待包装产品和成品取样；④检验方法应当经过验证或确认；⑤取样、检查、检验应当有记录，偏差应当经过调查并记录；⑥原辅料、中间产品、待包装产品和成品必须按照质量标准进行检查和检验，并有记录；⑦原辅料和最终包装成品应当有足够的留样。

中药饮片品种多、检测项目多，检测方法复杂、对检测设备、检测人员要求高。中药饮片的检验主要分为常规检验和仪器分析。

饮片常规检验主要包括：性状、鉴别、检查、浸出物等。仪器分析主要包括含量测定和安全性检查（包括：重金属及有害元素、农药残留量、黄曲霉毒素等）。

4. 质量风险管理

质量风险管理是在整个产品生命周期中采用前瞻或回顾的方式，对质量风险进行评估、控制、沟通、审核的系统过程。应当根据科学知识及经验对质量风险进行评估，以保证产品质量。质量风险管理过程所采用的方法、措施、形式及形成的文件应当与存在风险的级别相适应。

5. 发展趋势

①采用 DNA 条形码鉴定技术替代肉眼辨别难以鉴别的中药材及饮片，确定其物种来源。②感官智能分析系统（电子眼、电子鼻、电子舌）逐步应用于饮片生产过程检验，通过建立感官数据库，实现传统经验的数据客观化和中药饮片生产的在线质量控制。③快速分析设备的应用，缩短检测时间。

（四）设备管理

1. 规定

设备管理是实施 GMP 最基本的部分之一，不但要求设备符合 GMP 要求，更重要的是在管理制度上要保证设备符合生产的工艺要求，保证工艺过程连续稳定。根据《药品生产质量管理规范》规定：①设备的设计、选型、安装、改造和维护必须符合预定用途，应当尽可能降低产生污染、交叉污染、混淆和差错的风险，便于操作、清洁、维护，以及必要时进行的消毒或灭菌；②应当建立设备使用、清洁、维护和维修的操作规程，并保存相应的操作记录；③应当建立并保存设备采购、安装、确认的文件和记录。

2. 设备管理

中药饮片的设备管理主要包括设备选购管理，设备档案管理，设备使用与维护管理，设备配件管理，计量器具、仪器、仪表管理，压力容器管理等。

①企业按照生产工艺及产能需求进行设备的选购。设备进厂后按工艺流程合理布局。②建立设备台账和设备档案，制定设备操作规程，实行设备动态管理。③设备使用后填写运行记录。设备日常维护保养应依照相应的检修保养规程进行，并填写维护记录。④编制设备备件目录，建立备件台账，分类存放，账卡物相符。⑤计量器具、仪器、仪表需按检定周期定期送检，保证检测数据的准确性。⑥压力容器需取得使用证才能投入运行，并定期检查鉴定。压力容器操作人员需持证上岗。

（五）设施管理

1. 规定

中药饮片设施管理主要包括厂房结构、门、窗、水、电、气及蒸汽管道、照明设施、风口和其他公用设施。根据《药品生产质量管理规范》规定：①应当对厂房进行适当维护，并确保维修活动不影响药品的质量。应当按照详细的书面操作规程对厂房进行清洁或必要的消毒。②厂房应当有适当的照明、温度、湿度和通风，确保生产和贮存的产品质量以及相关设备性能不会直接或间接地受到影响。③各种管道、照明设施、风口和其他公用设施的设计和安装应当避免出现不易清洁的部位，应当尽可能在生产区外部对其进行维护。④排水设施应当大小适宜，并安装防止倒灌的装置。应当尽可能避免明沟排水；不可避免时，明沟宜浅，以方便清洁和消毒。

2. 设施管理

①工程部门设兼职管理人员负责日常管理，建立台账，办理维修、改建、整修手续，定期记录设施的使用情况。②在每班生产结束后，应对相关设施进行清洁（或消毒）。清洁（或消毒）后应进行记录，记录由使用部门保管，归入生产车间清洁消毒记录中。③定期保养，根据厂房的不同洁净要求确定定期保养时间。④在厂房结构或门、窗、水、电、管道等设施出现问题影响生产质量时，要进行检修。

（六）组织管理

1. 规定

根据《药品生产质量管理规范》规定：①企业应当建立与药品生产相适应的管理机构，并有组织机构图。企业应当设立独立的质量管理部门，履行质量保证和质量控制的职责。②企业应当配备足够数量并具有适当资质（含学历、培训和实践经验）的管理和操作人员，应当明确规定每个部门和每个岗位的职责。岗位职责不得遗漏，交叉的职责应当有明确规定。

2. 组织管理

（1）机构设置

①组织机构图根据企业规模和需要建立与生产质量管理体系相适应的组织机构，一般由质量、生产、技术、销售、财务、工程设备、办公室等机构组成。质量部门必须由企业负责人直接领导。②质量管理部门是独立设置的、有权威性的质量审核、质量检验职权机构，承担企业质量保证、质量控制的职责。质量管理部门设立质量控制实验室，实施对原药材、辅料、中间产品、成品的检验工作。

（2）岗位职责

①企业负责人制定质量方针和组织实施；建立、完善质量保证体系；建立组织机构，进行职责授权；组织、落实全面实施 GMP。②质量管理部门负责质量保证体系运行的协调、监督、审核、评价；饮片生产全过程的质量检验与质量监督；质量审核与质量保证；质量管理文件的编写、修订、实施。③生产部门按 GMP 要求组织生产，完成生产计划，并保证生产全过程均在受控状态；负责 GMP 工艺规程、卫生管理、标准操作（SOP）的制定及实施。④技术部门组织编制、审定有关技术文件；指导实施 GMP；组织工艺验证，检查工艺执行情况，解决工艺技术问题。⑤工程设备部门按 GMP 要求选择、安装、调试设备、设施；负责厂房、设备、设施管理、设备操作、保养、检修 SOP 的制定及实施；组织实施关键设备、设施的验证；负责计量器具使用的监督、校准、管理；保证生产所需公用工程水、电、气、制风、制冷、环境工程的正常运转。⑥物料管理部门按质量标准购进物料；对供应商进行资格审查、选定；按 GMP 要求购进、储藏、养护、运输、发货等。⑦办公室人员招聘、培训；建立人事档案、健康档案、培训档案。

第二节　中药饮片质量控制与贮藏养护

一、中药饮片的质量控制

中药饮片的生产涉及中药材的采购、净制、饮片的切制、干燥、炮炙、包装等，中药饮片的质量控制是中药饮片安全有效的保证，是提高中药饮片质量的重要手段。在中药饮片的生产过程中，中药饮片质量主要通过中药饮片生产的过程质量检验和质量管理来加以控制。即需严格监控中药饮片生产操作过程，加强中药饮片质量的检验，实施全过程的质量管理。

（一）中药饮片的质量检验

1. 质量检验人员（QC）的配备

按照中药饮片 GMP 的规定，从事质量检验的人员应熟悉无机化学、有机化学、分析化学、中药化学等理论知识。掌握与中药饮片生产有关的质量标准，主要有：《中国药典》《全国中药炮制规范》，各省、自治区、直辖市药品监督管理部门编写的《中药炮制规范》和《中药材质量标准》。对相关质量标准中规定的各种检验方法和检验仪器会操作。具有一定的经验鉴别能力。

2. 主要检验仪器和设施的配置

除了重金属及有害元素、农药残留、黄曲霉毒素等特殊检验项目和使用频次较少的大型仪器外，中药饮片质量检验仪器和设施的配置，应该能够保证检验中药饮片质量的需要，主要包括高效液相色谱仪、气相色谱仪、原子吸收分光光度计、紫外分光光度计、分析天平、马弗炉、烘烤箱等。每台分析仪器、设备必须由市场监督管理局定期进行校验。对有特殊要求的，应安放在专门的仪器室内，并有防止静电、震动、潮湿或其他外界因素影响的设施。为保证仪器测量的准确性和灵敏度，室内保持温度在 20~30℃，相对湿度在70%以下。各种设备和仪器都是饮片检验的重要工具，必须正确使用，认真保养，确保各种设备和仪器处在正常状态，以保证完成检验任务。

3. 制定企业质量标准和检验操作规程

与成药生产企业一样，中药饮片企业也须要按照《药品管理法》的规定，对出厂的每一批产品按照质量标准进行抽样检验合格后，才能销售。《中国药典》及《中药炮制规范》等法定药品标准，是保证药品质量的最低标准要求。为了保证药品在出厂后的运输、贮藏过程中也能够达到法定标准的要求，药品生产企业应该根据法定标准和生产实际条件，由企业质量管理部门制定要求更高的企业内控质量标准，包括中药材、中药饮片、中成药、辅料及包装材料等。

检验操作规程是在质量标准的基础上，用以规定检验操作的通用性文件或管理办法；是质量检验过程中执行的具体操作办法，包括规程名称、术语解释、检验原理、仪器装置、对照物质、试剂试药、操作步骤及注意事项等。企业质量管理部门应制定相应中药饮片所需检验的操作规程，并严格执行。

4. 建立中药标本室

中药标本室需收集企业自身生产的品种中药材和中药饮片的正品、伪品、地方习用品等，以便在检验时作为参考。中药标本室由质管部门指定具有中药标本采集、制作贮存相关专业知识的人员负责管理。

中药标本可采取以下原则搜集：中药采购具有确切的产地、采收时间，具有代表性、特征明显的品种；由质管部门根据工作需要确定重点品种，到主产地现场采集与正品中药标本极为相似的伪品。

每份标本必须贴上标签，内容包括品名、来源、产地、规格、制作时间，属原植物标本的需有专家鉴定签名。标本贮存时间过长出现质量问题，如虫蛀、变色等，已严重失去标本的价值，标本管理员每年底进行一次清理，造册报质管部门负责人批准，按不合格品处理规程处理。

5. 质量检验

质量检验部门负责原料、辅料、包装材料、中间产品、成品的日常检验工作。检验员收到检品和检验指令（请检单）后，按照检品企业质量标准和检验操作规程进行检验。检验完毕后，由第二个人复核签名，将检验指令贴在原始记录背面。检验员将检验原始记录交质量控制（QC）主管复核，复核完毕后，交质量保证（QA）人员进行审核。

6. 留样观察

留样观察是饮片质量管理中不可缺少的，它对稳定和提高饮片质量、保证用药安全有效提供了依据。通过在规定的正常贮藏环境下，观察药品质量的稳定性，以确定其贮藏期限。按照《中国药典》四部通则中的有关操作规定，生产企业对出厂的每一批药品进行检验，并留样观察。留样观察室对本厂生产的每个品种的每批饮片都要进行留样，留样数量为全检量的 3 倍，并有批留样记录，样品上要有标签。原药材和辅料样品保存 1 年，一般饮片留样样品保存 2 年，毒性饮片留样包括长期稳定性试验的样品至少保存 3 年。在留样观察登记卡上应有规定项目和定期观察分析记录，每年向质管部门和有关部门汇报一次。在留样观察中，如发现有效期内饮片质量发生变化，应及时汇报。超过留样期限的样品应按规定的程序，每半年集中销毁一次。

（二）中药饮片的质量管理

根据我国《中药饮片 GMP 实施指南》的要求，中药饮片的质量管理包括管理制度、管理规程及监控标准工作程序及毒性中药的管理等。

1. 质量管理制度

质量管理制度包括：GMP 自检管理制度，质量保证工作标准管理程序，质量否决权管理制度，审核供应商工作程序，产品质量档案管理制度，质量例会及月报制度，产品质量台账管理制度，质量事故管理制度，不合格品管理制度，留样观察管理制度，检验管理制度，检测设备仪器管理制度，分析仪器、设备维修、保养的管理制度，化学试剂贮存管理制度，滴定液、标准溶液管理制度，检验分析用标准品、对照品管理制度，容量玻璃器具的校验和管理制度及标准液配制标化管理制度等。

2. 质量管理规程

质量管理规程包括：原辅料留样管理规程、原辅料、饮片、内包材，贮存期复验管理规程，成品留样管理规程，物料审核放行管理规程，中间产品审核放行管理规程，成品审核放行管理规程，标签等印字包装材料的设计审核管理规程，实验室仪器设备管理规程，实验室安全防火管理规程，实验室危险物品管理规程，实验室剧毒品安全管理规程，检验单号编制管理规程，检验周期管理规程，成品稳定性实验管理规程，化学试剂配制管理规程，产品质量投诉处理管理规程，不合格品销毁管理规程，质量检验记录管理规程等。

3. 质量监控标准工作程序

质量监控标准工作程序包括：中药材质量监控标准工作程序，原辅料质量监控标准工作程序，内包装材料质量监控标准工作程序，外包装材料质量监控标准工作程序，生产过程质量监控标准工作程序，中药材取样标准工作程序，包装材料取样标准工作程序，中间产品取样标准操作工作程序，成品取样标准工作程序，pH 值测定标准操作规程，炽灼残渣检查标准操作规程，干燥失重测定标准操作规程，不合格品处理审核标准工作程序及辅料取样标准工作程序等。

4. 毒性中药的管理

为了防止与其他药品混杂，防止污染其他物品，生产毒性中药饮片的设备和容器必须专使专用，并且应在设备、容器的醒目地方贴有"毒"字标志，以区分其他设备和容器。毒性饮片的包装须用有明显毒品标志的毒性饮片专用包材。

我国规定，中药饮片生产企业从事 28 种毒性中药饮片的生产，应当取得国家药品监督管理部门授予的定点生产资格。其生产、出入库、贮存、运输及销售等环节实行严格的全程监控，以确保其安全。

二、中药饮片的贮藏养护

中药饮片与其他药物一样，从生产出成品后一般不会立即使用，常有一段贮藏保管过程。由于绝大多数中药饮片是富含营养成分的动、植物药，受自身化学性质及外界环境的影响，若贮藏不当，则会产生各种质量变异现象而影响药物的有效性和安全性。因此，中药饮片的贮藏养护是保证其质量的一项非常重要的环节。

(一) 中药饮片的变异现象

1. 发霉

发霉是指中药受潮后，在适宜温度条件下导致霉菌滋生和繁殖，在中药表面布满菌丝的变质现象。霉菌的种类很多，侵入中药后在其表面繁殖生长，污染中药，分泌酵素，使中药腐败变质和有效成分发生变化而失效。有些霉菌能产生毒素，如黄曲霉菌可代谢产生黄曲霉素，对肝脏有强烈毒性，严重者可导致癌症。中药发霉后，即使经过处理，也会使中药色泽变黯，气味变淡薄，并带有霉的气味，使中药品质降低，甚至变为毒性物质。故霉败的中药不能用于临床治病。

发霉和虫蛀是中药贮藏过程中最大的两个难题。在高温、潮湿的环境下，富含营养的中药最易发霉。中药饮片多数含有脂肪、蛋白质、糖类、维生素等霉菌繁殖和生长的营养物质，在温度 20~35℃，相对湿度 75% 以上或中药含水量超过 15% 时，均有可能引起霉变。

2. 虫蛀

虫蛀是指中药被仓虫啃蚀，出现空洞、破碎、粉末，并被仓虫的排泄物污染的变质现象。虫蛀多发生在含粉性、蛋白质及糖类多的根茎类、花类、动物类中药中，如葛根、党参、大黄、金银花、驴皮等。常见的中药仓虫有米象、谷象、大谷盗、药谷盗、赤拟谷盗、锯谷盗和烟草甲虫等近 10 种。中药饮片被虫蛀后，由于其内部组织被破坏形成空洞，导致其重量减轻，有效成分损失，使其疗效降低或失去；残留部位受仓虫排泄物及其所携带细菌和微生物的污染，促使中药饮片发霉、变色、变味等进一步变质。故中药饮片被虫蛀后，会严重影响其质量。

中药仓虫的生长繁殖需要适宜的温度和湿度。环境温度为 16~35℃，相对湿度达 70% 以上，中药饮片含水量达 13% 以上时，利于害虫生长，易于被虫蛀。易虫蛀中药饮片品种很多，一般富含脂肪油、淀粉或糖分、蛋白质等营养物质的中药较易被虫蛀。而含辛辣成分及无机成分为主的矿物化石类、贝壳类等中药则一般不易虫蛀。

3. 变色

变色是指中药在贮藏期间，其固有色泽发生了非正常的变化。各种中药都有固有的色泽，中药的表面色泽发生变异，往往说明其内在质量已发生了变化。变色主要是中药所含化学成分不稳定，或由于酶的作用而发生氧化、聚合、水解等反应生成新的有色物质。由于保管不当，常使某些中药的颜色由浅变深，或由白变为黄，如天花粉、山药、白芷、泽泻等；或由深变浅，如黄芪、黄柏等；或由鲜艳变黯淡，如花类的菊花、红花、金银花、款冬花、蜡梅花等，及一些叶草类的荷叶、大青叶、人参叶、麻黄等。

4. 气味散失

气味散失是指中药固有的气味受外界因素（如温度、湿度）影响，或因贮存日久而气味变淡薄甚至消失的变质现象。中药固有的气味是由各种成分组成的，包括治病的有效成分。中药的固有气味变淡或消失，有效成分含量降低而影响疗效。

芳香性中药因包装不严，或露置空气中过久，或贮存温湿度过高等，更容易使挥发性成分逸出而气味散失。如薄荷、荆芥、肉桂、丁香、茴香、花椒、冰片、细辛、藿香、白芷、当归、檀香及乳香等。

5. 泛油

泛油又称"走油"。是指含挥发油、脂肪油较多的中药，在贮藏期间其表面出现油状物，或返软、发黏、变色，发出油败气味等变质现象。此类中药常因受热过高而使其内部油质溢出表面，在微生物、酶和热的作用下缓慢发生水解，产生游离脂肪酸导致中药酸价超标，出现"哈喇味"而变质。如苦杏仁、桃仁、柏子仁、郁李仁、炒酸枣仁、炒莱菔子、炒苏子、当归、肉桂、蛤蚧、九香虫、刺猬皮等。

含糖较多的中药，常因受湿热而使糖分外渗，在氧作用下氧化、分解产生糖醛及其类似物，出现颜色加深，质地变软，外表发黏等类似"泛油"的现象，又称为"泛糖"。如天冬、麦冬、枸杞、玉竹、黄精、熟地、牛膝等。

6. 风化

风化是指某些含结晶水的矿物类中药，在贮藏中因长期与干燥空气接触，逐渐失去结

第三篇　中医篇

晶水而成为粉末状态的现象。中药风化后，成分结构发生了改变，其质量和药性也随之改变。易风化的中药有芒硝、硼砂、绿矾等。

7. 潮解

潮解是指某些含糖或盐类的固体中药，慢慢吸收潮湿空气中的水分，使其表面湿润、返潮，甚至溶化成液体状态的现象。如芒硝、大青盐、硇砂、咸秋石、盐附片、海藻、昆布及盐炙品、蜜炙品等。中药潮解后将更难贮存，进一步产生其他变异现象。

8. 粘连

粘连是指某些熔点比较低的固体树脂类或动物胶类中药，受潮、受热后黏结成块的现象。如乳香、没药、阿魏、芦荟、儿茶、阿胶、鹿角胶、龟板胶等。

9. 挥发

某些含挥发油的中药，因受温度和空气的影响及贮存日久，使挥发油挥散，失去油润，产生干枯或破裂的现象。如肉桂、厚朴、沉香等。

10. 冲烧

冲烧又叫自燃，质地轻薄松散的红花、艾叶、甘松等，以及柏子仁、紫苏子等中药，由于本身干燥不适度，或在包装码垛前吸潮，在紧实状态中细胞代谢产生的热量不能散发，当温度积聚到67℃以上时，热量便能从中心一下冲出垛外，轻者起烟，重者起火，中药质量也就不复存在了。

11. 腐烂

腐烂是指某些鲜活中药，因受空气和微生物的影响，引起发热，使微生物繁殖和活动增加，导致中药酸败、臭腐的变质现象。如鲜生姜、鲜生地、鲜芦根、鲜石斛、鲜茅根、鲜菖蒲等。

（二）影响中药饮片变异的因素

中药饮片在贮存过程中发生质量变异的影响因素很多，但概括起来有中药自身因素和外部因素两个方面。

1. 自身因素

（1）中药饮片的含水量

水分是中药饮片在贮存过程中发生变异的主要因素之一。中药在炮制过程中常常需加水或加液体辅料处理，若干燥不彻底，含水量过高，易使中药饮片在贮存过程中发生虫蛀、霉变、变色等变异现象，使一些有效成分分解、水解、酶解，降低其疗效甚至产生毒性。所以，必须控制中药饮片的含水量，一般饮片的含水量宜控制在7%~13%。《中药饮片质量标准通则》规定饮片的含水量：烫制醋淬制品不得超过10%；酒炙品、醋炙品及盐炙品等不得超过13%；蜜炙品不得超过15%。

（2）中药饮片所含的化学成分

中药成分复杂，不同中药饮片含有不同的化学成分，不同成分的稳定性有较大差异，故在贮存过程中化学成分变化也不同。中药饮片若含淀粉、糖类、蛋白质、脂肪等营养物质较多，为微生物和害虫的生长和繁殖提供了有利条件，易发霉、虫蛀、遭鼠害等，进一步导致变色等变异现象；含挥发油较多者，易挥发或被氧化，引起气味散失或泛油；含生物碱较多者，与空气和日光接触日久，可能氧化、分解而变质、变色；含苷较多者，贮藏时必须防潮，以免在未被破坏酶或光线和微生物作用下很容易使苷分解而失效；含鞣质较多者，露置空气及日光中易氧化而泛红；含油脂较多者，受热易泛油；含植物色素者，受日光照射或久贮易变色；含盐分较多者易潮解；含结晶水的矿物药易风化等。

2. 外部因素

（1）环境因素

①日光

日光是一种电磁波，蕴含大量的能量。中药经日光照射会促进其成分发生氧化、分解、聚合等光合反应，产生变色、气味散失、挥发、风化、泛油等变异现象。常经日光照射日久，含有色素的玫瑰花、月季花、红花、款冬花等花类药，不仅色泽渐渐变暗，而且变脆，引起散瓣；含叶绿素的大青叶、藿香、薄荷等叶类、全草类药，颜色由深色褪为浅色；含芳香挥发性成分的当归、川芎、薄荷等药，不仅会变色，而且使挥发油散失。

②空气

中药饮片除真空包装外，都要与空气接触。空气中的氧和臭氧对中药的变异起着重要作用。臭氧在空气中的含量虽然微少，但对中药的质量产生极大影响。作为一种强氧化剂，臭氧可以加速中药中有机物质，特别是脂肪油的变质。在自然条件下，氧气可以使某些中药中的挥发油、脂肪油、糖类等成分氧化、酸败、分解而泛油或泛糖；使鞣质等成分氧化、聚合形成大分子化合物而颜色由浅变深；使花类中药易氧化变色，气味散失；也能氧化矿物药，使灵磁石变为呆磁石等。

③温度

温度是中药贮存过程中影响质量最为关键的因素之一。在阴凉环境（15~20℃）下，中药的成分比较稳定，利于贮存。随着温度的升高，则物理、化学和生物的变化均可加速。温度在20~35℃时，有利于虫害、霉菌等生长繁殖，而使某些中药生虫或发霉。若温度升高，将加速氧化、水解等化学反应，促使化学成分迅速变质。如含油脂多的饮片就会因受热而使油脂分解引起泛油；含挥发油多者，受热后促使挥发油挥散，使芳香气味散失；外表油润的饮片，因受热和空气的影响而失去润泽或干裂；动物胶类药和部分树脂类中药，因受热而易发软、粘连成块或融化。

④湿度

空气的湿度是随季节和晴雨、温度而改变的，也是影响中药质量的一个重要因素。空

第三篇　中医篇

气相对湿度在70%以上时，饮片会吸收空气中的水分，使含水量增高。对于含淀粉、黏液质、糖类等成分的中药，受潮后易生霉。对于含盐类矿物药，在潮湿空气影响下易潮解、溶化。对于蜜炙或盐炙中药，特别容易吸湿，吸湿后中药表面极易生霉。对于一些粉末状的饮片更易吸潮而粘连成块。而相对湿度在60%以下时，饮片的含水量又易逐渐降低，可造成某些中药风化失水，发生干硬、干裂。此外，相对湿度在80%以上或饮片含水量超过15%时最利于微生物和仓虫的繁殖。因此，饮片贮存时，应控制相对湿度在60%～70%之间为宜。

（2）生物因素

生物因素主要包括微生物、仓虫、仓鼠等，其中最主要的是微生物和仓虫。由于温度、湿度的影响，使微生物繁殖增加，可造成中药发霉、腐烂、发酵、酸败、泛油、泛糖等变异现象。仓虫种类多，分布广，繁殖迅速，适应力强。一旦温湿度环境适宜，就会大量繁殖，危害中药质量。

（3）时间因素

时间因素是指中药贮存时间的长短。绝大多数中药不能长期贮存，否则会造成有效成分的氧化、分解、挥发等而使含量降低，从而降低疗效或失效。少数中药强调长期贮存，陈久者良，如陈皮、陈棕炭等，但也要方法得当。

（三）中药饮片贮藏养护方法

1. 传统贮藏保管方法

中药贮藏保管的传统技术，具有经济、有效、简便、实用等优点，仍是目前应用广泛的、最基本的贮藏方法。其方法大致可分为以下几种：

（1）清洁养护法

清洁卫生是一切防治工作的基础。维护仓库的清洁卫生，可杜绝害虫感染途径，恶化害虫的生活条件，是防止仓虫侵入最基本和最有效的方法。其内容主要包括对中药饮片、仓库及其周围环境保持清洁和库房的消毒。

（2）防湿养护法

是通过适当方法或吸湿物，吸收潮湿空气或中药中的水分，保证贮藏环境和中药的干燥，达到防霉、防虫的方法。常用的方法有通风、吸湿、晾晒和烘烤等。

①通风

利用空气的流动来调节仓库的温、湿度。当库内温度和湿度高于库外时，应开放门窗、排气窗以调节库内的温、湿度。应避免在阴雨天、雾天或雨后刚晴开窗通风，炎热夏季库外温度较高时也不宜通风，以免湿热空气侵入。

②晾晒

包括阴干和晒干。当中药受潮时，可根据中药性质及时晾晒，除去中药中过多的水分，杀死霉菌、害虫及虫卵，以防虫、防霉。

③吸湿

利用吸湿剂，吸收空气和中药中的水分。传统常用的吸湿剂有生石灰、木炭或竹炭、草木灰等。现采用氯化钙、硅胶等吸潮。使用吸湿剂时，贮藏环境应尽可能地封闭严密，否则，外界潮湿空气不断侵入而难以达到除湿效果。

（3）密封贮藏（包括密闭贮藏）法

是利用密封或密闭的库房或容器，将中药饮片与外界隔离，减少外界因素对药物的影响，以防虫、防霉等的一种贮藏方法。宜根据中药的性质选用适当的密封容器贮存，同时还可加入吸湿剂，其防霉防蛀效果更好。对于细料、贵重等中药饮片，如冬虫夏草、鹿茸、冰片、猴枣、熊胆、牛黄、人参等，现可采用真空密封贮存。大量贮存可建密封库、密封室。

（4）对抗同贮法

是采用两种或两种以上中药同贮或采用与一些有特殊气味的物品同贮而达到防虫、防霉的贮存方法。例如：丹皮与泽泻、山药、白术、天花粉等同贮；花椒、细辛、荜澄茄与蕲蛇、白花蛇、全蝎、海马、鹿茸等动物药同贮；大蒜与芡实、土鳖虫、斑蝥、全蝎、僵蚕等昆虫类药同贮；明矾与柏子仁、郁李仁、杏仁、桃仁、白芥子、紫苏子、莱菔子等富含油脂的种子类药，以及与菊花、金银花、红花、款冬花、玫瑰花、月季花等花类药同贮；细辛与人参、西洋参、党参、沙参、三七等参类药同贮；藏红花与冬虫夏草同贮；冰片与灯心草同贮；硼砂与绿豆同贮；陈皮与高良姜同贮；当归与麝香同贮。

采用特殊气味的物品密封同贮的，主要是指白酒和药用乙醇。多数中药都适用此法，如动物、昆虫类的白花蛇、乌梢蛇、地龙、土鳖虫、九香虫等；含油脂类的柏子仁、郁李仁、杏仁、桃仁、核桃仁、枣仁等；对含糖类的党参、熟地、枸杞子、龙眼肉、黄精、黄芪、大枣等；贵重中药冬虫夏草、鹿茸、三七、人参等；含挥发油类的当归、川芎等；均可采用喷洒少量95%药用乙醇或50°左右的白酒密封贮存，可达到防蛀、防霉效果。

采取该法时，一定要在中药变异之前，同贮在空间相对较小的环境或容器中，只有这样才能收到良好的防虫防霉效果。同时注意防止中药之间的串味。

2. 化学熏蒸法

化学熏蒸法是采用具有挥发性的化学杀虫剂杀虫的一种养护方法。化学杀虫剂种类较多，常用于中药而效果好的主要有二氧化硫、氯化苦、磷化铝等。

（1）二氧化硫

二氧化硫又称亚硫酸酐，为无色气体，具强烈刺激性和臭气。具有杀虫、增白增艳、防腐的作用。传统一般用燃烧硫黄产生二氧化硫来熏蒸中药，二氧化硫与中药中的水分子结合形成亚硫酸，有一定缩水作用，可直接杀死成虫、卵、蛹等，抑制霉菌、真菌滋生，抑制氧化酶等活性，起到防虫、防霉、保色、增色等作用。本法在国内外被长期应用于食品、农产品及药材等物品的加工和贮藏养护过程。硫黄熏蒸能使中药外观鲜艳，即使水分严重超标也不会霉变。但由于二氧化硫会破坏中药某些有效成分，同时导致中药残留大量的二氧化硫及砷、汞等有毒有害物质，长期服用硫黄熏蒸的中药将导致内脏受损，引起慢性中毒。因此，适量且规范的硫黄熏蒸可以达到防腐、防虫的目的，但滥用或过度使用会对中药材及饮片质量产生影响，国家禁止以外观漂白为目的的硫黄熏蒸。

针对中药材及饮片硫熏的传统性和现实性，应通过规范硫熏过程，控制硫熏程度，制定硫化物残留量的限量标准，以保障临床用药安全有效。

（2）氯化苦

氯化苦的化学名称为三氯硝基甲烷（CCl_3NO_2），纯品为无色油状液体，工业品为淡黄色，有特殊臭气，几乎不溶于水。当室温在 20℃ 以上时能逐渐挥发，其气体比空气重，渗透力强，无爆炸燃烧的危险，为有效的杀虫剂，对常见的中药害虫都可致死，被确认为啮齿动物和仓库害虫的熏蒸剂。但氯化苦对人体毒性很大，在空气中氯化苦浓度为 $0.2g/m^3$ 时，7 分钟能使人致死，使用过程中均应戴防毒面具、橡胶手套。药材等对其具有较强的吸附力。特别是潮湿的物体，渗透速度更慢，需时长，因此在温度 25℃ 以上，相对湿度 >50% 时宜停止熏蒸。一般每 1 m^2 堆垛药材用 30g，垛外空间用 10g，可用平皿法、喷洒法等。

氯化苦对人体有强烈的刺激和催泪作用，能警示人而不至于中毒，且无残留，因而安全可靠。

（3）磷化铝

磷化铝是一种新型杀虫剂，是当前中药的主要化学杀虫剂。用于中药仓库熏蒸的是用磷化铝、氨基甲酸铵及其他赋形剂混合压成的片剂，磷化铝含量为 56.0%～58.5%，3.2g/片的规格较多。熏蒸每吨中药只需 3～7 片，每立方米空间仅用 1～2 片。磷化铝在干燥条件下很稳定，毒性主要为遇水、酸时迅速分解，放出吸收很快、毒性剧烈的磷化氢气体。当空气中磷化氢浓度达 $26g/m^3$ 时，会引起自燃和爆鸣。磷化氢具有大蒜样气味，有较强的扩散性和渗透性，不易被中药和物体吸附，散气快；对各种中药害虫具有强烈的杀虫效能，而且还有抑制和杀灭仓鼠、微生物以及抑制中药呼吸的作用。贮存磷化铝要避免受潮，远离火源与易煅品，也不要在阳光下暴晒。

化学熏蒸剂毒性大，污染环境，熏蒸后有残留。我国 A 级绿色食品已禁止使用化学熏蒸剂。但因化学熏蒸法成本低，设施要求简单，是目前仍在应用的一种常用方法。

3. 现代贮藏方法

随着科学技术的发展，中药贮藏方法和技术也在不断地得以改进。目前在中药贮藏保管中，除仍保留一些简便易行的传统贮藏保管方法外，许多现代贮藏的新技术、新方法也不断得到应用，使贮藏手段进一步科学化、合理化。

（1）气调养护

气调养护是通过控制贮藏环境中空气的氧浓度，来贮藏中药的一种有效方法。其基本原理是：将中药置于密闭的容体内，对氧气的浓度进行有效的控制，人为地将贮藏环境造成低氧或高浓度二氧化碳状态，达到杀虫、防虫、防霉的目的。氧气是微生物、霉菌及害虫生长繁殖的必需条件；而氮气为惰性气体，无臭，无毒；二氧化碳浓度增高，也不利于霉菌及害虫的生长。目前中药采用的气调方法主要有充氮降氧法、充二氧化碳降氧法、真空降氧法、除氧剂降氧法和自然降氧法等。本法的特点是费用低，不污染环境和中药，劳动强度小，易管理。同时，在低氧或高二氧化碳（或氮气）状态下，抑制了中药自身的呼吸作用及某些成分的氧化作用，保证了饮片原有色泽、品质的稳定性，是一种较理想的贮藏方法。

（2）气幕防潮

气幕又称气帘或气闸，是装在库房门上，配合自动门防止库内外空气对流的装置，从而达到防潮的目的。有试验表明，即使在梅雨季节采用本法，库内相对湿度及温度也均相当稳定。

（3）低温冷藏

低温冷藏是利用空调、冷藏柜和电冰箱等机械制冷设备降温，抑制微生物、仓虫和虫卵的滋生和繁殖，降低氧化反应的速度，从而达到防止中药霉变、虫蛀、变色及气味散失的目的。特别适用于贵重中药，受热易变质的中药。低温贮藏的温度多在 $2\sim10℃$。温度过低则会冻伤破坏中药细胞壁结构及蛋白质等成分。

（4）蒸汽加热

利用蒸汽杀灭中药中的霉菌、细菌及害虫的方法。饱和蒸汽冷凝成水同时释放出潜热，使微生物等的蛋白质凝固变性而灭菌或杀虫。蒸汽灭菌按灭菌温度分为低高温长时灭菌、亚高温短时灭菌和超高温瞬间灭菌三种方法。其中超高温瞬时灭菌是将灭菌物迅速加热到 $150℃$，经 $2\sim4s$ 完成的灭菌方法，既可杀灭微生物，又可最大限度减少中药有效成分的破坏，且具有无残毒、成本低、成分损失少等优点，本法已被广泛应用。

（5）干燥灭菌

主要是利用远红外烘烤或微波（真空）干燥等设备，使受潮的中药饮片干燥，同时还能有效地杀灭药物上的微生物、虫卵，达到防霉、防虫的目的。本法设备投资较少，操作简单，适用于大多数中药饮片。

（6）中药挥发油熏蒸法

是利用某些中药的挥发油使其挥发，熏蒸中药材或饮片，而达抑菌和灭菌目的的方法。本法能够迅速破坏霉菌结构，使霉菌孢子脱落或分解，起到杀灭霉菌或抑制其生长繁殖的作用，而对中药表面的色泽和气味均无明显改变。例如，丁香、荜澄茄、肉桂、白芷、花椒、山苍子、山胡椒、高良姜等多种中药的挥发油，具有一定程度的抑菌和灭菌效果，其中以荜澄茄、丁香挥发油的效果更佳。

（7）无菌包装

当前中药的灭菌方法虽多，若灭菌后保管不善，仍有再次感染的机会，得不到预期的防霉效果。将灭菌与无菌包装两种方法结合为一体，就可避免二次污染的机会。进行无菌包装时要具备三项基本条件：一是贮存物无菌，二是包装容器无菌，三是包装环境无菌。无菌包装过程中，这三个无菌的条件缺一不可，否则达不到无菌包装的效果。由于每一个环节达到无菌状态的成本很高，对于中药饮片来说，本身不是无菌制剂，因此，除了极少数可能需要无菌包装的新型饮片外，绝大多数的常规中药饮片由于成本问题而不适用本法。

（8）环氧乙烷法

环氧乙烷是一种气体灭菌剂，其作用机制是与细菌（或害虫）蛋白质分子中的氨基、羟基、酚羟基或硫基的活泼氢原子起加成反应，生成羟乙基衍生物，使细菌（或害虫）代谢受阻而产生不可逆的杀灭作用。其扩散性和穿透力较强，对微生物及害虫均有十分理想的杀灭作用。但其缺点是残留量大、通风时间长、易燃。加入一定比例的氟利昂混合使用，可防易燃。

第十一章
中药处方点评及不良反应

第一节　中药处方点评概述及方法模式

一、处方点评与处方点评制的定义

根据相关法规、技术规范，对处方书写的规范性及药物临床使用的适宜性（用药适应证，药物选择、给药途径，用法用量、药物相互作用、配伍禁忌等）进行评价，发现存在或潜在的问题，将评价结果以一定的方式反馈给处方者，制定并实施干预和改进措施，促进临床药物合理应用的过程。处方点评是医院持续医疗质量改进和药品临床应用管理的重要组成部分，是提高临床药物治疗学水平的重要手段。

处方点评制是对不合理用药的系列干预机制，包括临床药师制、合理用药质控和合理用药考评制三项制度。医疗机构应建立处方点评制度，对处方实施动态监测和超常预警。各级医院应当按照医院处方点评管理规范，建立健全系统化，标准化和持续改进的处方点评制度，开展处方点评工作，并在实践工作中不断完善。

二、处方点评制的方法及工作模式

（一）建立专门的实施机构

二级以上医院应当设立药事管理与药物治疗学委员会，委员由具有高级技术职务任职资格的药学，临床医学、护理和医院感染管理、医疗行政管理等人员组成。其他医疗机构应当成立药事管理与药物治疗学组，由药学、医务、护理、医院感染、临床科室等部门负责人和具有药师、医师以上专业技术职任职资格人员组成。

医疗机构负责人任药事管理与药物治疗学委员会（组）主任委员，药学和医务部门负责人任药事管理与药物治疗学委员会（组）副主任委员。

临床药学理论与实践应用

医院处方点评工作在医院药物与治疗学委员会（组）和医疗质量管理委员会领导下，由医院医疗管理部门和药学部门共同组织实施。医院应当根据本医院的性、功能、任务、科室设置等情况，在药物与治疗学委员会（组）下建立由医院药学，临床医学，临床微生物学，医疗管理等多学科专家组成的处方点评专家组，为处方点评工作提供专业技术咨询。

医院药学部门成立处方点评工作小组，负责处方点评的具体工作。处方点评工作小组成员应当具备以下条件：①具有较丰富的临床用药经验和合理用药知识；②具备相应的专业技术任职资格。二级及以上医院处方点评工作小组成员应当具有中级以上药学专业技术职务任职资格，其他医院处方点评工作小组成员应当具有药师以上药学专业技术职务任职资格。对药学部门来说，处方点评任务主要应该由药品调剂室（门诊药房和住院药房）的药师完成。

（二）建立相关的工作制度和流程规范

医院将系列处方点评、合理用药规范列入医院药事管理文件中，作为全院指导文件，同时对全体员工进行培训，使其掌握处方点评及合理用药原则。

建立处方点评相关制度，建立各种用药管理制度，包括：基本药物使用管理制度，处方管理实施细则，药物不良反应监测报告制度，抗菌药物使用管理制度、基本医疗保险药品使用管理制度，对临床科室合理用药考评制度、血药浓度监测实施指南，临床应用肾上腺糖皮质激素的用药原则、癌痛治疗三阶梯方法等。

建立各项工作规范与流程，包括：各岗位职责、处方点评工作流程，处方点评实施规范，药物咨询规范，药师查房工作规范、药师会诊工作规范、药历管理规范，药物使用临床疗效评价规定等。以上各项制度和规范要与医，护达成共识，并要让全院医、药、护人员都能了解、掌握。

（三）处方点评的依据和标准的制定

药品说明书是载明药品的重要信息的法定文件，是选用药品的法定指南。新药审批后的说明书，不得自行修改。药品说明书的内容应包括药品的品名，规格，生产企业，药品批准文号，产品批号、有效期、主要成分，适应证或功能主治、用法、用量、禁忌、不良反应和注意事项，中药制剂说明书还应包括主要药味（成分）性状、药理作用、贮藏等。药品说明书能提供用药信息，是医务人员、患者了解药品的重要途径。说明书的规范程度与医疗质量密切相关。

我国目前没有明文规定医师在用药的过程中是按照药品的说明书还是药典来用药。一种观点认为药典在医师用药规范中应该处于最高的法律地位，当说明书与《中国药典》出现不一致时，原则上应以《中国药典》为准。举这方面的一个例子，北京某医院发生过一起医疗纠纷，医师按照药物的使用说明给患者用药，结果患者在用药后突然死亡。经调查发现，在相关药典中，记录该药物有一个极少发生的副作用，而说明书中并没有相关说明，结果为医师的责任。一般药典中有记录的就应该按照药典的要求来用药；如果药典没有收录，就要按照药品的说明书来用药，药品说明书虽然内容有限，但按照要求应该把所有药物使用中应注意的事项全部包含进去。《药品说明书和标签管理规定》第十四条规定："药品说明书应当充分包含药品不良反应信息，详细注明药品不良反应。药品生产企业未根据药品上市后的安全性、有效性情况及时修改说明书或者未将药品不良反应在说明书中充分说明的，由此引起的不良后果由药品生产企业承担。"药品说明书的法律效力要弱于药典，但也有其特定的法律地位。

另一种观点认为药典的法律地位处于药品说明书之下，这里有一个典型的判例可以说明。某厂家的一种头孢类抗生素，在说明书中载明需要做皮试，但医疗机构在用药时没有按说明书的要求进行皮试，结果患者发生过敏经抢救无效死亡。医院辩护理由就是药典没有规定头孢菌素类抗生素使用前需做皮试，法院判决时采信了控方证据——药品说明书。

考虑到用药安全性问题，可以在处方点评中按照要求严格的一方为准，避免法律纠纷。一般在因药物使用引起的医疗纠纷鉴定中，主要以药典、药物指南、药物说明书来界定医院用药是否有误。在临床医师用药过程中通常会参考世界上通用的药物指南来用药，各种成文的用药方法都有时效性的缺点，不能单纯的以一种"金标准"来规定临床用药，要结合药典，药物使用说明书和相关指南以及相关药物的权威教科书来指导临床用药，处方点评过程中也应该将这几方面结合起来。

（四）处方点评的工作方法

处方点评工作实际上是对医师用药，患者用药合理性的控制，分为前馈控制，同期控制和反馈控制。

根据医院诊疗科目，科室设置，技术水平，诊疗量等实际情况，确定具体抽样方法和抽样率，其中门急诊处方的抽样率不应少于总处方量的1‰，且每月点评处方绝对数不应少于100张；病房（区）医嘱单的抽样率（按出院病历数计）不应少于1%，且每月点评出院病历绝对数不应少于30份。具体抽样方案由药学部门与医疗管理部门确定。医院药学部门成立处方点评工作小组，负责处方点评的具体工作。点评小组应当按照确定的处方抽样方法随机抽取处方，在随机抽样方法选定时一般多采用单纯随机抽样、系统抽样、分层抽样、整群抽样四种方法进行。处方抽取后按照《处方点评工作表》对门急诊处方进行点评；病房（区）用药医嘱的点评应当以患者住院病历为依据，实施综合点评，点评表格由医院根据本院实际情况自行制定。

（五）中药处方点评与中药临床药学的关系

处方点评可使药师不断地实践和学习，不仅在药物学方面得到很大的提高，而且可以学习和充实临床基础知识，还可以培养药师阅读和理解病历，检验和检查报告的能力，以及与临床医师沟通的能力。处方点评就是临床药学中的用药评估。处方点评制是将用药评估反馈给临床医师的系列方式以及作为医师用药质量考评的主要内容，因此，处方点评是临床药学的其中一部分工作，可以让临床药师不断提高业务技术能力。

中药处方点评工作作为中药临床药学工作的一部分，药师深入临床是处方点评工作的基础，中药临床药师只有在开展了相关的中药临床药学工作，如每天下临床与医师一起参与查房，与医师和患者及时沟通，收集与用药相关的临床指征，参与药物治疗工作，与医师一起制订用药方案并追踪用药疗效等，才能做到点评到位，才能体现对不合理用药的及时干预性，才能起到指导，促进医师合理用药的作用，否则就会出现点评与干预相脱离的现象。

中药处方点评，作为对不合理用药进行干预的一种方法，对于保证中药临床应用的安全性，有效性，经济性具有重要的作用，我们应当予以重视。中药处方点评工作是适合于所有医院特别是基层医院开展的中药临床药学工作，建议开展中药临床药学工作从开展中药处方点评工作开始。

三、中药处方点评

（一）中药处方点评实施要点

1. 点评用药是否符合辨证施治的原则

辨证施治是中医认识疾病和治疗疾病的基本原则，它贯穿于中医治疗疾病的全过程以及各个方面。中药是以中医药理论为基础发展而来，辨证施治是中医学特色的集中体现，是中医临床医学的精髓，是临床应用中药的根据。因此，要合理使用中药，必须辨证，体现中医辨证用药的特点。中药品种繁多，有些名称相似，而实际成分，功效却不同，主治病症也有很大的差异。我们必须在充分掌握中成药本身的组成，功效和适用疾病特点的基础上才能在辨证的指导下做到对症用药，收到好的治疗效果。例如，南柴胡的解热作用比北柴胡效果好，而北柴胡治疗肝炎的作用好，有明显降低血清转氨酶的作用，其效果明显优于南柴胡。两种柴胡降低肝脏过氧化脂质（LPO）的作用则基本相似。所以用于治疗感冒时，尽可能选用南柴胡，而且煎煮时间应适当短一些（因为柴胡中的挥发油煎煮时易丢失）。用于治疗肝炎时就该用北柴胡，煎煮时间应适当长一些（因为柴胡皂苷较难溶于水）。这样既能减少有效成分的丢失，又能够提高疗效。而银柴胡则是清虚热药，主要用于治疗阴虚发热、骨蒸劳热，小儿暗热等症。

中成药的使用也要求对证，同一病种，证型不同，用药不同即为同病异治；不同的疾病，证候相同，用药相同即为异病同治。例如，对于感冒，中医可以分为风寒型感冒和风热型感冒。风寒型感冒应该选用风寒感冒颗粒、荆防颗粒、扑感片、伤风感冒颗粒等具有疏风散寒作用的中成药。而风热型感冒选用银翘解毒片、桑菊感冒片、风热感冒颗粒、银柴颗粒等具有疏风清热作用的中成药。咳嗽分为寒咳和热咳。外感风寒的咳嗽宜选用杏苏散、半夏止咳糖浆、桂龙咳喘宁胶囊等；外感风热的咳嗽宜选用桑菊饮、川贝枇杷露、蛇胆川贝液等。若不是对证使用药物，则会加重病情。

冠状动脉粥样硬化性心脏病（简称冠心病）是中老年人的常见病和多发病，近年来，随着人民生活水平的提高，冠心病在我国的患病率呈逐年上升的趋势，已成为威胁人类生命的第一杀手。采用中成药治疗取得了显著疗效，但目前治疗冠心病的中成药有很多，要辨证选用。

中药用之得当，可迅速奏效，反之，轻者浪费药品和贻误病情，重者出现药物不良反应，甚至危及患者生命。中成药能否辨证用药是直接关系到临床治疗效果和用药安全的重要问题。针对当前使用中成药缺乏辨证用药的弊端，由原卫计委颁布实施的《全国中医医院分级管理标准》中，第一次明确提出了"辨证使用中成药率"这一概念和要求。这一规定对于正确合理使用中成药将起到非常重要的指导作用，具有深远的历史意义，必将极大地推动中成药辨证施治的进程和普及。

出现不按辨证施治原则使用中成药的主要是西医，有资料公布在临床实践中，有超过70%的中成药是由西医师开出的。因此，中成药没有按辨证施治原则使用的情况还不少，中药处方点评工作应重点关注。

2. 点评药物配伍是否合理

当应用一种药物疗效不佳时，就需要选择其他的药物进行合理的配伍。配伍是指有目的地按病情需要和药性特点，有选择地将两味以上药物配合同用。不合理配伍也称配伍禁忌，主要是指某些药物在配伍中能产生毒性或较强的副作用，或使药物疗效降低，而不能同时服用。目前有较多的药物不合理应用是配伍不当造成的，因此，开展中药处方点评工作应重视药物配伍问题。

点评不合理配伍主要包括以下几个方面：

（1）中药与中成药、中成药与中成药的配伍禁忌

应遵循"十八反"与"十九畏"的原则。

（2）中药、中成药与西药的配伍禁忌

中西药物科学合理地配伍应用确实能提高疗效，降低药物毒副反应。但长期的临床实践及药理研究表明，有些中西药配伍应用能使药物疗效降低，毒副反应增加。中西药联用发生化学反应出现沉淀，形成络合物、螯合物、缔合物等而降低药物的吸收。我们对常见不合理联用的中西药物配伍后出现的不正常的现象，结果及配伍机制进行了总结，发现导致毒副作用增加的原因主要有 5 个方面的问题：

①两类药物毒性相类似，合并用药后出现毒副作用的同类相加。如地榆、虎杖、五倍

子等含鞣质的中药与四环素、利福平等西药，两者均有肝毒性，可引起药物性肝炎。

②中西药联用后产生有毒的化合物。雄黄、信石等含砷中药及制剂，如含有雄黄的中成药牛黄解毒丸、六神丸等与硝酸盐、硫酸盐同服，在体内砷能被氧化成有毒的三氧化二砷，可引起砷中毒。

③中药能增加西药的毒副作用。如杏仁、桃仁、白果等含氰苷的中药可加重麻醉，镇静止咳药，如硫喷妥钠、可待因等呼吸中枢抑制作用，使副作用增加，严重的可使患者死于呼吸衰竭；麻黄，含钙离子的矿物药，如石膏、海螵蛸等能兴奋心肌加快心率，增强心脏对强心苷类药物的敏感性，从而增加对心脏的毒性。

④中西药联用后加重或诱发并发症，诱发药源性疾病及过敏反应。鹿茸、甘草具有糖皮质激素样成分，与刺激胃黏膜的阿司匹林等水杨酸衍生物合用，可诱发消化道溃疡；板蓝根、穿心莲及鱼腥草注射液、鹿茸精注射液等与青霉素 G 配伍，会增加过敏的危险。

⑤改变休内某些介质成分含量或环境也能增加毒副作用。某些中药能促进单胺类神经介质的释放，与单胺氧化酶抑制剂合用可使毒副作用增强，严重时可致高血压危象。如麻黄、中药酒剂与呋喃唑酮、格列本脲、甲硝唑等；含钾离子高的中药，如萹蓄、金钱草、丝瓜络等与留钾利尿药螺内酯、氨苯蝶啶等合用可引起高钾血症；含有机酸类中药山楂、乌梅、五味子等能酸化体内环境，与磺胺类药合用可降低其溶解度而在尿中析出结晶，引起血尿；与呋喃妥因、阿司匹林、吲哚美辛等联用可增加后者在肾脏的吸收而加重对肾脏的毒性。

（3）含西药成分的中成药与西药的配伍禁忌

含西药成分的中成药不宜与相同的西药联用，否则会加重不良反应。例如消渴丸中含格列本脲，不宜与其他磺胺类药物合用。与下列药物合用，可增加低血糖的发生：治疗痛风的丙磺舒、别嘌醇、乙醇、H_2 受体阻断剂（西咪替丁、雷尼替丁）、氯霉素、抗真菌药咪康唑、抗凝药、水杨酸盐、贝特类降血脂药、肛乙啶、单胺氧化酶抑制剂、奎尼丁、胰岛素、二甲双肛、阿卡波糖、胰岛素增敏剂、β-肾上腺受体阻断剂等。与糖皮质激素、雌激素、噻嗪类利尿剂、苯妥英钠、利福平、β-肾上腺受体阻断剂等药物配伍使用，可增加高血糖的发生。三九感冒灵颗粒、扑感片、速感康胶囊、维 C 银翘片、感冒清、感冒灵、抗感灵、强力感冒片等中含有对乙酰氨基酚，应避免和泰诺林缓释片、氨酚待因片、泰诺、散利痛片、白加黑片、日夜百服宁、对乙酰氨基酚片等含有对乙酰氨基酚的西药合用。在我国批准注册的中成药中，有二百多种是中西药复方制剂，即含有化学药的中成药。中西药复方制剂的合理使用已成为当前必须重视的一个合理用药问题。临床医师、药师及患者必须在充分了解含西药成分的中成药的组方特点的基础上才能做到合理使用。

（4）点评是否超剂量用药

剂量是指药物的用量，包括一般指汤剂处方中每一个单位药饮片成人内服一日用量；指方剂中各药物的相对剂量比例；指制剂的实际服用量。要做到合理用药就应根据中成药的特点和所治疾病的病情及患者的个体差异等具体情况严格控制药物使用的剂量，超剂量使用都会导致不良反应的发生。

中成药的剂量与临床疗效紧密相关。如果用药剂量不足，其药物中有效物质的生物利用度不能达到有效状态，就不能达到治疗效果。如果中成药用药剂量过大，也可能对患者身体造成伤害。特别是有些中成药组方含有药性比较峻猛的药物，用量过大，就会克伐人体正气。如有资料提到的华南农业大学的一位学生因超量服用云南白药中毒致死亡的案例。云南白药药品使用说明书明确载明：每次 0.25～0.5g，每日 3～4 次，而患者 10 小时之内服用云南白药 11g，属于严重超剂量使用。云南白药中含有乌头碱类生物碱成分。含有乌头碱成分的药材在炮制前后毒性的变化与双酯型乌头碱的含量有密切关系，毒性完全不同。通过炮制，乌头碱水煎成乌头次碱并进一步水解成苯甲酸乌头原碱，可使毒性极大降低。云南白药通过独特的炮制、生产工艺，在加工过程中，已使乌头碱物质的毒性得以消解或减弱。剂量多大毒性成分的含量也会增大。

所以，中成药服用剂量应按规定服用。即使疗效不明显，需要调整剂量，也要在医嘱指导下服用，不可自行随意增减剂量，尤其对那些含有毒性或药性竣烈的药物更应如此。目前，临床上中成药超剂量使用的现象是比较常见的，所以，点评是否超剂量用药是中药处方点评工作中的重点。

（5）点评是否超时间用药

对于药物的使用时间也要根据中成药的特点和所治疾病的病情及患者的个体差异等具体情况严格制订合理的疗程。中医治病是很重视"合理的疗程"，中医理论自古以来强调用药物治病应"中病即止"。《素问·五常政大论》中说："大毒治病，十去其六；常毒治病，十去其七；小毒治病，十去其八；无毒治病，十去其九。"例如震惊中外的马兜铃酸事件就是服药时间不当造成的。比利时中毒的患者错服广防己平均时间长达 12 个月。国内有报道有患者长年服用如龙胆泻肝丸，最长 20 余年。国内外的药理试验用量均超过《中国药典》用量的 20～50 倍，药理研究表明导致肾衰竭的主要成分是马兜铃酸，该成分在人体内具有蓄积毒性，只有在大量长期服用时才可引起肾功能衰竭尿毒症的出现。

还有很多的中成药含有一些成分如砷、汞、铅等重金属等，并不产生急性中毒症状，而是通过长期用药后产生蓄积作用，当在体内蓄积到一定的剂量后就会对人体产生毒副作用，所以应用中成药应控制合理的疗程，不可长期服用。因此，点评中药处方是否有超时应用，对于确保中药的安全合理使用具有重要意义。

（6）点评是否超禁忌用药

①点评证候禁忌用药：证候禁忌是指某类或某种中药不适用于某类或某种证候，在使用时应予以避忌的，又名病证禁忌。如体虚多汗者，忌用发汗药，以免加重出汗而伤阴津；阳虚里寒者，忌用寒凉药，以免再伤阳生寒；阴虚内热者，慎用苦寒清热药，以免苦燥伤阴；脾胃虚寒大便稀溏者，忌用苦寒或泻下药，以免再伤脾胃；阴虚津亏者，忌用淡

渗利湿药，以免加重津液的耗伤；火热内炽和阴虚火旺者，忌用温热药，以免助热伤阴；妇女月经过多及崩漏者，忌用破血逐瘀之品，以免加重出血；脱证神昏者，忌用香窜的开窍药，以免耗气伤正；邪实而正不虚者，忌用补虚药，以免闭门留邪；表邪未解者，忌用固表止汗药，以免妨碍发汗解表；湿热泻痢者，忌用涩肠止泻药，以免妨碍清热解毒、燥湿止痢。又如体虚多汗者忌用发汗力较强的麻黄；虚喘、高血压及失眠患者，慎用麻黄；湿盛胀满，水肿者，忌用甘草；麻疹已透及阴虚火旺者，忌用升麻；有肝功能障碍者，忌用黄药子；肾病患者，忌用马兜铃；授乳期妇女不宜大量使用麦芽；等等。

对于中成药的使用也要根据证候用药，如安宫牛黄丸药品说明书中功能清热解毒，豁痰开窍，属于凉开宣窍，醒神救急之品，主治中风，热厥、小儿急惊风，用于心肝有热，风痰阻窍所致的高热烦躁，面赤气粗，舌绛脉数，两拳紧握，牙关紧闭的热闭神昏证；若见面青身凉，苔白脉迟，属于寒闭神昏者，则应禁用本药，应选用温通开窍的苏合香丸。半夏止咳糖浆，桂龙咳喘宁胶囊主治风寒感冒咳嗽，对于肺热咳嗽，痰黄黏稠者不宜应用；而蛇胆川贝胶囊、川贝枇杷露复方枇杷膏主治风热或肺热咳嗽，对于寒证亦不适用。荆防颗粒、扑感片、伤风感冒颗粒用于风寒感冒，禁用于风热感冒；而银翘解毒片、三金感冒片、双黄连口服液适用于风热感冒，对于风寒感冒则不适用。违反证候禁忌用药，不仅会耽误治疗，更主要的是会加重病情，因此，证候禁忌也是处方点评的重点之一。

②点评妊娠禁忌用药：某些中药具有损害母体及胎元以致引起堕胎的副作用，属于妊娠禁忌使用范围。根据药物对母体及胎元损害的程度不同而分为禁用药和慎用药两类。大毒的药物、引产堕胎药、破血消癥药、峻下逐水药都属于禁用药。慎用药包括通经祛瘀类、行气破滞类、辛热燥烈类、滑利通窍类等。所含上述成分的中成药也就相应被视为妊娠禁用药和妊娠慎用药。

凡禁用药妊娠期间绝对不能使用，慎用药可根据孕妇体质及病情需要审慎使用，如果病情需要，则应注意辨证准确，掌握剂量和疗程，中病即止。一般应尽量避免应用妊娠禁忌药，以免发生医疗事故。妊娠禁忌中药是中医两千多年来临床实践的归纳，是一份宝贵的遗产。关于妊娠禁忌中药的范围，除了古代有关妊娠禁忌药的歌诀中简单药名的诠释以外，很多文献中记载的内容互不统一，互有出入，尚缺乏一个公认的标准。《中国药典》是我国最高的药品质量和使用法定标准，在保证药品质量，保障人民用药安全有效等方面起着重要的，不可替代的作用，而且具有法律效力，故《中国药典》所规定的妊娠禁忌用药应严格遵守。药品说明书是指导临床用药的基础，也是具有法律效应的文件，所以《中国药典》未收载的品种，说明书上有禁忌要求的，临床应用也应遵守。

虽然有常见的禁用，忌用及慎用的中药及中成药在各种中药专著中的记载不一致的情况出现，但我们在开展处方点评时依据的是《中国药典》《部颁标准》及各中成药的说明书，其他教科书，专著只是作为参考。但也建议中药临床药师将专著和教科书中关于当归应减量或去掉的信息反馈给临床医师，提示在下次使用该汤剂时应当注意，尽量避免引起不必要的纠纷。

多年的经验告诉我们，违反妊娠禁忌用药的情况在临床上仍较为多见，而且其后果多较为严重，所以点评妊娠禁忌用药应作为中药处方点评工作的重中之重。

（7）中药处方点评应关注特殊人群用药问题

中药及中成药在临床应用中较少关注特殊人群的情况，特别是老年人，婴幼儿及肝肾功能不全者的用药合理性较少关注，所以在中药处方点评时也应关注特殊人群的用药问题。

①点评老年人中药的合理使用：老年人因各脏器的组织结构和生理功能都有不同程度的退行性改变，老年人肝肾功能多有不同程度的减退或合并多器官严重疾病，因而影响了药物在体内的吸收、分布、代谢和排泄过程。因此，老年人使用某些中药要酌情减量。一般应从"最小剂量"开始。尤其对体质较弱，病情较重的患者切不可随意加药。特别是一些毒性药物，不可久服和多服。

②点评婴幼儿患者中药的合理使用：应围绕小儿用药的原则；用药及时，用量宜轻；宜用轻清之品。小儿脏气清灵，对大苦、大辛、大寒、大热、攻伐和药性猛烈的药物要慎用；宜佐健脾和胃之品；宜佐凉肝定惊之品；不宜滥用滋补之品等进行处方点评。

③点评肾功能不全者中药的合理使用：肾功能不全时，药物代谢和排泄会受到影响。对于同一药物，相同剂量，肾功能正常患者使用可能是安全的，但对肾功能不全患者则可能会引起蓄积而加重肾脏损害。特别注意在品种和剂量上的选择应慎重，用药时要按肾功能损害程度递减药物剂量或延长给药间隔时间，及时监控肾功能。对于肾毒性较强的药物如雷公藤、草乌、益母草、蓖麻子、麻黄、北豆根、巴豆、土荆芥、苍耳子、斑蝥、蜈蚣、蜂毒、雄黄、朱砂以及含马兜铃酸的马兜铃、天仙藤、寻骨风等均应忌用。

④点评肝功能不全者中药的合理使用：肝脏是药物体内代谢的主要场所，肝功能不全者应谨慎用药，如因病情需要必须使用时，应适当减少药物剂量，密切监控肝功能，同时采取相应的保护措施。对已知有肝毒性的中药或中成药如黄药子、苍耳子、千里光、雷公藤、棉花子、艾叶、蓖麻子、苦杏仁、木薯、广豆根、北豆根、苦楝子、石榴皮、地榆、鱼胆、蟾酥、斑蝥、蜈蚣、朱砂、雄黄、密陀僧、铅丹等，应尽量避免使用。

第二节　中药不良反应概述、因素及表现

一、中药不良反应概述

（一）中药不良反应的概念

药物不良反应（adverse drug reaction，ADR）在广义上是指因用药引起的任何对机体

的不良作用。世界卫生组织（Word Health Organization，WHO）将使用正常剂量的药物进行治疗时出现的非预期有害反应，称为药品不良反应。药品不良反应是为合格药品在正常用法用量下出现的与用药目的无关的有害反应。其中严重的药品不良反应，是指因使用药品引起以下损害情形之一的反应：导致死亡；危及生命；致癌，致畸，致出生缺陷；导致显著的或者永久的人体伤残或者器官功能的损伤；导致住院或者住院时间延长；导致其他重要医学事件，如不进行治疗可能出现上述所列情况的。

中药不良反应是指在中医药理论指导下预防、诊断，治疗疾病或调节生理功能过程中，人接受正常剂量的药物时出现的任何有伤害的和与用药目的无关的反应。引发不良反应的药物既可以是中药饮片，也可以是中成药。

（二）中药不良反应的分类

1. 根据不良反应与药物剂量有无关系分类

（1）与药物剂量有关的 A 型药物不良反应

A 型药物不良反应是可以预知的药物不良反应，是药物已知的药理，毒理导致的临床反应和表现，是由于药物本身的固有成分或代谢产物所致。此类不良反应与剂量大小有直接关系，呈剂量依赖性，多能预知，发生率高，死亡率低。A 型不良反应是药物药理学作用的延伸，或者是由药物或其代谢产物引起的毒性作用，通常可在动物毒理学研究中发现，成为预测人体可能发生某些不良反应的依据。如具有止咳平喘作用的苦杏仁，主要成分苦杏仁苷，含量约为 3%，治疗量的苦杏仁苷在体内消化分解后会产生少量的氢氰酸，对呼吸中枢呈轻度的抑制作用，从而达到止咳平喘的疗效。但是当大剂量服用时，产生的大量氢氰酸能够抑制细胞内的呼吸循环，使细胞内的氧化反应停止，形成"细胞内窒息"组织缺氧，由于中枢神经系统对缺氧最为敏感，故脑部首先受到损害，呼吸中枢麻痹常为氰化物中毒致死的原因。

（2）与药物剂量无关的 B 型药物不良反应

B 型药物不良反应是与药物剂量无关的不良反应。B 型药物不良反应较少见，发生率低，这类不良反应由患者的敏感性增高引起，通常表现为对药物反应发生质的改变，可能是遗传药理学变异引起，或者为获得性药物变态反应。大多数具有遗传药理学基础的反应只能在患者接触药物后才能发现，因而难以在首次用药时预防这类不良反应发生。例如，青黛有清热解毒，凉血消斑，泻火定惊之功效，用量 1~3g，其不良反应不严重，仅少量患者用药后有轻度恶心、呕吐、腹痛、腹泻、腹胀等胃肠道刺激症状，但仍有极少数的高敏患者会出现严重的不良反应，如转氨酶升高、头痛、水肿、红细胞减少、血小板减少，甚至骨髓严重抑制等。

2. 根据不良反应的性质分类

（1）副作用（side effect）

药物在治疗剂量时与治疗目的无关的药理学作用所引起的反应。临床上通常使用的中药、中药复方以及中成药物有效成分种类较多，成分极其复杂，作用也较为广泛。如中药千金子，辛温，有毒，归肝经、肾经、大肠经，有逐水消肿的功效，可治疗水肿胀满，二便不通；有破血通经的功效，可治疗血瘀经闭不通；有攻毒杀虫的功效，外用可以治疗顽癣、疣赘等。当我们以其中一种功效作为治疗目的时，其他的作用功效就成了药物的副作用，即作用广泛的药物副作用可能会多。

（2）毒性作用（toxic effect）

药物剂量过大或用药时间过长对机体产生的有害作用。毒性反应可以是药理学毒性，病理学毒性和基因毒性（基因损伤）。如麻黄，一般中药书籍规定为一日用量 1.5~9g，服用过量时，常常会发生心搏加快、烦躁不安、血压升高、失眠等副作用，是药理学毒性；黄药子所含有毒成分直接作用于肝脏，损害肝细胞而发生黄疸，是病理学性毒性；从夹竹桃科植物长春花（Ca-tharanthus roseus）中提取的长春碱类化合物，可干扰细胞周期的有丝分裂阶段（M 期），从而抑制细胞的分裂和增殖，是其基因毒性的结果。

毒性反应可以表现为急性毒性和慢性毒性，急性毒性多发生在循环、呼吸和中枢神经系统，而慢性毒性多发生在肝脏、肾脏、骨髓、血液和内分泌系统。毒性反应通常与药物的剂量和用药时间有关，减少剂量或缩短给药时间可以防止毒性反应的发生。而且，如果毒性作用部位的药物浓度没有超过太多，毒性反应一般是可逆的。药理学毒性通常可因药物的代谢和排泄而消失，病理学和基因毒性也可能得到修复。

（3）后遗效应（residual effect）

停药后仍残留在体内的低于最低有效治疗浓度的药物所引起的药物效应称后遗效应。药物的后遗效应可以是短暂的或是较持久的。

（4）依赖性（dependence）

反复使用某种药物后，如果停药可能出现一系列的症候群，从而患者强烈要求继续服用以避免因停药而引起的不适，这种现象称药物依赖性。依赖性可表现为精神依赖性和躯体依赖性。精神依赖性是指反复应用某一药物停药后产生一种强烈要求继续服药，以达到精神上的欣快。躯体性依赖是在反复用药而停药后引起生理功能的障碍，发生戒断综合征。中枢作用的药物如镇静药、催眠药、安定药、抗抑郁药、镇痛药、中枢兴奋药和其他能产生精神作用的药物都可能引起依赖性。

中药罂粟壳为罂粟科生草本植物的干燥果壳，性味酸、涩、平，归肺、大肠、肾经，有毒。专治久咳、久泻、脱肛、脘腹疼痛。现代药理及化学研究表明，罂粟壳药材主要药效成分是鸦片类生物碱，其主要成分为吗啡、可待因、罂粟碱等，具有显著的镇痛，镇咳作用，含有这类物质的药物反复应用，能引起对精神作用的耐受，因而要不断增加剂量，并强烈要求继续服用以产生欣快感，同时避免终止服药的不适。中枢兴奋药如咖啡因，尼古丁、可卡因、苯丙胺等也可引起精神依赖性和生理依赖性，特别是苯丙胺类药物可以引起典型的戒断综合征，表现为嗜睡、食欲亢进、精疲力竭、精神抑郁，这些症状可以在停药后维持数天。

（5）特异质反应（idiosyncratic reaction）

也称特异反应性（idiosyncrasy），是药物引起的一类遗传学性异常反应，发生在有遗传性药物代谢或反应变异的个体，特异反应性反应在性质上和药物在正常人中引起的反应可能相似，但这类反应可能表现为或者是对低剂量药物有极高的敏感性，或者是对大剂量药物极不敏感。

（6）变态反应（allergic reaction）

也称过敏反应（hypersensitive reaction），是机体因事先致敏而对某药或结构与之相似的药物发生的一种不良反应，由免疫系统介导。由于中药成分复杂，种类繁多，本身多为大分子物质，这些大分子如蛋白质、多肽，多糖等都具有免疫原性。中药过敏反应的临床类型多种多样，如各种药疹，紫癜性肾炎，胃肠道反应，神经系统症状等，严重者可出现过敏性休克。

（7）致癌作用（carcinogenesis）

致癌作用，致畸作用和致突变作用为药物引起的三种特殊毒性，均为药物和遗传物质或遗传物质在细胞的表达所发生的相互作用的结果。由于这些特殊作用发生延迟，在早期不易发现，而且由于其表现可能和非药源性疾病相似，很难将它与引起的药物联系起来，因此应特别引起注意。

药物可引起恶性和良性肿瘤，但以引起恶性肿瘤的作用，即致癌作用更为重要。一些药物只是前致癌物，须经体内代谢后生成有致癌作用的代谢产物后，才能和亲核靶物质结合。某些药物如烷化剂本身有致癌作用，具有和亲核物质直接结合的能力。这种结合能力使得烷化剂一方面可杀死肿瘤细胞，另一方面又可诱发肿瘤。大多数有致癌作用的药物作用的靶物质是 DNA，某些 RNA 和蛋白质也可能是其靶物质，但迄今肯定的主要还是 DNA。

用于测试药物是否有致癌作用的实验方法有：长期的体内试验，包括临床观察和药物流行病学研究；短期体外试验，包括四种试验方法：一是将受试药物经体内或体外代谢转化后，测试代谢产物和 DNA 共价结合的能力；二是检查受试药物对染色体的损伤能力；三是突变试验；四是哺乳动物细胞培养观察肿瘤生成。

（8）致畸作用（teratogenesis）

药物致畸作用最终的结果是导致胎儿死亡，婴儿出现机体功能或结构异常。药物的致畸作用可归纳为四个过程：一是药物通过不同机制首先引起发育细胞或组织发生改变：①基因突变；②染色体断裂，染色体不分离；③干扰有丝分裂；④改变核酸的结构和功能；⑤使正常前体和底物缺乏；⑥封闭能源，减少能量产生；⑦改变细胞膜特性；⑧使渗透平衡失调；⑨抑制酶活性。二是通过上述一种或多种机制引起不同类型的病理性异常：①胚胎发育异常；②细胞死亡过多或过少；③不能发生细胞相互作用；④生物合成障碍；⑤形态发生运动不良；⑥组织机械破碎。三是由于这些病理异常，使细胞或细胞产生物生成过少而影响局部形态发生或功能成熟，或者引起其他一些生长和分化障碍。四是最终导致胎儿畸形。

有胚胎毒性的药物引起的胎儿异常可能是可逆的，因而新生儿正常。不可逆的异常少数引起胎儿出生前死亡。大多数则可使娩出的新生儿出现功能异常，如内分泌和免疫系统功能异常、大脑和器官功能异营等；结构异常，如全身发育异常；新生儿也可出现体细胞突变，引起致畸作用或跨胎盘致癌作用，这种缺损可以遗传。例如胎儿接触含有雌激素类药物后，产出后如为女性，在青春期发生罕见的阴道腺癌。男性则发生功能性生殖异常。虽然致突变作用和致癌作用相关的可能性为 67%~90%，但和致畸作用的关系程度尚不清楚。致畸作用比致突变作用更为复杂，不是所有具致畸作用的药物就一定有致癌作用或致突变作用。

妊娠第 3 周至第 8 周内较易因用药引起畸胎，因此在妊娠三个月内应避免使用药物。如果因其他疾病而必须用药，应尽可能选用有确定证据无致畸作用的药物，特别是一些经过较长年代的临床应用的药物。应劝导有妊娠呕吐的孕妇不要随意服用止吐的药物，尤其是有显著镇吐作用的中枢神经药物，因为这些药物均可能有致畸作用。

（9）致突变作用（mutagenesis）

药物可能引起细胞的遗传物质（DNA，染色体）异常，从而遗传结构发生永久性改变（突变）。如果突变发生在精子或卵子等生殖细胞，即可导致遗传性缺损。这种缺损可以出现在第一代子代，也可能仅仅成为隐性性状，只有当两个具有由药物引起的突变个体结婚后的子代才有明显表现。因此，药物的致突变作用不是几个月或几年可以发现的。间隙期越长，越难找到致病药物，故应特别警惕。如果突变发生在体细胞（即非生殖细胞），则可使这些组织细胞产生变异而发生恶性肿瘤。例如骨骼细胞的突变可导致白血病。药物流行病学研究比实验室研究对发现药物的致突变作用有更重要的作用，它可以发现已经出现的不良反应，而实验室结果只是预测可能会出现的不良反应。

由于中药不良反应研究尚处于起步阶段，关于中药及中成药物有效浓度、作用机制、不良反应发生结果及不良反应发生率等方面的研究还不够系统，甚至关于有些药物的研究尚未起步，有关中药不良反应的研究还有很长的路要走。

二、中药不良反应发生的因素

（一）药物方面的因素

1. 品种混淆

不同品种的药物之间相互替用和乱用可能会导致不良反应的发生。

（1）品种混乱造成不良反应

由于中药品种的混乱和混淆，代用品及错用品有的具有很强的毒性，从而导致临床产生严重不良反应。如正品中药沙苑子为豆科植物扁茎黄芪的干燥成熟种子，有些地方以豆科野百合属的崖州野百合、凹叶野百合或猪屎豆的干燥成熟种子代用，百合属的崖州野百合碱，对肝脏有损害，服用后患者普遍头晕、头痛、恶心、呕吐，严重的出现腹水和肝性脑病而死亡。华山参与野山参由于名称一字之差，常造成误解，但两者是不同的两种植物，野山参是五加科植物人参，华山参是茄科植物。华山参有毒性，含阿托品、东莨菪碱等生物碱，中毒反应与阿托品类中毒相似，严重者表现为精神抑郁，甚至中度昏迷，直至引起尿潴留、呼吸麻痹以至昏迷而死亡。

（2）古方用药变迁、用药混淆引起不良反应

本草记载"木通能通乳"之木通为木通科植物木通，用量可达 60g，而现代所用木通则是马兜铃科的关木通，主要含马兜铃酸，常用量为 10g，过量则引起中毒。关木通中毒可使内脏发生毛细血管病变，有出血灶形成并发水肿，肾脏发生普遍损坏，肾小管坏死，长期大量使用可出现食欲减少，全身衰竭。此外，马兜铃酸尚有蓄积作用。目前市场上木通生药品种混乱现象十分严重，常见的有关木通、川木通、淮木通和白木通 4 种。据《中药大辞典》记载"历代本草所记载的木通则为木通科木通，目前很少使用"，可见，古代和现代所用的木通并不是同一种品种。

2. 炮制不当

中药的炮制是中医用药的绝妙之处。在长期的用药实践中，积累了许多减毒增效，改变药性的炮制经验。一些有毒药材经炮制后可缓和药物的毒副作用，达到应用安全，有效的目的。炮制有毒药物时一定要注意去毒与存效并重，不可偏废，并且应根据药物的性质和毒性表现，选用恰当的炮制方法，才能收到良好的效果。不严格执行炮制规范，粗制滥造，顾此失彼，可能造成毒去效失，甚至效失毒存的结果，达不到炮制目的，不仅不能发挥中药的疗效作用，且易导致不良反应的发生。如苍耳子有小毒，生品对肝脏有损害，需炒黄去刺用，炒后可使其有毒的植物蛋白变性凝固。再如附子，为毛茛科植物乌头的子根，含有乌头碱类生物碱，经过炮制后附子的生物碱含量仅为生品的 15%。目前，有不少单位在加工中药饮片时不按《炮制规范》的相关要求操作。另一方面，单靠药品监管部门的抽样检查难以控制药品质量，这些都为炮制不当引发药品不良反应埋下了隐患。

3. 超量使用

超量使用中药是中药不良事件发生的原因之一。超量使用中药指中药的处方剂量超过该药的权威规定剂量的上限范围。权威规定剂量是指公认或法定剂量，收载于《中华人民共和国药典》一部的中药，其权威规定剂量以《中华人民共和国药典》为依据，未收载的中药，其权威规定剂量以统编教科书《中药学》或《中药大辞典》为依据。虽然古籍中有记载"乱世用重典，重剂起沉疴"，面对疑难危重病证，历代名家医案中不乏大胆使

用大剂量而获力挽狂澜之功，但也不能为达到治疗目的而盲目地加大药物的剂量。

导致中药用药剂量不规范的原因大概有以下几个方面：一是由于古代的计量方法与现在相差较大，只能进行近似换算；二是某些动物用药剂量欠规范，临床上有些医师惯以条计算用量，这就会因为动物大小差异导致用药超量，如白花蛇大小相差悬殊，小的一般2.5g，大的可达9g，白花蛇为毒蛇，剂量过大易发生中毒反应；三是中药质量差异较大，不同品规中药饮片的有效成分和毒性成分的含量并非完全一样，因而很难依靠用药剂量来控制药物的有效成分和毒性成分的剂量；四是用药者的主观随意性大。部分医师习惯于凭自己的经验用药，缺乏科学验证，还有患者自购自服中药，在用药剂量方面存在很大的问题。上述种种原因导致用药剂量过大，超出了药物的安全范围，因而引发了药物的不良反应。

4. 疗程过长

中药与化学药一样，具有疗效和毒性的双重性。有的中药本身就有毒性，因此长期使用一些中药，也是引起中药不良反应或药源性疾病的因素。长期使用某种药物，尤其是代谢速率缓慢的药物，会造成药物在体内的蓄积，从而引发不良反应。不仅有毒中药品种如此，即使一些药性平和的药物，长期使用后也会导致不良反应的发生，如甘草，味甘，性平，无毒，主要成分甘草酸和甘草次酸有类似肾上腺皮质激素样作用，如每日5~10g煎服，1年后即会出现水肿，高血压，低血钾等假性醛固酮增多症。可见临床用药不仅应考虑单次用药剂量，还应考虑用药时间和用药总量，从而避免药物蓄积引发的不良反应。

5. 煎服不当

中药汤剂是中药传统剂型之一，历代医家都十分重视中药汤剂的煎煮方法，明代李时珍在《本草纲目》中提出："凡服汤药，虽品物专精，修治如法，而煎药者鲁莽造次，水火不良，火候失度，则药亦无功。"汤剂的质量与煎煮药物的用具，水量、火候、时间和方法有着密切的关系。正确的煎煮方法，一方面能够使药物的有效成分溶出而得以充分发挥疗效，另一方面能够降低药物的毒副作用。如附子先煎，其有毒成分乌头碱，性质不稳定，久煎可使其水解成乌头原碱和乌头次碱，所以其入汤剂必须先煎30~60分钟以减弱其毒性。

另外，由于服用不当，也易引起药物的不良反应。如对胃有刺激性的药物远志、桔梗等，均应在饭后服用，否则极易出现胃肠的不适反应；辛热、大寒的药在服药温度上应有所讲究，前者宜冷服，后者宜热服。

6. 药不对症

中医药学历来强调辨证求因，审因论治、以法统方，辨证论治是中医认识疾病和治疗疾病的基本原则，因辨证失准，寒热错投，攻补倒置而引起不良反应或药源性疾病时有发生。临床若辨证失误，热证误用温热药物，阴证寒证乱投寒凉药物，则最易致耗损阴津，损伤阳气之类的不良反应，故有"桂枝下咽，阳盛则毙；承气下咽，阴盛以亡"。中药有寒热温凉等药性特点，热者用热药，火上加油；寒者用寒药，雪上加霜，因此用药时不经过辨证施治，仅凭药名望文生义，主观臆测其主治，极易引发不良反应。

另一方面滥用补虚类药物也是引发不良反应的原因。许多人都认为补益的药物就是补养身体的药物，能起到"有病治病，无病强身"的功效，对身体是"有百利而无一害"，如果不加限制地长期大量滥用，补虚类的药物也会引起多种的不良反应，甚至对生命造成威胁。俗话说"药症相符，大黄也补；药症不符，参茸也毒"。如人参，《神农本草经》列为上品，具有"延年益寿"之功，但若长期大剂量服用，会引起高血压伴神经过敏、失眠、皮疹和腹泻，甚至出现兴奋和不安定等不良反应，对人参较敏感者大剂量服用，还会出现急性中毒症状，主要表现为鼻出血、胃肠道及脑出血，被称为"人参滥用综合征"。人们必须了解个人体质特征，同时知晓补虚药的药性，对症下药，才能有益身体。

7. 配伍失度

中药配伍讲究"宜"和"忌"。《神农本草经》说："药有单行者，有相须者，有相使者，有相畏者，有相恶者，有相反者，有相杀者。凡此七情，和合视之。当用相须相使者，勿用相恶相反者。"除单行（单用一味药）外，都说明了药物配伍应用的相互作用关系：相须指两种作用相似的药配伍，有相互协同的作用，如大黄与芒硝，乳香与没药，当归与白芍；相使指两种作用不同的药配伍，可相互促进，如黄芪与茯苓，白术与防风，巴戟天与覆盆子；相畏指一种药能抑制或减轻另一种药的烈性，如桔梗畏白及，远志畏珍珠，丁香畏郁金；相杀指一种药能减轻或消除另一种药的毒性，如大黄与附子，甘遂与赤芍，石膏与粳米；相恶指两种药合用会降低或丧失药效，属配伍禁忌，如元参恶干姜，巴戟恶雷丸，狗脊恶败酱；相反指两种药合用能产生毒副作用，属配伍禁忌，如乌头反半夏，大戟反芫花，细辛反藜芦。

药物配伍不当会引起药物的不良反应，临床处方用药一定要讲究配伍的法度，辨证施治，以法统方，君臣佐使合理配伍，切忌胡乱拼凑处方，更不能违反配伍禁忌。另外，药物配伍合用绝不是越多越好，组方在于精巧，配伍在于合法，应该力图小方轻剂解决问题，药物的不良反应发生率与药物的总剂量是相关的。因此，配伍用药需以精练为益，切忌方剂庞大、杂乱。

8. 给药途径

中药的不良反应发生情况与其给药途径相关。中药及其制剂的给药途径多为经皮给药、口服给药和注射给药三种，其中口服给药，口服制剂有经济、方便、安全的优点；与口服制剂相比，中药注射剂则具有起效快，吸收快，无首过效应的优点。但是中药注射剂为天然药物，成分复杂，其有效成分通常为大分子物质，其品质很难达到化学药品注射剂那样精纯，具有免疫原性，极易发生药物不良反应。当中药注射液直接进入体内后，迅速激活体内的过敏反应，中药注射剂引发的不良反应在中药不良反应中占有很大比例。例如双黄连、清开灵等制剂，其各种口服制剂一般比较安全，很少有不良反应发生，而其注射剂的不良反应发生率则较高。

9. 中西药联用

中西药联用在临床上越来越普遍，一方面，中西药联用能够提高疗效，促进患者早日康复；另一方面，由于中药，西药分属于不同的医学体系，其用药指导思想不同。因此，两种药物的联用是一个较为复杂的问题，特别是由于两种药物的相互作用，有时会产生一些不可预知的不良反应。

有关中西药联用的相互作用，目前研究较少，主要分为以下几个方面：一是药物理化性质的变化，如含有黄芩、黄连成分的注射剂与青霉素注射剂配伍后可产生沉淀。二是药物的代谢过程受到影响，引发不良反应，如磺胺类药物与有机酸含量较高的中药（如乌梅、山楂、五味子等）合用时，大量的有机酸使得尿液呈偏酸性，导致磺胺类药物的乙酰化产物在尿液中的溶解度降低，易在肾小管析出结晶，造成肾损伤。三是药效学的相互作用引起药效降低，或发生不良反应，如具有单胺氧化酶抑制作用的西药，不宜与扁豆、枳实、麦芽等含有丰富酪氨酸的中药同服，在单胺氧化酶被抑制的条件下，酪胺不能被充分分解灭活，引起交感神经末梢释放去甲肾上腺素增加，导致交感神经兴奋性增强，血压升高，甚至出现高血压危象，对于高血压患者，这一不良反应是十分危险的。

（二）机体方面的因素

1. 年龄性别差异

年龄性别不同的人群生理特点会有较大差异，因此在中药的使用过程中若忽视年龄因素的影响，则极易引发药物的不良反应。

在年龄方面，婴幼儿的脏器功能发育不健全，对药物作用的敏感性高，药物代谢速度慢，肾脏排泄功能差，药物极易通过血—脑脊液屏障，所以婴幼儿不良反应发生率较高，其临床表现也可能与成年人不同，儿童往往对中枢抑制药物、影响水盐酸碱代谢平衡的药物比较敏感，较易出现不良反应。老年人存在不同程度的脏器功能退化，药物代谢速度慢，血中血浆蛋白含量降低等生理特点，药物不良反应的发生率也较高。儿童在用药时可按年龄或体重进行折算，老人则可用成人剂量的3/4。

在性别方面，女性一般对药物比较敏感，并且生理状态在月经期，妊娠期、哺乳期也会有差异，因此在不良反应方面还有些特殊情况需要注意。如经期、妊娠期妇女对泻下药敏感，作用峻猛的泻下药如大黄、芒硝、番泻叶、甘遂、大戟、芫花、商陆、牵牛、巴豆等，可导致盆腔器官充血而引起月经过多或流产；经期，妊娠期的妇女对活血化瘀药也非常敏感，易导致月经过多和流产，应尽量避免应用；妊娠期特别是怀孕最初3个月的妇女，必须禁用有致畸危险的中药，否则会影响胚胎的正常发育，导致胎儿畸形；哺乳期妇女应避免使用可经乳汁分泌排泄的药物，防止部分药物通过乳汁分泌进入婴儿体内；哺乳期妇女还需禁用，慎用有回乳作用的药物，如炒麦芽、炒谷芽等，避免抑制乳汁的分泌。

2. 个体差异

在药物应用的过程中，一般而言，年龄、性别相近的群体，对某种药物的反应应是相同或相似的，但也有极少数对药物的反应不同，这种差异称为个体差异。药物的个体差异，有量和质的两种表现，导致这些差异的原因主要是遗传因素。个体差异既有药理学上所谓高敏性、耐受性，有少数人对某些药物特别敏感，仅用较小的剂量就会产生较强的药理作用，剂量稍大即会出现明显的不良反应，如附子的中毒剂量一般在 30g 以上，但有在复方中使用 3g 附子发生中毒的情况；也有少数人对药物极不敏感，需要较大剂量才会产生相应的药理作用。个体差异还存在先天性酶缺陷人群的特异质，如有患者服用常规剂量的板蓝根糖浆后发生溶血反应，分析可能与先天性缺乏葡萄糖–6–磷酸脱氢酶有关。另一方面，不同种族、人群对同一剂量相同药物的敏感度不同，产生的作用与反应也不同。如许多药物进入体内后需要经过乙酰化过程代谢转化，乙酰化过程有慢性和快性之分，日本，因纽特人多为快乙酰化者，中国人中慢乙酰化者占 26.5%，欧美白种人中慢乙酰化者高达 50% ~ 60%。

3. 病理状态差异

在病理状况下，由于药物在体内的代谢反应可能发生质与量的变化，用药者的病理状况可能影响或改变药物的药理作用，甚至引发不良反应，临床用药时必须充分认识这一影响因素，多注意患者病理特点，避免不良反应的发生。

例如患便秘者，口服药物在消化道内停留时间长，吸收增加，易引发不良反应。

慢性肝脏疾病时，常伴有部分肝细胞的坏死和不同程度的肝细胞纤维化，肝细胞微粒体内的药物代谢减少，肝脏的血流量降低，可使药物的清除速率降低，使药物的血浆半衰期延长，造成经肝脏排泄的药物在体内蓄积，引发不良反应。同时长期的肝脏疾病可造成肝脏蛋白合成作用减弱，血液中的血浆蛋白含量降低，药物与血浆蛋白的结合率下降，引起血液中的游离药物浓度升高，从而引发不良反应。

肾脏是药物及其代谢产物的重要排泄途径，一方面在肾脏疾病或肾功能不全时，经肾脏排泄的药物的排泄速度减慢，容易造成药物在体内蓄积，引发不良反应。另一方面，肾病患者血液中的蛋白质可因蛋白尿而丢失，肾脏疾病时还常伴有氨基酸吸收障碍，容易发生低蛋白血症，血浆中药物的蛋白结合率低，游离药物浓度高，血药浓度增加，引发不良反应。

（三）环境方面的因素

生产，生活环境中的许多物理，化学因素能够直接影响人体的生理功能，引起代谢酶类的变化，从而影响药物在人体的代谢过程，增加或减少药物不良反应的发生。如炎热夏季或热带地区发汗解表药物应用量应比冬季或寒冷地区小，否则易引起汗出过多导致的虚脱。再如冬季或高寒地区应用苦寒清热泻火药则易损伤脾胃，导致食欲减退、腹痛等症。所以，临床用药一定要认识到环境因素对药物作用的影响，充分利用环境的有利影响，避免环境的不利影响，防止因忽视环境因素而导致或加重不良反应。

三、中药不良反应评价方法与常见临床表现

（一）中药不良反应评价方法

药品不良反应个例因果关系评价一直是药品不良反应监测中的关键问题和困难问题。而中药具有成分复杂，有效成分与毒性成分不明确的特点，加之中药在临床上多以辨证施治为指导，以复方形式使用，增加了中药不良反应判断和评价的难度。

我国现行的药品不良反应评价方法是国家药品监督管理局推荐的方法，主要根据以下5个问题进行评价：①用药与不良反应/事件的出现有无合理的时间关系；②反应是否符合该药已知的不良反应类型；③停药或减量后，反应/事件是否消失或减轻；④再次使用可疑药品后是否再次出现同样反应/事件；⑤反应/事件是否可用并用药的作用、患者病情的进展、其他治疗的影响来解释。

（二）消化系统不良反应临床表现

消化系统的中药不良反应是指由于应用中药所引起的食道、胃、肠道、肝脏，胆囊，胰腺等消化器官功能失调或实质损害类疾病。引起消化系统不良反应的多为口服药物，口服药物通过消化系统的吸收进入体循环，从而发挥效用。很多中药都具有一定的胃肠道刺激性，中药剂型又多以汤剂、丸剂，散剂、膏剂，片剂等口服制剂为主，所以中药引起的不良反应中消化系统的较多。

药物引起的消化系统不良反应的临床表现与其他病因（病毒、细菌，饮食，肿瘤等）所致的消化系统临床症状基本相似，几乎涉及消化系统疾病的所有症状，主要包括恶心、呕吐、腹痛、腹泻、呕血、便血、黄疸、便秘等。如大戟、马鞭草、决明子、苦参等，可引起恶心；半夏、天南星、鸦胆子、白矾等，可引起呕吐；牛蒡子、生地黄、甘遂等，可引起腹泻或排便次数增多；威灵仙、穿心莲等，可引起腹痛；丹参、苦楝皮、番泻叶、板蓝根等，可引起胃肠出血；黄药子、苍耳子、何首乌等还可引起肝功能损害。除上述消化系统的症状以外，还可出现发热、皮疹、乏力、肌痛、关节痛等消化系统以外的症状，过敏反应所致的消化系统疾病可同时或先后出现上述症状。

药物引起的消化系统不良反应涉及了消化系统的各个主要器官，其中器质性损伤以肝脏居多。药物主要通过肝微粒体药物代谢酶进行生物转化，由于肝脏是药物代谢的主要器官，因此，药物对肝脏的影响不可避免。中药对肝脏的损伤，可发生在无肝病史的患者身

第三篇　中医篇

上，有肝脏疾病的患者则更易发生药物性肝损伤，在长期或过量使用某种中药后，由于药物的毒性成分或某些有毒性作用的中间代谢产物，可引起不同程度和形式的肝脏损害疾病，其中急性肝脏细胞坏死和急性肝炎最为常见。具有肝脏毒性的中药有很多，其中多为毒性药物或作用峻猛的药物，如黄药子、雄黄、斑蝥、半夏、大黄、番泻叶、苍耳子、细辛、丁香等；也有部分作用平和的药物，如麻黄、柴胡、苍术等，在使用不当的时候也可能会产生不同程度的肝脏损伤。

（三）泌尿系统不良反应临床表现

泌尿系统由肾脏、输尿管、膀胱、尿道组成，药物通过不同的途径进入体内，经生物转化后，多以原形或代谢产物的形式通过肾脏排泄，药物引起的泌尿系统损害日益增多。由于某些中药所致的肾损害多缺少特征性的临床表现，再则肾脏具有巨大的储备能力，因而药源性肾损害不易及早发现，因此应当提高对中药肾毒性的认识。

药物引起的泌尿系统不良反应的临床表现有水肿、少尿、无尿、尿频、尿急、尿痛、血尿、蛋白尿、尿潴留等。肾脏不良反应引起的水肿可表现为颜面或下肢的水肿，严重者甚至全身浮肿，同时伴有少尿或无尿；药物引起急、慢性肾小球病变，导致肾小球滤过率降低，或药物损伤肾小管引起的肾小管坏死，都能导致少尿、无尿，如雷公藤、斑蝥对肾脏的损害即可引起少尿，严重者甚至无尿。

引起肾脏损伤的中药很多具有一定的毒性，由于肾血流量丰富，循环血药浓度高，且肾脏是药物排泄的主要途径。另外，肾小管的排泄和重吸收作用使药物成分及其代谢产物在肾小管上皮细胞内或刷状缘部位的浓度比药物血浆浓度高出几倍甚至几十倍，容易引起肾小管细胞缺氧，通透性改变，使肾小管和乳头广泛坏死。具有肾脏毒性的中药有很多，如土贝母、胖大海、侧柏叶、泽泻、肉桂等。

（四）血液系统不良反应临床表现

血液系统由血浆和细胞组成，与呼吸系统、循环系统、消化系统及泌尿系统进行物质交换，共同维持人体内环境的稳态，保障机体的正常功能。药物在体内的吸收、转运、分布、排泄都必须依靠血液循环，因此药物会对血液系统产生影响，引发血液系统的不良反应。药物引发的血液病比较常见，而且某些药源性的血液疾病病情严重，死亡率较高。

药物引起的血液系统不良反应的临床表现有贫血、出血性倾向，过敏性紫癜甚至药源性白血病。根据病因，贫血可分为溶血性贫血、缺铁性贫血、再生障碍性贫血，其中继发型再生障碍性贫血发生的首要原因就是药物引起的不良反应；药物引起的出血性倾向表现为容易出血，且不易控制，多出现皮肤瘀点、瘀斑、局部黏膜出血，少见某些脏器出血；过敏性紫癜是一种变态反应性出血疾病，机体对某中药发生变态反应后，引起广泛性小血管炎，使小动脉和毛细血管通透性和脆性增高，血液和淋巴液向组织间隙渗出，引起皮下组织、黏膜和内脏器官出血和水肿。

血液系统的中药不良反应的发生率虽然较低，但是血液系统的不良反应死亡率一般较高，因此要防患于未然。对血液系统有直接损伤的药物，如对骨髓造血功能有抑制作用的雷公藤、长春花等，可造成继发型的再生障碍性贫血，甚至白血病。一些有支气管哮喘、花粉症等病史的患者，在使用含异体蛋白成分较多的中药时，如海马、麝香、蟾蜍等，应减量使用，密切观察，防止引发过敏性紫癜。

（五）神经精神系统不良反应临床表现

由于血脑屏障除了氧气，二氧化碳和血糖以外，几乎不让所有的物质通过，大部分的药物和蛋白质由于分子结构过大，都不能通过。由于中药中大多数有效成分分子量大、脂溶性低、极性高，不能进入中枢神经系统，一般发生该系统不良反应较少。也存在少数分子量小或极性低的中药成分或代谢产物可透过血脑屏障，进入中枢神经系统，产生治疗作用，但是此类药物应用不当就会引发中枢神经系统的不良反应。还有些中药，虽然其有效成分不能直接作用于神经系统，但是通过作用于其他器官，间接影响神经系统的功能，这类药物若使用不当也会引起神经精神系统不良反应。

药物引起神经精神障碍的种类繁多，既可以单独出现精神方面的症状，也可伴随其他系统的疾病同时出现，临床上中药药源性精神障碍以后者居多，多表现为意识模糊、谵妄、嗜睡、昏睡、昏迷、幻觉、记忆障碍、失眠。如火麻仁、元胡可引起嗜睡；樟脑、曼陀罗、防己、冬葵子可引起谵妄；朱砂、南星可引起痴呆。

神经精神系统功能复杂，意识、思维、情感、知觉、语言、记忆等不仅是中枢神经系统正常与否的反映，面且与机体其他系统密切相关。再则，中药成分也较为复杂，因而中药引发的神经精神系统障碍的发生机制目前尚不明确。

（六）呼吸系统不良反应临床表现

人体通过呼吸系统实现气体交换过程，呼吸系统与循环系统在结构上和生理上有着紧密联系，非呼吸道给药的药物吸收入血后，可以随血液循环到达呼吸系统。中药引起的药物不良反应不常见，但一般比较严重，有时候会危及生命。

药物引起的呼吸系统不良反应具有潜在危险性，必须早期诊断，但由于其临床表现与自然存在的呼吸系统疾病症状相似，很难鉴别。呼吸系统药物不良反应的症状不典型，常见有咳嗽、咳痰，严重的有咯血、呼吸困难以及肺功能改变等。

引起呼吸系统不良反应的中药种类较多，各种药物均可引起呼吸系统的不良反应，所致不良反应的临床表现各不相同，其病理变化也不尽相同，十分复杂。

（七）药物变态反应

变态反应是指外源性抗原（变应原）在机体内引起抗体或致敏淋巴细胞形成，并与相应的抗体或致敏淋巴细胞发生特异性结合，从而引发对机体有害的反应，导致组织损伤或功能紊乱。药物作为抗原或半抗原引发的变态反应，称为药物的变态反应。药物变态反应是 B 型药物不良反应的一种特殊类型，具有 B 型不良反应的共同特点；另一方面，药物变态反应是一种由免疫机制介导的特异质药物反应或高敏反应。由于中药成分复杂，种类繁多，本身多为大分子物质，这些大分子如蛋白质，多肽、多糖等都具有免疫原性，当敏感性强的个体吸入、口服、注射或接触后，可引起药物变态反应。

　　药物变态反应临床表现各种各样，因人而异，同一药物引起的变态反应临床表现也不尽相同，其产生原因不甚清楚，可能有以下几种原因：一是引起药物变态反应的抗原剂量和给药途径不同，造成抗原在体内的散播程度也不同；二是药物在体内代谢产生的半抗原决定簇的部位不同；三是机体产生不同的器官异性抗体。

第四篇　管理篇

第十二章
临床药事管理学

第一节　临床药事管理学概述

一、药事管理

药事管理是指为了保证公民安全、有效、合理、经济、及时的用药，国家相关机构制定相关法律、法规、规章制度，药事组织依法通过实施相关的管理措施，对药事活动进行必要的管理。药事管理内容主要包括两个方面，即宏观药事管理和微观药事管理。前者涉及药品监督、基本药物、药品储备、药品价格、医疗保险用药与定点药店的管理；后者涉及药品研究与开发质量、药品生产质量、药品经营质量、药学服务质量、医疗保险用药销售的管理等诸多方面。

二、医院药事管理

药事管理范畴中重要的一个环节就是医院药事管理。医院药事管理是指对医院中一切与药品、药品使用和药学服务相关事务的管理。其核心是确保药品质量、临床药物治疗质量和临床药学服务技术质量，以保障患者用药安全、有效和经济。

医院药事管理学是药学学科和社会学科相互交叉渗透而形成的一门综合性应用学科，既是医院管理学的重要组成部分，又是药事管理学科的一个重要分支学科。医院药事管理学是以现代医院药学学科和药学实践为基础，以管理学的理论和方法为指导，综合运用管理学、经济学、法学、社会学和伦理学相关知识对医疗机构药学相关事务进行有机管理。

医院药事管理是一个完整的系统，涵盖了对医院药学部门结构、人员的组织管理；对药品调剂、制剂、药库、药品质控、临床药学、临床用药、药学信息等的业务管理；对药品质量的控制、处方集、基本药物目录制定与遴选、临床应用路径、药学科研、药学技术人员培训与考核等的技术管理；对药品、相关医用材料、设备等的物资设备管理；对医院内制剂生产、药品储存、流通、使用等各环节的质量管理；对药品临床使用的经济和信息管理等诸多方面。

医院药事管理是医院管理的主要组成部分，是医院监督有关药事法规的重要保障，是落实医疗质量的重要保证，医院药学部门是医院的重要服务窗口。

第二节　抗菌药物的临床应用与管理

一、抗菌药物临床应用的基本原则

（一）抗菌药物治疗性应用的基本原则

1. 诊断为细菌感染者，方有指征应用抗菌药物

根据患者症状、体征及血、尿常规等实验室检查结果，初步诊断为细菌性感染者以及经病原检查确诊为细菌性感染者方有指征应用抗菌药物；由真菌、支原体、衣原体、螺旋体、立克次体等病原微生物所致的感染亦有指征应用抗菌药物。缺乏细菌及上述病原微生物感染的证据，诊断不能成立者，以及病毒性感染者，均无指征应用抗菌药物。

2. 尽早查明感染病原

根据病原种类及细菌药物敏感试验结果选用抗菌药物

抗菌药物品种的选用原则上应根据病原菌种类及病原菌对抗菌药物敏感或耐药，即细菌药物敏感试验（以下简称药敏）的结果而定。住院患者必须在开始抗菌治疗前，先留取相应标本，立即送细菌培养，以尽早明确病原菌和药敏结果；门诊患者可以根据病情需要开展药敏工作。

危重患者在未获知病原菌及药敏结果前，可根据患者的发病情况、发病场所、原发病灶、基础疾病等推断最可能的病原菌，并结合当地细菌耐药状况先给予抗菌药物经验治疗，获知细菌培养及药敏结果后，对疗效不佳的患者调整给药方案。如对入住 ICU 的社区获得性肺炎患者，如有结构性肺疾病（如支气管扩张、肺囊肿、弥漫性泛细支气管炎等）、

应用糖皮质激素（泼尼松>10mg/d）、过去1个月中广谱抗生素应用>7d、营养不良、外周血中性粒细胞计数<1×10^9/L等情况时，应考虑有铜绿假单胞菌感染危险因素，可选用具有抗铜绿假单胞菌活性的抗菌药。

3. 按照药物的抗菌作用特点及其体内过程特点选择用药

各种抗菌药物的药效学（抗菌谱和抗菌活性）和人体药代动力学（吸收、分布、代谢和排出过程）特点不同，因此各有不同的临床适应证。临床医师应根据各种抗菌药物的上述特点，按临床适应证正确选用抗菌药物。如第一代头孢菌素对革兰阳性菌具有良好的抗菌活性，适用于治疗革兰阳性菌感染及预防手术切口感染，第三代头孢菌素对革兰阴性菌具有良好的抗菌活性，适用于治疗革兰阴性菌感染及预防阑尾手术、结肠直肠手术、肝胆系统手术、胸外科手术（食管、肺）等清洁-污染或污染手术后手术部位感染。

4. 抗菌药物治疗方案应综合患者病情、病原菌种类及抗菌药物特点制订

根据病原菌、感染部位、感染严重程度和患者的生理、病理情况制订抗菌药物治疗方案，包括抗菌药物的选用品种、剂量、给药次数、给药途径、疗程及联用药等。在制订治疗方案时应遵循下列原则：

（1）品种选择：根据病原菌种类及药敏结果选用抗菌药物。如对甲氧西林耐药的金黄色葡萄球菌感染，应首先选用糖肽类抗生素。

（2）给药剂量：按各种抗菌药物的治疗剂量范围给药。治疗重症感染（如败血症、感染性心内膜炎等）和抗菌药物不易达到的部位的感染（如中枢神经系统感染等），抗菌药物剂量宜较大（治疗剂量范围高限）；而治疗单纯性下尿路感染时，由于多数药物尿药浓度远高于血药浓度，则可应用较小剂量（治疗剂量范围低限）。

（3）给药途径：①轻症感染可接受口服给药者，应选用口服吸收完全的抗菌药物，不必采用静脉或肌肉注射给药。重症感染、全身性感染患者初始治疗应予静脉给药，以确保药效；病情好转能口服时应及早转为口服给药。②抗菌药物的局部应用宜尽量避免：皮肤黏膜局部应用抗菌药物后，很少被吸收，在感染部位不能达到有效浓度，反易引起过敏反应或导致耐药菌产生，因此治疗全身性感染或脏器感染时应避免局部应用抗菌药物。抗菌药物的局部应用只限于少数情况，例如全身给药后在感染部位难以达到治疗浓度时可加用局部给药作为辅助治疗。此情况见于治疗中枢神经系统感染时某些药物可同时鞘内给药；包裹性厚壁脓肿脓腔内注入抗菌药物以及眼科感染的局部用药等。某些皮肤表层及口腔、阴道等黏膜表面的感染可采用抗菌药物局部应用或外用，但应避免将主要供全身应用的品种作局部用药。局部用药宜采用刺激性小、不易吸收、不易导致耐药性和不易致过敏反应的杀菌药，青霉素类、头孢菌素类等易产生过敏反应的药物不可局部应用。氨基糖苷类等耳毒性药不可局部滴耳。

（4）给药次数：为保证药物在体内能最大地发挥药效，杀灭感染灶病原菌，应根据药代动力学和药效学相结合的原则给药。青霉素类、头孢菌素类和其他β-内酰胺类、红霉

第四篇 管理篇

素、克林霉素等消除半衰期短者，应一日多次给药。氟喹诺酮类、氨基糖苷类等可一日给药一次（重症感染者例外）。

（5）疗程：抗菌药物疗程因感染不同而异，一般宜用至体温正常、症状消退后72~96h，特殊情况，妥善处理。但是，败血症、感染性心内膜炎、化脓性脑膜炎、伤寒、布鲁菌病、骨髓炎、溶血性链球菌咽炎和扁桃体炎、深部真菌病、结核病等需较长的疗程方能彻底治愈，并防止复发。

（6）抗菌药物的联合应用要有明确指征：单一药物可有效治疗的感染，不需联合用药，仅在下列情况时有指征联合用药。①原菌尚未查明的严重感染，包括免疫缺陷者的严重感染。②单一抗菌药物不能控制的需氧菌及厌氧菌混合感染，2种或2种以上病原菌感染。③单一抗菌药物不能有效控制的感染性心内膜炎或败血症等重症感染。④需长程治疗，但病原菌易对某些抗菌药物产生耐药性的感染，如结核病、深部真菌病。⑤由于药物协同抗菌作用，联合用药时应将毒性大的抗菌药物剂量减少，如两性霉素B与氟胞嘧啶联合治疗隐球菌脑膜炎时，前者的剂量可适当减少，从而减少其毒性反应。联合用药时宜选用具有协同或相加抗菌作用的药物联合，如青霉素类、头孢菌素类等其他β-内酰胺类与氨基糖苷类联合，两性霉素B与氟胞嘧啶联合。联合用药通常采用2种药物联合，3种及3种以上药物联合仅适用于个别情况。此外必须注意联合用药后药物不良反应将增多。

（二）抗菌药物预防性应用的基本原则

1. 内科及儿科预防用药

（1）用于预防一种或两种特定病原菌入侵体内引起的感染，可能有效；如目的在于防止任何细菌入侵，则往往无效。

（2）预防在一段时间内发生的感染可能有效；长期预防用药，常不能达到目的。

（3）患者原发疾病可以治愈或缓解者，预防用药可能有效。原发疾病不能治愈或缓解者（如免疫缺陷者），预防用药应尽量不用或少用。对免疫缺陷患者，宜严密观察其病情，一旦出现感染征兆时，在送检有关标本作培养同时，首先给予经验治疗。

（4）以下情况通常不宜常规预防性应用抗菌药物：普通感冒、麻疹、水痘等病毒性疾病，昏迷、休克、中毒、心力衰竭、肿瘤、应用肾上腺皮质激素等患者。

2. 外科手术预防用药

（1）外科手术预防用药目的：预防手术后切口感染，以及清洁-污染或污染手术后手术部位感染及术后可能发生的全身性感染。

根据外科手术切口微生物污染情况，外科手术切口分为清洁切口、清洁-污染切口、污染切口、感染切口。①清洁切口：手术未进入感染炎症区，未进入呼吸道、消化道、泌尿生殖道及口咽部位。②清洁-污染切口：手术进入呼吸道、消化道、泌尿生殖道及口咽部位，但不伴有明显污染。③污染切口：手术进入急性炎症但未化脓区域；开放性创伤手术；胃肠道、尿路、胆道内容物及体液有大量溢出污染；术中有明显污染（如开胸心脏按压）。④感染切口：有失活组织的陈旧创伤手术；已有临床感染或脏器穿孔的手术。

（2）外科手术预防用药基本原则：根据手术野有否污染或污染可能，决定是否预防用抗菌药物。①清洁手术：手术野为人体无菌部位，局部无炎症、无损伤，也不涉及呼吸道、消化道、泌尿生殖道等人体与外界相通的器官。手术野无污染，通常不需预防用抗菌药物，仅在下列情况时可考虑预防用药：手术范围大、时间长、污染机会增加；手术涉及重要脏器，一旦发生感染将造成严重后果者，如头颅手术、心脏手术、眼内手术等；异物植入手术，如人工心瓣膜植入、永久性心脏起搏器放置、人工关节置换等；高龄或免疫缺陷者等高危人群。②清洁-污染手术：上下呼吸道、上下消化道、泌尿生殖道手术，或经以上器官的手术，如经口咽部大手术、经阴道子宫切除术、经直肠前列腺手术，以及开放性骨折或创伤手术。由于手术部位存在大量人体寄殖菌群，手术时可能污染手术野引致感染，故此类手术需预防用抗菌药物。③污染手术：由于胃肠道、尿路、胆道体液大量溢出或开放性创伤未经扩创等已造成手术野严重污染的手术。此类手术需预防用抗菌药物。④术前已存在细菌性感染的手术，如腹腔脏器穿孔腹膜炎、脓肿切除术、气性坏疽截肢术等，属抗菌药物治疗性应用，不属预防应用范畴。

（3）外科预防用抗菌药物的选择：抗菌药物的选择视预防目的而定。为预防术后切口感染，应针对金黄色葡萄球菌选用药物。预防手术部位感染或全身性感染，则需依据手术野污染或可能的污染菌种类选用，如结肠或直肠手术前应选用对大肠埃希菌和脆弱拟杆菌有效的抗菌药物。选用的抗菌药物必须是疗效肯定、安全、使用方便及价格相对较低的品种。

（4）外科预防用抗菌药物的给药方法：接受清洁手术者，在术前 0.5~2h 内给药，或麻醉开始时给药，使手术切口暴露时局部组织中已达到足以杀灭手术过程中入侵切口细菌的药物浓度。如果手术时间超过 3h，或失血量大>1 500ml，手术中可给予第二剂。抗菌药物的有效覆盖时间应包括整个手术过程和手术结束后 4h，总的预防用药时间不超过 24h，个别情况可延长至 48h。手术时间较短（<2h）的清洁手术，术前用药一次即可。清洁-污染手术预防用药时间亦为 24h，必要时延长至 48h。污染手术可依据患者情况适当延长。对手术前已形成感染者，抗菌药物使用时间应按治疗性应用而定。

（三）抗菌药物在特殊病理、生理状况患者中应用的基本原则

1. 肾功能减退患者抗菌药物的应用

（1）基本原则：许多抗菌药物在人体内主要经肾排出，而某些抗菌药物具有肾毒性，肾功能减退的感染患者应用抗菌药物的原则如下：①尽量避免使用肾毒性抗菌药物，确有应用指征时，必须调整给药方案。②根据感染的严重程度、病原菌种类及药敏试验结果等选用无肾毒性或肾毒性低的抗菌药物。③根据患者肾功能减退程度以及抗菌药物在人体内

排出途径调整给药剂量及方法。

（2）抗菌药物的选用及给药方案调整：根据抗菌药物体内过程特点及其肾毒性，肾功能减退时抗菌药物的选用有以下几种情况：①主要由肝胆系统排泄或由肝代谢，或经肾和肝胆系统同时排出的抗菌药物用于肾功能减退者，维持原治疗量或剂量略减。②主要经肾排泄，药物本身并无肾毒性，或仅有轻度肾毒性的抗菌药物，肾功能减退者可应用，但剂量需适当调整。③肾毒性抗菌药物避免用于肾功能减退者，如确有指征使用该类药物时，需进行血药浓度监测，据以调整给药方案，达到个体化给药；也可按照肾功能减退程度（以内生肌酐清除率为准）减量给药，疗程中需严密监测患者肾功能。

如肾功能不全患者使用左氧氟沙星时，其剂量需要调整。

2. 肝功能减退患者抗菌药物的应用

肝功能减退时抗菌药物的选用及剂量调整需要考虑肝功能减退对该类药物体内过程的影响程度以及肝功能减退时该类药物及其代谢物发生毒性反应的可能性。由于药物在肝代谢过程复杂，不少药物的体内代谢过程尚未完全阐明，根据现有资料，肝功能减退时抗菌药物的应用有以下几种情况：

（1）主要由肝清除的药物，肝功能减退时清除明显减少，但并无明显毒性反应发生，肝病时仍可正常应用，但需谨慎，必要时减量给药，治疗过程中需严密监测肝功能。红霉素等大环内酯类（不包括酯化物）、林可霉素、克林霉素属此类。

（2）药物主要经肝或有相当量经肝清除或代谢，肝功能减退时清除减少，并可导致毒性反应的发生，肝功能减退患者应避免使用此类药物，氯霉素、利福平、红霉素酯化物等属此类。

（3）药物经肝、肾两途径清除，肝功能减退者药物清除减少，血药浓度升高，同时有肾功能减退的患者血药浓度升高尤为明显，但药物本身的毒性不大。严重肝病患者，尤其肝、肾功能同时减退的患者在使用此类药物时需减量应用。经肾、肝两途径排出的青霉素类、头孢菌素类均属此种情况。

（4）药物主要由肾排泄，肝功能减退者不需调整剂量。氨基糖苷类抗生素属此类。

3. 老年患者抗菌药物的应用

由于老年人组织器官呈生理性退行性变，免疫功能也见减退，一旦罹患感染，在应用抗菌药物时需注意以下事项：

（1）老年人肾功能呈生理性减退，按一般常用量接受主要经肾排出的抗菌药物时，由于药物自肾排出减少，导致在体内积蓄，血药浓度增高，容易有药物不良反应的发生。因此老年患者，尤其是高龄患者接受主要自肾排出的抗菌药物时，应按轻度肾功能减退情况减量给药，可用正常治疗量的 $1/2 \sim 2/3$。青霉素类、头孢菌素类和其他 β-内酰胺类的大多数品种即属此类情况。

（2）老年患者宜选用毒性低并具杀菌作用的抗菌药物，青霉素类、头孢菌素类等 β-

内酰胺类为常用药物，毒性大的氨基糖苷类、万古霉素、去甲万古霉素等药物应尽可能避免应用，有明确应用指征时在严密观察下慎用，同时应进行血药浓度监测，据此调整剂量，使给药方案个体化，以达到用药安全、有效的目的。

4. 新生儿患者抗菌药物的应用

新生儿期一些重要器官尚未完全发育成熟，在此期间其生长发育随日龄增加而迅速变化，因此新生儿感染使用抗菌药物时需注意以下事项：

（1）新生儿期肝、肾均未发育成熟，肝酶的分泌不足或缺乏，肾清除功能较差，因此新生儿感染时应避免应用毒性大的抗菌药物，包括主要经肾排泄的氨基糖苷类、万古霉素、去甲万古霉素等，以及主要经肝代谢的氯霉素。确有应用指征时，必须进行血药浓度监测，据此调整给药方案，个体化给药，以确保治疗安全有效。不能进行血药浓度监测者，不可选用上述药物。

（2）新生儿期避免应用或禁用可能发生严重不良反应的抗菌药物。可影响新生儿生长发育的四环素类、喹诺酮类禁用，可导致脑性核黄疸及溶血性贫血的磺胺类药和呋喃类药避免应用。

（3）新生儿期由于肾功能尚不完善，主要经肾排出的青霉素类、头孢菌素类等β-内酰胺类药物需减量应用，以防止药物在体内蓄积导致严重中枢神经系统毒性反应的发生。

（4）新生儿的体重和组织器官日益成熟，抗菌药物在新生儿的药代动力学亦随日龄增长而变化，因此使用抗菌药物时应按日龄调整给药方案。

5. 小儿患者抗菌药物的应用

应注意以下几点：

（1）氨基糖苷类抗生素：该类药物有明显耳、肾毒性，小儿患者应尽量避免应用。临床有明确应用指征且又无其他毒性低的抗菌药物可供选用时，方可选用该类药物，并在治疗过程中严密观察不良反应。有条件者应进行血药浓度监测，根据其结果个体化给药。

（2）万古霉素和去甲万古霉素：该类药也有一定肾、耳毒性，小儿患者仅在有明确指征时方可选用。在治疗过程中应严密观察不良反应，并应进行血药浓度监测，个体化给药。

（3）四环素类抗生素：可导致牙齿黄染及牙釉质发育不良。不可用于8岁以下小儿。

（4）喹诺酮类抗菌药：由于对骨骼发育可能产生的不良影响，该类药物避免用于18岁以下未成年人。

6. 妊娠期和哺乳期患者抗菌药物的应用

（1）妊娠期患者抗菌药物的应用：妊娠期抗菌药物的应用需考虑药物对母体和胎儿两方面的影响。①对胎儿有致畸或明显毒性作用者，如四环素类、喹诺酮类等，妊娠期避免应用。②对母体和胎儿均有毒性作用者，如氨基糖苷类、万古霉素、去甲万古霉素等，妊娠期避免应用；确有应用指征时，须在血药浓度监测下使用，以保证用药安全有效。③药毒性低，对胎儿及母体均无明显影响，也无致畸作用者，妊娠期感染时可选用。青霉素类、头孢菌素类等β-内酰胺类和磷霉素等均属此种情况。

（2）哺乳期患者抗菌药物的应用：哺乳期患者接受抗菌药物后，药物可自乳汁分泌，通常母乳中药物含量不高，不超过哺乳期患者每日用药量的1%；少数药物乳汁中分泌量较高，如氟喹诺酮类、四环素类、大环内酯类、氯霉素、磺胺甲噁唑、甲氧苄啶、甲硝唑等。青霉素类、头孢菌素类等β-内酰胺类和氨基糖苷类等在乳汁中含量低。然而无论乳汁中药物浓度如何，均存在对乳儿潜在的影响，并可能出现不良反应，如氨基糖苷类抗生素可导致乳儿听力减退，氯霉素可致乳儿骨髓抑制，磺胺甲噁唑等可致核黄疸、溶血性贫血，四环素类可致乳齿黄染，青霉素类可致过敏反应等。因此治疗哺乳期患者时应避免选用氨基糖苷类、喹诺酮类、四环素类、氯霉素、磺胺药等。哺乳期患者应用任何抗菌药物时，均宜暂停哺乳。

二、抗菌药物临床应用管理

（一）明确责任人，设立管理机构并明确职责，充分发挥感染性疾病专业医师、临床药师和临床微生物室的作用

（1）医疗机构主要负责人是本机构抗菌药物临床应用管理的第一责任人。

（2）二级以上的医院、妇幼保健院及专科疾病防治机构应当在药事管理与药物治疗学委员会下设立抗菌药物管理工作组。抗菌药物管理工作组由医务、药学、感染性疾病、临床微生物、护理、医院感染管理等部门负责人和具有相关专业高级技术职务任职资格的人员组成，医务、药学等部门共同负责日常管理工作。其他医疗机构设立抗菌药物管理工作小组或者指定专（兼）职人员，负责具体管理工作。

医疗机构抗菌药物管理工作机构或者专（兼）职人员的主要职责是：①贯彻执行抗菌药物管理相关的法律、法规、规章，制定本机构抗菌药物管理制度并组织实施；②审议本机构抗菌药物供应目录，制定抗菌药物临床应用相关技术性文件，并组织实施；③对本机构抗菌药物临床应用与细菌耐药情况进行监测，定期分析、评估、上报监测数据并发布相关信息，提出干预和改进措施；④对医务人员进行抗菌药物管理相关法律、法规、规章制度和技术规范培训，组织对患者合理使用抗菌药物的宣传教育。

（3）二级以上医院应当设置感染性疾病科，配备感染性疾病专业医师。感染性疾病科和感染性疾病专业医师负责对本机构各临床科室抗菌药物临床应用进行技术指导，参与抗菌药物临床应用管理工作。

二级以上医院应当配备抗菌药物等相关专业的临床药师。临床药师负责对本机构抗菌药物临床应用提供技术支持，指导患者合理使用抗菌药物，参与抗菌药物临床应用管理

工作。

二级以上医院应当根据实际需要，建立符合实验室生物安全要求的临床微生物室。临床微生物室开展微生物培养、分离、鉴定和药物敏感试验等工作，提供病原学诊断和细菌耐药技术支持，参与抗菌药物临床应用管理工作。

（二）严格控制抗菌药物供应目录的品种数量，建立抗菌药物遴选和定期评估制度

（1）关于菌药物供应目录的品种数量：三级综合医院抗菌药物品种原则上不超过 50 种，二级综合医院抗菌药物品种原则上不超过 35 种；口腔医院抗菌药物品种原则上不超过 35 种，肿瘤医院抗菌药物品种原则上不超过 35 种，儿童医院抗菌药物品种原则上不超过 50 种，精神病医院抗菌药物品种原则上不超过 10 种，妇产医院（含妇幼保健院）抗菌药物品种原则上不超过 40 种。同一通用名称注射剂型和口服剂型各不超过 2 种，具有相似或者相同药理学特征的抗菌药物不得重复采购。头孢霉素类抗菌药物不超过 2 个品规；三代及四代头孢菌素（含复方制剂）类抗菌药物口服剂型不超过 5 个品规，注射剂型不超过 8 个品规；碳青霉烯类抗菌药物注射剂型不超过 3 个品规；氟喹诺酮类抗菌药物口服剂型和注射剂型各不超过 4 个品规；深部抗真菌类抗菌药物不超过 5 个品种。

因特殊治疗需要，医疗机构需使用本机构抗菌药物供应目录以外抗菌药物的，可以启动临时采购程序。临时采购应当由临床科室提出申请，说明申请购入抗菌药物名称、剂型、规格、数量、使用对象和使用理由，经本机构抗菌药物管理工作组审核同意后，由药学部门临时一次性购入使用。严格控制临时采购抗菌药物品种和数量，同一通用名抗菌药物品种启动临时采购程序原则上每年不得超过 5 例次。如果超过 5 例次，应当讨论是否列入本机构抗菌药物供应目录。调整后的抗菌药物供应目录总品种数不得增加。

（2）关于建立抗菌药物遴选和定期评估制度医疗机构遴选和新引进抗菌药物品种，应当由临床科室提交申请报告，经药学部门提出意见后，由抗菌药物管理工作组审议。

抗菌药物管理工作组 2/3 以上成员审议同意，并经药事管理与药物治疗学委员会 2/3 以上委员审核同意后方可列入采购供应目录。

抗菌药物品种或者品规存在安全隐患、疗效不确定、耐药率高、性价比差或者违规使用等情况的，临床科室、药学部门、抗菌药物管理工作组可以提出清退或者更换意见。清退意见经抗菌药物管理工作组 1/2 以上成员同意后执行，并报药事管理与药物治疗学委员会备案；更换意见经药事管理与药物治疗学委员会讨论通过后执行。

清退或者更换的抗菌药物品种或者品规原则上 12 个月内不得重新进入本机构抗菌药物供应目录。

（三）抗菌药物临床应用实行分级管理

根据抗菌药物的安全性、疗效、细菌耐药性、价格等因素，将抗菌药物分为三级：非

限制使用级、限制使用级与特殊使用级。具体划分标准如下：

（1）非限制使用级抗菌药物是指经长期临床应用证明安全、有效，对细菌耐药性影响较小，价格相对较低的抗菌药物。

（2）限制使用级抗菌药物是指经长期临床应用证明安全、有效，对细菌耐药性影响较大，或者价格相对较高的抗菌药物。

（3）特殊使用级抗菌药物是指具有以下情形之一的抗菌药物：①具有明显或者严重不良反应，不宜随意使用的抗菌药物；②需要严格控制使用，避免细菌过快产生耐药的抗菌药物；③疗效、安全性方面的临床资料较少的抗菌药物；④价格昂贵的抗菌药物。

（四）严格管理医师抗菌药物处方权与特殊使用级抗菌药物使用

二级以上医院应当定期对医师进行抗菌药物临床应用知识和规范化管理的培训。医师经本机构培训并考核合格后，方可获得相应的处方权。其他医疗机构依法享有处方权的医师、乡村医生，由县级以上地方卫生行政部门组织相关培训、考核。经考核合格的，授予相应的抗菌药物处方权。

具有高级专业技术职务任职资格的医师，可授予特殊使用级抗菌药物处方权，具有中级以上专业技术职务任职资格的医师，可授予限制使用级抗菌药物处方权；具有初级专业技术职务任职资格的医师，在乡、民族乡、镇、村的医疗机构独立从事一般执业活动的执业助理医师以及乡村医生，可授予非限制使用级抗菌药物处方权。

医疗机构应当对出现抗菌药物超常处方3次以上且无正当理由的医师提出警告，限制其特殊使用级和限制使用级抗菌药物处方权。医师出现下列情形之一的，医疗机构应当取消其处方权：①抗菌药物考核不合格的；②限制处方权后，仍出现超常处方且无正当理由的；③未按照规定开具抗菌药物处方，造成严重后果的；④未按照规定使用抗菌药物，造成严重后果的；⑤开具抗菌药物处方牟取不正当利益的。医师处方权取消后，在6个月内不得恢复。

严格控制特殊使用级抗菌药物使用。特殊使用级抗菌药物不得在门诊使用。临床应用特殊使用级抗菌药物应当严格掌握用药指征，经抗菌药物管理工作组指定的专业技术人员会诊同意后，由具有相应处方权医师开具处方。特殊使用级抗菌药物会诊人员由具有抗菌药物临床应用经验的感染性疾病科、呼吸科、重症医学科、微生物检验科、药学部门等具有高级专业技术职务任职资格的医师、药师或具有高级专业技术职务任职资格的抗菌药物专业临床药师担任。因抢救生命垂危的患者等紧急情况，医师可以越级使用抗菌药物。越级使用抗菌药物应当详细记录用药指征，并应当于24h内补办越级使用抗菌药物的必要手续。

第三节　特殊药品的管理

一、特殊管理药品概述

（一）特殊管理药品的含义

国家对麻醉药品、精神药品、医疗用毒性药品、放射性药品，实行特殊管理。管理办法由国务院制定。因此，麻醉药品、精神药品、医疗用毒性药品、放射药品是法律规定的特殊管理药品，简称为"麻、精、毒、放"。所谓特殊管理药品，并不是指它们是特殊药品，而是指如果管理、使用得当，就能发挥药品固有的防病治病功效，对维护人民身心健康、医疗保健发挥重要作用。反之，如果管理、使用不当，不仅危害人民身心健康，而且危害社会，祸国殃民。因此，必须对它们实施特殊的管理办法。

（二）特殊管理药品的范畴

1. 麻醉药品的定义和范围

麻醉药品是指列入麻醉药品目录的药品和其他物质。麻醉药品具有依赖性潜力，不合理使用或者滥用可以产生身体依赖性和精神依赖性（即成瘾性）的药品、药用原植物或物质，包括天然、半合成、合成的阿片类、可卡因类、大麻类等。

2. 精神药品的定义和范围

精神药品是指列入精神药品目录的药品和其他物质。依据精神药品对人体的依赖性和危害人体健康的程度将其分为第一类精神药品和第二类精神药品。

精神药品作用于中枢神经系统使之兴奋或者抑制，具有依赖性潜力，不合理使用或者滥用可以产生药物依赖性的药品或物质，包括兴奋剂、致幻剂、镇静催眠剂等。

3. 医疗用毒性药品的定义及范围

医疗用毒性药品（以下简称"毒性药品"）是指毒性剧烈、治疗剂量与中毒剂量相近，使用不当会致人中毒或死亡的药品。医疗用毒性药品分为中药和西药两大类。

4. 放射性药品的定义及范围

放射性药品是指用于临床诊断或者治疗的放射性核素制剂或者其标记药物。包括核反应堆药品、加速器药品、核素发生器及其配套药盒、放射免疫分析药盒等。

（三）特殊管理药品的特点

特殊管理药品的特点就是管理的特殊性。

麻醉药品、精神药品、医疗用毒性药品、放射性药品管理使用得当，可起到药品的防病治病作用；若管理使用不当，不仅危害人民的身心健康，而且危害社会，贻害无穷。

许多麻醉药品对中枢神经系统有不同程度的抑制作用，从而影响精神活动。一些麻醉药品和精神药品能引起各种知觉变化，使人产生幻觉，被称为致幻药。除此之外，麻醉药品和精神药品都具有致命的毒副作用——成瘾性，连续使用会使人形成强烈的、病态的生理依赖和精神依赖性，这就是常常被用于非医疗行为——吸毒的原因。毒性药品由于其治疗剂量和中毒剂量相近，因而不仅强调生产、经营环节的管理，更要注重使用环节的管理，以免造成毒性药品中毒现象的发生。

放射性药品由于具有放射性，所放射出的射线具有较强的穿透力，当它通过人体时，可对人体组织发生电离作用，如掌握不好，能对人体产生放射性损害。因此，除对放射性药品生产、经营、贮存、运输等环节实行严格管理外，对其使用也做出了严格的规定，即医疗单位设立的核医学科（室）必须具备与其医疗任务相适应的专业技术人员。非核医学专业技术人员未经培训，不得从事核医学工作，不得使用放射性药品。

对麻醉药品、精神药品、医疗用毒性药品、放射性药品实行特殊管理的目的在于正确发挥这些药品防病治病的积极作用，严防因管理不善或使用不当而造成对人民健康、公共卫生及社会治安的危害。

（四）麻醉药品和精神药品具有二重性

麻醉药品和精神药品在医疗中广泛使用，不可缺少，其中有的药品疗效独特，目前尚无其他药品可以代替。这些药品在防治疾病，维护人们健康方面起到了积极作用，具有不可否认的医疗和科学价值。但是这两类药品各有独特的毒副作用，若管理不当，滥用或流入非法渠道，将会严重影响服用者个人健康，并造成严重的公共卫生和社会问题。

二、麻醉药品、精神药品的管理

（一）国际麻醉药品、精神药品管制情况

1. 麻醉药品、精神药品滥用情况

麻醉药品、精神药品的成瘾性是造成药物滥用的药理基础，如失之管理，就会转化为毒品。目前，国际麻醉药品、精神药品的滥用现象十分严峻。近年来，毒品滥用呈现出显著的国际化流行趋势，已成为全球一大公害。全球使用可卡因、海洛因和大麻等毒品的人数已达到两亿人。大麻是现在最广泛使用的毒品，使用者大约为一亿六千万人，但主要的毒品仍然是鸦片、海洛因和可卡因。不同的毒品对不同区域造成的问题也各不相同。例如，在非洲和大洋洲，因大麻问题接受治疗的人比因其他任何毒品接受治疗的人多（非洲

为 63%，澳大利亚和新西兰为 47%）。相比之下，在亚洲和欧洲，治疗所针对的主要毒品是阿片剂（分别为 65% 和 60%）。可卡因在北美洲（34%）和南美洲（52%）比在其他地区盛行；苯丙胺类兴奋剂较为盛行的区域是亚洲（18%）、北美洲（18%）和大洋洲（20%）。自 1990 年以来，在欧洲、南美洲和大洋洲，大麻戒毒治疗所占比例越来越大；目前在南北美洲，因使用苯丙胺类兴奋剂而进行戒毒治疗的比例超过往年。

2. 国际麻醉药品管制机构及其职责

（1）联合国麻醉品委员会

联合国麻醉品委员会（United Nations Commission of Narcotic Drugs，UNCND），简称麻委会。是联合国经济和社会理事会（ECOSOC）的六个职能委员会之一，根据经济和社会理事会 1946 年 2 月第 9 号决议设立。其职权范围是：协助经济和社会理事会行使监督公约的执行情况；承担麻醉药品和精神药物国际公约所赋予的职能；制定麻醉药品和精神药物的国际管制公约；办理经济和社会理事会指示的有关麻醉药品的其他事项；就国际管制工作及对现代国际管理机制的变动向经济和社会理事会提出议案。

（2）联合国麻醉品司

联合国麻醉品司（Division of Narcotic Drugs，DND）是麻醉品委员会的秘书处，也是经济和社会理事会的六个职能机构之一，是麻醉品管制专业和技术知识的"中央资料库"（central repository）。麻醉品司于 1946 年在日内瓦创建，1979 年 9 月迁到维也纳国际中心。麻醉品司出版的期刊有《麻醉公报》（季刊）、《情况通讯》（双月刊）和用各种文字编写的《受国际管制的麻醉药品和精神药物辞典》。

（3）联合国国际麻醉品管制局

联合国国际麻醉品管制局（International Narcotic Control Board，INCB），简称麻管局。是根据《1961 年麻醉药品单一公约》的规定而建立的一个独立的半司法机构，起着公约监护人的作用，由经济和社会理事会选举产生的 13 名成员组成。麻管局的主要职责如下：与各国政府合作，限制麻醉药品种植、生产、制造和使用，使其不超出医疗及科研用途所需数量；确保正当用途所需麻醉药品数量的供应；防止麻醉药品的非法种植、生产、制造和使用。麻管局每年发表年度报告，综述当年有关毒品问题的世界形势，并据此辨明或预测危险趋向，提出采取措施的建议。麻管局的年度报告具有权威性，深受各国政府的欢迎。麻管局出版的报告书有：《世界麻醉品需求估计数》《麻醉药品统计数字》《麻醉药品估计数和统计数比较表》《精神药物统计数字》。

（4）联合国药物滥用管制基金

联合国药物滥用管制基金（United Nations Fond for Drug Abuse Control，UNFDAC）是联合国 1971 年设立的一个基金机构，其基金主要由各成员国捐助。该基金向有关国家特别是发展中国家提供资助，帮助开展药物滥用管制工作；给一些种植天然麻醉品的国家提供大笔赠款以便实行作物改种计划；举办专业讨论会和讲习班。该基金资助项目一般要根据 UNCND、DND、INCB 的意见和建议，并考虑受援国和捐款国的意见，有一整套的行政管理程序，对国际麻醉药品的管制起着重要的作用。

（5）联合国毒品和犯罪问题办公室

联合国国际药物管制规划署（United Nations Office on Drugs and Crime，UNODC）成立于 1990 年 12 月 l2 日，是根据联合国大会第 45/179 号决议设立的。它的前身是联合国麻醉药品司和联合国药物滥用管制基金，行政实体是麻管局秘书处。秘书处主要就实质性问题向麻管局报告。药物管制规划署的成立使前麻醉药品司、联合国麻醉品管制局秘书处和前联合国管制麻醉品滥用基金这三者的结构和职能完全一体化，其目的是根据联合国在此领域的职能任务，提高联合国药物管制机构的效能和效率。它负责与药物管制工作有关的许多职能，其职责框架包括三部分内容：条约实施、政策实施和研究以及业务活动。

（6）世界卫生组织

世界卫生组织（World Health Organization，WHO）是国际的卫生主管机构，在麻醉品和精神药物管制中的作用主要是协作进行药物依赖性的研究性工作。WHO 根据从社会尽可能得到的大量资料，组织药物依赖性专家委员会和评议小组，对单个药物的益害进行评价，并提出对它们进行国际级管制的建议。WHO 努力建立了对药物依赖性以及药物滥用造成公共卫生和社会问题评价方法，并开展教育培训工作。WHO 每年召开的执委会和世界卫生大会，药物滥用问题是经常被列入讨论的重点议题之一。

（二）我国麻醉药品、精神药品的管理

1. 麻醉药品、精神药品生产、经营和使用的显著变化

（1）生产品种的变化

20 世纪七八十年代，我国医疗机构使用的麻醉药品仅有"可待因""哌替啶"等少数品种，年用量有限。20 世纪 80 年代后期至 90 年代，我国麻醉、精神药品的生产有了较大的变化，麻醉药品主要品种实现自主生产，国际推荐的一些麻醉药品新剂型，如控释、缓释制剂，我国也安排自行生产或进口以满足医疗需求。医疗上常用的精神药品如安定、苯巴比妥、眠尔通、利眠宁及咖啡因等原料药年产量和出口量增长较快，到 20 世纪 90 年代末，我国已经成为国际上上述精神药品原料药的主要生产和出口国。

（2）供应、使用的管理变化

20 世纪 80 年代，我国按计划生产的麻醉药品全部交指定的医药公司统一收购，并按麻醉药品供应渠道供全国医疗机构使用，实行限量供应。患者凭"晚期癌症病人专用卡"限量购用麻醉药品。1986 年和 2000 年，我国先后两次对"晚期癌症病人专用卡"管理办法进行了修订，简化了手续，方便了患者购药。1989 年，我国进一步解决手续繁杂等问题，在严格管理防止麻醉药品流弊的前提下，充分发挥其在医疗中的作用。1993 年，我国推行癌症三阶梯止痛治疗，要求医师合理使用麻醉药品，满足癌症患者对麻醉性镇痛药的

要求。1994年，我国将限量供应制度修改为计划供应制度。2000年，再次将"计划制"供应调整为除麻醉药品注射剂外，其余品种实行备案制管理。2005年，国务院发布了《麻醉药品和精神药品管理条例》，取消了麻醉药品单张处方量和患者连续使用量的规定，明确提出应当按照临床应用指导原则使用麻醉药品和精神药品，满足了患者的合理用药要求。2006年，国家食品药品监督管理局对麻醉药品经营体制做了重大调整，取消了原有的三级经营体制，建立了"全国性批发企业"和"区域性批发企业"的二级经营体制。

2. 麻醉药品、精神药品的使用管理

（1）《印鉴卡》管理

医疗机构需要使用麻醉药品和第一类精神药品，应当经所在地设区的市级卫生主管部门批准，取得《麻醉药品、第一类精神药品购用印鉴卡》（简称《印鉴卡》）。医疗机构应当凭《印鉴卡》向本省、自治区、直辖市行政区域内的定点批发企业购买麻醉药品和第一类精神药品。

设区的市级卫生主管部门发给医疗机构《印鉴卡》的同时，将取得《印鉴卡》的医疗机构情况抄送所在地的市级药品监督管理部门，并报省级卫生主管部门备案；省级卫生主管部门应当将取得《印鉴卡》的医疗机构名单向本行政区域内的定点批发企业通报。

（2）处方管理

①处方医师资格的取得

医疗机构按照国务院卫生主管部门的规定，对本单位执业医师进行有关麻醉药品和精神药品使用知识的培训、考核，经考核合格的，授予麻醉药品和第一类精神药品处方资格。执业医师取得麻醉药品和第一类精神药品的处方资格后，方可在本医疗机构开具麻醉药品和第一类精神药品处方，但不得为自己开具该种处方。

②处方格式及颜色

麻醉药品、精神药品处方格式由三部分组成：

前记：医疗机构名称、患者姓名、性别、年龄、门诊或住院病历号，科别或病区和床位号、临床诊断、患者身份证明编号，代办人姓名、身份证明编号，开具日期等。可添列特殊要求的项目。

正文：以 RP 或者 R 标示，分列药品名称、剂型、规格、数量、用法用量。

后记：医师签名或者加盖专用签章、药品金额以及审核、调配、核对、发药药师签名或者加盖专用签章。

麻醉药品和第一类精神药品处方的印刷用纸为淡红色，处方右上角分别标注"麻""精一"；第二类精神药品处方的印刷用纸为白色，处方右上角标注"精二"。

麻醉药品、精神药品处方由医疗机构按照规定的样式统一印制。

③合理使用麻醉药品和精神药品

具有麻醉药品和第一类精神药品处方资格的执业医师，根据国务院卫生主管部门制定的临床应用指导原则使用麻醉药品和精神药品。对确需使用麻醉药品或者第一类精神药品的患者，应当满足其合理用药需求。在医疗机构就诊的癌症疼痛患者和其他危重患者得不到麻醉药品或者第一类精神药品时，患者或者其亲属可以向执业医师提出申请。具有麻醉药品和第一类精神药品处方资格的执业医师认为要求合理的，应当及时为患者提供所需麻醉药品或者第一类精神药品。

开具麻醉药品、精神药品必须使用专用处方。具有处方权的医师在为患者首次开具麻醉药品、第一类精神药品处方时，应当亲自诊查患者，为其建立相应的病历，留存患者身份证明复印件，要求患者或其亲属签署《知情同意书》，并在门诊部办理《麻醉药品、第一类精神药品使用登记表》。患者每次就诊时出示此表，医师开具"麻、精一"处方时，应核对患者或代办人的身份证明是否与病历中留存的身份证明一致，并在病历中详细记录所开具药品。药师凭处方和使用登记表发药，并将患者取药情况记录在此表上。

长期使用麻醉药品和第一类精神药品的门（急）诊癌症患者和中、重度慢性疼痛患者，每3个月复诊或者随诊一次。

门诊一次性使用麻醉药品的患者，不需办理《麻醉药品、第一类精神药品使用登记表》，医师需在其病历中详细记录患者的病情诊断及用药情况，并留存患者身份证明复印件。病历由医疗机构保管。

④处方剂量控制

麻醉药品、第一类精神药品注射剂处方为一次常用量；其他剂型处方不得超过3日用量；控缓释制剂处方不得超过7日用量。

第二类精神药品处方一般不得超过7日用量；对于某些特殊情况，处方用量可适当延长，由医师注明理由。

为门（急）诊癌症疼痛患者和中、重度慢性疼痛患者开具的麻醉药品、第一类精神药品注射剂，每张处方不得超过3日用量；控缓释制剂处方不得超过15日量。其他剂型处方不得超过7日用量。

对于需要特别加强管制的麻醉药品，盐酸二氢埃托啡处方为一次常用量，药品仅限于二级以上医院内使用；盐酸哌替啶处方为一次常用量，药品仅限于医疗机构内使用。

⑤处方调配、核对

调配麻醉药品和第一类精神药品处方时，处方的调配人、核对人应当仔细核对，签署姓名，并予以登记；对不符合规定的，处方的调配人、核对人应当拒绝发药。

医疗机构对麻醉药品和精神药品处方进行专册登记，加强管理。麻醉药品和第一类精神药品处方保存期限为3年，第二类精神药品处方保存期限为2年。

（3）储存管理

麻醉药品和第一类精神药品的使用单位应当设立专库或者专柜储存麻醉药品和第一类精神药品。专库应当设有防盗设施并安装报警装置；专柜应当使用保险柜。专库和专柜应当实行双人双锁管理。麻醉药品和第一类精神药品的使用单位，应当配备专人负责管理工作，并建立储存麻醉药品和第一类精神药品的专用账册。药品入库双人验收，出库双人复核，做到账物相符。专用账册的保存期限应当自药品有效期期满之日起不少于 5 年。

第十三章
医院药学机构及调配管理

第一节　医院药学部（科）的组织机构及管理

一、医院药学部（科）的管理组织机构和职责

药学部（科）管理组织机构的设置，应考虑到医院实施以患者为中心的服务模式的需要。药学部（科）的规模虽有区别，但基本任务是一致的，即保证医疗任务的完成。机构的设置应以患者为中心，以服务患者、方便患者，更好实施药学服务为原则，其次应根据医院功能的需要进行机构设置。

由于在不同地区、不同医疗机构的医疗、教学和科研的工作量有所区别，工作量和人员编制对药学部（科）组织机构的设置可能会产生影响。目前各级医院在预防、医疗、康复、教学和科研等方面各有专长，医院的运行模式、人员编制、专业功能不完全相同，药学部（科）的组织机构应随之不同。随着医药科学的发展，医院药学的内涵也在不断发展变化中，药学部（科）的组织机构也呈动态发展趋势。

（一）医院药学部（科）的管理组织机构

医院药学部（科）根据医院规模的大小一般设置有：中（西）药调剂、制剂（普通制剂、灭菌制剂和中药制剂等）中（西）药库、药品检验、药学研究、临床药学、情报资料等专业科（室），并设科（室）主任。医院药学部（科）的各级机构按垂直系统直线排列，各级主管人员对所属下级拥有直接的领导职权，组织中的每个成员只对直接上级负责。药学部（科）的各专业科（室）基本是以工作或任务的性质来划分，根据业务活动的目标来设计的。组织中的每个专业科（室）和职员都必须完成规定的工作，并为此赋予相应的职责和权力。例如，药品供应科（药库）的药事必须履行药品购入、药品保管和药品发放等职责，也有权拒绝不符合规定的药品采购和请领要求。

医院药事管理的组织机构主要由医院药学部（科）及有关药品监督管理部门组成，依

医院规模、机构设置、人员编制、任务不同而有所区别。

(二) 医院药学部 (科) 的部门职责

医院药学部 (科) 在院长直接领导下，按《药品管理法》及《药品管理法实施条例》监督，检查本院各医疗科室合理使用药品，防止滥用和浪费。医院药学部 (科) 必须根据医疗、科研的实际需要，及时准确地采购药品、调配处方和制备制剂，参与合理用药，做好新药试验和药品疗效评价工作，收集药品不良反应，及时向卫生行政部门汇报并提出需要改进和淘汰品种的意见。

二、医院药学部 (科) 的人员组成及要求

现代医院药学工作已不再是单纯的药品供应，而是向着技术服务型的方向发展，体现了高度的科学性、严密性和复杂性。因此，合理地编配药学人员，是有效地完成药学部 (科) 担负的药品供应、制剂制备、临床药学、科学研究及药物情报收集等各项职责的根本保证。要适应医药科学的进步与发展，药学部 (科) 在考虑人员组成时，应遵循功能需要，能级对应和动态发展的原则，根据医院的类型、等级与职责，按医院药学各专业的需要，合理选配人员，形成稳定的层次结构，配备相应的高、中、初级职称，依据职责提出明确的要求，促进相互之间的配合，以有利于发挥各级人员的积极性与技术专长，保证医院药学工作协调进行。

(一) 医院药学部 (科) 主任的知识结构及能力要求

1. 药学部 (科) 主任的知识结构

(1) 三级医院设置药学部，根据实际情况设置二级科室，主任或负责人应由具有高等学校药学专业或临床药学专业本科以上学历及本专业高级技术职务任职资格的药师担任，药学部办公室下设专职秘书，二级科主任应由副主任药师担任。

(2) 二级医院的负责人应由具有本科以上学历的具有高级技术职务任职资格的人员担任。

(3) 除诊所、卫生所、医务室、卫生保健所、卫生站以外的其他医疗机构药学部门负责人应当具有高等学校药学专业专科以上或中等学校药学专业毕业学历，及药师以上专业技术职务任职资格。

非药学专业技术人员均不得担任药学部 (科) 主任、副主任，依法取得相应资格的药学专业技术人员方可从事药学专业技术工作。

2. 药学部 (科) 主任的能力要求

药学部 (科) 既是医院的技能科室，又是职能部门，是一个随机性较强的服务系统，

又是医院药品质量管理的职能部门。工作范围大，涉及面广，管理的人员多，层次复杂。作为药学部（科）的主任必须具备高等学历，具有较高的自身素质、良好的领导作风和高度的事业心与责任感，必须十分重视培养工作人员掌握现代科学技术在业务工作中的应用能力，注重药品质量和工作质量，其中最重要的条件是积极进取、责任心强、精力充沛、公正无私和善于合作。

高速发展的药学事业要求管理者管理思想现代化，管理组织高效化，管理人员专业化，管理方式民主化，管理方法科学化，管理手段自动化。要求管理者具有以下三方面的能力：

（1）专业技术能力

药学部（科）的管理者应该具备一定的专业技术能力，要掌握药学专业知识、医学科学知识及卫生经济学、药事管理学等基础知识。药学部（科）主任应该是这方面的专家，否则将无法与组织内的技术人员沟通，也无法组织和领导专业人员工作。

（2）组织协调能力

药学部（科）的管理者要具有协调各部门的工作、任务和效率的能力。了解医院药学在医院中的地位和作用，了解各部门之间相互依赖和相互制约的关系，善于处理人际关系，能够调动各类人员的积极性、主动性、创造性，既做好院内的横向联系，又兼顾本部门内部之间的纵向管理及外部门跨专业之间的社会交往。

（3）开拓创新能力

药学部（科）主任面临的问题错综复杂，如何从中发掘关键性的问题，了解各种方案的优劣、风险的大小，主要依赖管理者所具有的思考能力与开拓创新能力。药学部（科）主任作为管理者、领导者，既要管理事与物，又要带领人，最重要的就是要观念领先，思维敏捷、方向明确，要能开拓创新、预见未来。

药学部（科）主任作为学科带头人，在日常工作中还应具有设计（计划）工作能力，指导下级解决疑难问题，不断吸取经验教训，提高工作能力。

（二）医院药学部（科）专业技术人员的技术职称和主要职责

1. 医院药学部（科）专业技术人员的技术职称

医院药学部（科）药学专业技术人员中，有药师以上职称人员、药剂士与药剂员，三者的比例因医院规模而异。医院药师的职称与称号也有不同。中国医院药师分为中药师、西药师两类，各类中又分为主任药师、副主任药师、主管药师、药师和药士五级职称。各级医院药学部（科）的技术人员在学历，职称上有相应的要求：

（1）医院药学部（科）专业人员必须是所设专业相应学科的毕业生。药学人员岗位设置和药学人员配备，应当能够保障药学专业技术人员发挥职能，确保药师完成工作职责和任务。

（2）药学专业技术人员数量不得少于医院卫生专业技术人员总数的8%，设置静脉用药调配中心、对静脉用药实行集中调配的药学部，所需的人员以及药学部的药品会计、运送药品的工人，应当按照实际需要另行配备。

（3）三级综合医院药学人员中具有高等医药院校临床药学专业或者药学专业全日制本科毕业以上学历的，应当不低于药学专业技术人员的30%；药学专业技术人员中具有副高级以上药学专业技术职务任职资格的，应当不低于13%，教学医院应当不低于15%，并培养、配备专科临床药师。

（4）二级综合医院药学人员中具有高等医药院校临床药学专业或者药学专业全日制本科毕业以上学历的，应当不低于药学专业技术人员的20%；药学专业技术人员中具有副高级以上药学专业技术职务任职资格的，应不低于6%，并培养、配备临床药师。

2. 药学专业技术人员的主要职责

（1）认真执行国家对药品使用领域管理的政策法规和各项制度，对其职责范围内的药品质量负责。

（2）审核处方中的药品，判断处方是否合理，拒绝调配不合理的处方；能够快速准确地调配处方，并指导患者合理用药；负责分发、销售非处方药，向消费者介绍、推荐最佳治疗药物和用药指导。

（3）负责医院自制制剂的配制、质量检验工作，负责全院药品的抽检、检定工作。

（4）开展用药咨询，向医师、护士，患者等提供用药信息，指导合理用药；结合临床开展治疗药物监测、新药试验和药品临床疗效评价工作，开展药品不良反应监测。

（5）组织和参与医院药品采购计划的制订、各项规章制度与操作规范的制定和修改，依法实施药品监督，抵制违反国家药品管理法规的行为，并及时向上级主管部门汇报。

（6）指导培养药学人员，如对科室中低年资药师和下级药师工作进行指导、解答疑问；指导进修生、实习生的教学业务；符合条件的高级职称人员可带研究生等。

（三）医院药学人员的职业素质要求

（1）药师是广泛掌握药品知识的专业人员，应充分发挥其职能作用，担负起有利于增进人民健康的社会责任和义务。

（2）药师要时刻想到其业务直接关系着人的生命与健康，要不断吸取新知识、新技术、新信息，将日新月异的药品知识提供给医务工作者，提高治疗水平，努力为人类的卫生事业做贡献。

（3）药师是在药品制剂、调剂、检验、供应、管理等各个环节上完成特定任务的专业人员，必须保证把符合药典和有关药品质量标准的药品制剂提供给患者，严禁假劣药品进入药学部（科）并将其发给患者。

（4）严格工作制度，严守操作规程，努力并特别用心调配处方和制备制剂，必须做到万无一失。

（5）对要求重新调配的处方，须及时与医师联系。不得对患者就处方乱加评论。

（6）药师要文明礼貌，热心为患者服务，耐心解答患者的问题；要廉洁奉公，不徇私情，决不借职务之便谋取私利。

（四）医院药学技术人员的培训和继续教育

1. 继续药学教育项目的类型

我国的继续医学教育（包括继续药学教育）实行分级管理和学分制。按活动性质，学分分为一类学分、二类学分。一类学分是授予由国家卫生健康委员会继续医学教育委员会和省，市、自治区继续医学教育委员会和全军继续医学教育指导委员会审批认可的项目；或国家卫生健康委员会部属院校、直属单位和中华医学会总会举办，向国家卫生健康委员会医学教育委员会专项备案的项目（一类项目可包括国家级、军队级和省级项目）。二类学分是授予由各地和各单位举办的其他类型的学习班、学术会议等学术活动；还包括自学内容和发表的论文，出版的专著、获得的科技成果和基金，出国学习以及参加的教学工作等。国家对各种类型的学分如何计算都有详细的规定，要严格按照规定来执行。

继续药学教育的学分已作为药学技术干部业务能力和工作业绩的考核内容，并和职称的晋升和聘任联系起来。继续教育学分每年统计一次，记入本人技术档案。

2. 岗位培训

医院药学是一门综合性、实用性很强的药学分支学科，涉及面很广，工作范围与研究内容包括调剂、制剂、质量监控、药品供应、临床药学、临床药理、药事管理及药学研究等方面，其主要目的是保证药品质量，加强合理用药，保证患者用药安全有效，以及运用药学知识服务于患者。

对刚刚从院校毕业的药学工作者，正是以能够全面胜任医院药学工作为目标，采用轮转培训的方式进行岗位培训。轮转的时间为 $1 \sim 2$ 年，分调剂、制剂、临床药理、临床药学和药检等几个阶段，由具有经验的高年资药师带教，在药学部（科）的各个工作室跟班工作。经过轮转并通过组织考核成绩合格者，即可根据本人的特长和科里的业务建设及工作需要安排到具体岗位发挥作用。不合格者则被视为不能胜任工作。考核的成绩将与本人的晋职晋级联系起来。

3. 在职业务教育

在职业务教育是指医院药学技术人员在岗工作期间所进行的短期脱产培训，包括进修、参加卫生行政部门和学术团体举办的学习班或培训班、出国研修等。在职业务教育是有针对性的培训，期望通过学习或进修能够解决在本单位工作中遇到的某些具体问题，或本单位准备开展某项工作但没有实际工作经验，或正在开展某项课题研究希望得到更好的实验条件及开展项目合作等，在职业务教育期限一般不超过 1 年。通过在职业务教育，能够提高医院药学人员的学术水平和整体素质，使其开阔视野，扩大知识面，增强才干，也有利于开展学术交流。在职业务教育是在中国医院药学中开展的一项经常性工作，虽然医院的规模大小，起点的高低不一，但该工作取得了令人满意的效果。

4. 执业药师继续教育

（1）执业药师继续教育的目的与对象

开展执业药师继续教育的目的是使执业药师保持良好的职业道德，以患者和消费者为中心，认真履行职责，开展药学服务；不断提高执业药师的业务水平，包括药学专业素质、法律知识及依法执业能力，提升药学服务质量，维护公众的身体健康，保障公众用药安全、有效、经济、合理。

教育对象是针对已取得"中华人民共和国执业药师资格证书"的人员，接受继续教育是执业药师的义务和权利，取得"执业药师资格证书"的人员每年须自觉参加继续教育，并完成规定的学分。执业药师的供职单位应积极支持，鼓励执业药师参加继续教育。

（2）执业药师继续教育的内容

以适应执业药师工作岗位的实际需要为度，注重科学性、先进性、实用性和针对性，适应执业药师提供高质量药学服务的基本要求，执业药师继续教育的内容主要包括有关法规、职业道德和药学、中药学及相关专业知识与技能，并分为必修、选修和自修三类。其中必修内容是按照《全国执业药师继续教育指导大纲》的要求，执业药师必须进行更新，补充的继续教育内容；选修内容是按照《全国执业药师继续教育指导大纲》的要求，执业药师可以根据需要有选择地进行更新、补充的继续教育内容；自修内容是按照《全国执业药师继续教育指导大纲》的要求，执业药师根据需要在必修、选修内容之外自行选定的与执业活动相关的继续教育内容，其形式灵活多样，包括参加研讨会、学术会，阅读专业期刊，参加培训、学历教育，讲学，自学以及研究性工作计划、报告或总结、调研或考察等。

（3）执业药师继续教育的形式及学分管理

执业药师继续教育包括网络教育，远程教育、短期培训、学术会议、函授、刊授、广播、视像媒体技术，业余学习等多种形式。以杂志《药学服务与研究》为例，每期刊登继续教育内容，执业药师对每期内容所附的习题作答后寄回编辑部，收集后将其转交药学会，通过后授予一定的学分。

执业药师继续教育实行学分制，执业药师每年参加继续教育获得的学分不得少于 15 学分，注册期 3 年内累计不得少于 45 学分。其中必修和选修每年不得少于 10 学分，自修内容学习可累计获取学分。执业药师继续教育实行登记制度，执业药师获取的学分在"执业药师继续教育登记证书"上登记后，在全国范围内有效，该证书是执业药师再次注册的必备证件。

第二节　医院药品调配

一、医院药品调剂工作概述

（一）医院药品调剂工作的内容

药品调剂是指配方发药，又称调配处方，是药剂科的主要工作之一。药品调剂是集专业性、技术性、管理性、法律性、事务性、经济性于一体的活动过程，需要药师、医师、护士、患者（或其家属）、会计等相互配合、共同完成。

医院药学部（科）的调剂工作大体上可分为门诊调剂（包括急诊调剂）、住院调剂和中药调剂三部分。调剂工作的内容主要包括以下几个方面：

1. 根据医师处方为患者提供合格药品，同时按处方要求向患者说明每一种药品的用法用量，用药注意事项、可能出现的不良反应，以及出现不良反应的简单处理方法。

2. 负责临床科室请领单的调配发放工作，监督并协助病区做好药品管理和合理使用工作。

3. 做好药品的请领、保管工作，在保障药品及时供应的同时，防止药品积压和浪费，并做好药品的分装工作，确保药品质量。

4. 加强与临床科室的联系，开展临床药学工作，通过定期提供药品供应信息或新药介绍等资料，为临床合理使用药品提供信息。

5. 为临床医务工作者和患者提供药物咨询服务，监督和指导药品的合理应用和正确使用，保证患者用药安全、有效。

6. 收集患者用药的不良反应资料，并填表上报，协助临床医师对新药进行观察分析和评价工作。

7. 肠外营养、抗菌及抗肿瘤药物等在内的静脉药物的配制。

（二）处方调配的一般程序和工作要求

1. 处方调配的一般程序

调剂人员应当既准确又快速地配方，确保患者用药有效、安全、合理、经济。针对调剂业务工作量大，品种多、随机性强的特点，调剂人员应熟悉调剂工作流程，以提高工作效率。

调剂工作包括3个程序：处方调配程序，核查程序和发药程序。调配处方完成要与处方逐一核对，核对无误后签名或盖章；调配完成后由另一名药师核查，逐一检查药品外观有效期等，确认无误后签字；最后是发药程序，核对药品与处方的相符性，发现调配处方错误时，将处方和药品退回调配处方者，及时更正。发药时要同时进行用药指导，交代每种药品的用法和注意事项。

医疗机构门（急）诊药品调剂室应当实行大窗口或者柜台式发药。住院（病房）药品调剂室对注射剂按日剂量配发，对口服制剂药品实行单剂量调剂配发。肠外营养液、危害药品静脉用药应当实行集中调配供应。

2. 处方调剂工作的具体要求

药品是用来诊断、治疗和预防疾病的特殊商品，有时小剂量即可引起较大的生理病理反应，所以准确调配处方是实现患者安全有效使用药品的关键，一旦调配时发生差错事故，轻者延误患者的治疗，重者给患者带来生理和心理的创伤，甚至造成死亡。因此，处方调剂质量管理体现在处方调配应严格执行《处方管理办法》和医疗保险制度中的各项规定，在日常调配中预防差错的发生，提高药疗的安全性。处方调剂规定有：

（1）取得药学专业技术职务任职资格的人员方可从事处方调剂工作。

（2）药师在执业的医疗机构取得处方调剂资格。药师签名或者专用签章式样应当在本机构留样备查。

（3）具有药师以上专业技术职务任职资格的人员负责处方审核、评估、核对、发药以及安全用药指导；药士从事处方调配工作。

（4）药师应当凭医师处方调剂处方药品，非经医师处方不得调剂。对于不规范处方或者不能判定其合法性的处方，不得调剂。

（5）药师应当按照操作规程调剂处方药品，认真审核处方，准确调配药品，正确书写药袋或粘贴标签，注明患者姓名和药品名称、用法用量；向患者交付药品时，按照药品说明书或者处方用法，进行用药交代与指导，包括每种药品的用法用量、注意事项等。

（6）药师应当认真逐项检查处方前记、正文和后记书写是否清晰、完整，并确认处方的合法性，并应对处方用药适宜性进行审核。审核内容包括：①规定必须做皮试的药品，处方医师是否注明过敏试验及结果的判定；②处方用药与临床诊断的相符性；③剂量、用法的正确性；④选用剂型与给药途径的合理性；⑤是否有重复给药现象；⑥是否有潜在临床意义的药物相互作用和配伍禁忌；⑦其他用药不适宜情况。

（7）药师经处方审核后，认为存在用药不适宜时，应当告知处方医师，请其确认或者重新开具处方。发现严重不合理用药或者用药错误，应当拒绝调剂，及时告知处方医师并记录，按照有关规定报告。

（8）处方调配"四查十对"规定：查处方，对科别、姓名、年龄；查药品，对药名、剂型、规格、数量；查配伍禁忌，对药品性状、用法用量；查用药合理性，对临床诊断。

（9）药师应当对麻醉药品和第一类精神药品处方，按年月日逐日编制顺序号。在完成处方调剂后，应当在处方上签名或者加盖专用签章。

3. 处方调剂差错预防

（1）差错类型

审方错误：医师不了解药品品名、剂量、用法、规格、配伍变化而书写错误的处方，或者因为匆忙开具处方而书写错误，而调配及发药者未能审核出错误处方，依照错误处方调配药品给患者使用。

调配错误：处方没有错误，但调配人员调配了错误的药品。包括：①将 A 药发成了 B 药；②规格错误；③剂量错误；④剂型错误。

标示错误：调配人员在药袋、瓶签等容器上标示患者姓名、药品名称、用法用量时发生错误，或张冠李戴，致使患者错拿他人的药品。

其他：如配发变质失效的药品；或特殊管理药品未按国家有关规定执行，造成流失者；或擅自脱岗，延误急重患者的抢救等行为。

（2）发生差错的原因及预防措施

工作责任心不强：工作粗心，过于自信，责任意识不强。调剂人员应树立"预防为主""质量第一""安全第一""全心全意为患者服务"的思想，人人参与药品质量管理，增强责任心。

规章制度落实不严：调配人员没有严格按处方调配规程操作，核对不认真，调配程序混乱，分工不明确。因此，调剂室应制定和完善各项规章制度，做到每项工作都有严格的操作规范。目前，医院药学部（科）已建立完善的岗位操作规程、岗位职责，配方窗口工作制度等，其目的就是通过规范操作行为，将差错的发生率降到最低。

专业知识欠缺：药学专业知识不扎实，不熟悉本职业务。调剂人员应熟练掌握常用药品的药理作用，适应证、理化性质、用法用量、相互作用，配伍禁忌，不良反应及注意事项，以便能协助医师选药和合理用药，正确指导用药。同时应根据临床药物应用情况，不断更新知识，适应工作需要。药学部（科）应对调剂人员提出继续再教育的要求，定期考核，促进调剂人员整体素质的提高，减少差错事故的发生，更好胜任本职工作。

药品摆放不合理：不按药品分类要求摆放药品，陈列不定位，药品摆放混乱等容易导致调配错误。因此，调剂室应合理布局药架及科学合理地摆放药品，将包装外观相似或药名相似的药品分开摆放，剂型或规格容易混淆的也要分开摆放，合格药品与不合格药品分开存放，对高危药品、易混淆药品、不合格药品进行标识，从而提高调配速度，降低调配差错率。

调配环境：调剂室内光线暗，候药患者拥挤、嘈杂等也易引起差错。因此，要保证调剂室内光线充足，并合理配备调剂人员，减少患者候药时间，调剂间与发药间相对隔开，避免外界嘈杂的声音对药品调剂工作造成干扰。

（3）差错的处理

①建立本单位的差错处理预案。

②当患者或护士反映药品差错时，立即核对相关的处方和药品；如果是发错药品或错发了患者，药师立即按照本单位的差错处理预案迅速处理并上报部门负责人，以便及时妥善处理，避免对患者造成进一步的伤害。任何隐瞒，个人私下与患者达成协议的做法都是错误的。

③根据差错后果的严重程度，分别采取救助措施，如请相关医师帮助救治、到病房或患者家中更换、致歉、随访，并取得谅解。

④若遇到患者自己用药不当请求帮助，应积极提供救助指导，并提供用药教育。

⑤认真总结经验教训；平时发现有调配缺陷就应该及时分析，不轻易放过。一旦发生差错，必须认真、及时总结经验，吸取教训。应按岗位责任，层层把关，堵塞漏洞。认真吸取差错教训，做到差错原因未找准不放过，责任者未接受教训不放过，防止措施未定好不放过。

二、调剂室工作制度

为确保调剂工作的准确、快速、有序进行和调剂室药品的科学管理，调剂室应建立一系列的工作制度，如岗位责任制度、查对制度、领发药制度、特殊药品管理制度、效期药品管理制度差错登记制度、药品不良反应报告制度、药品报销制度、药品分装管理制度、交接班制度等来创造一个有序的工作环境，提高药品调剂质量，保证患者用药安全有效。调剂室工作制度主要内容分述如下：

（一）岗位责任制度

从收处方到药品的发放，这一过程在药房内是需要经过多个环节的，每个岗位必须按其操作规程进行有序的工作。药房的审查处方、划价、调配、核对、发药及药品分装、补充药品、处方统计与登记、处方保管等工作岗位，无论哪个岗位都应有明确的职责范围、具体的内容、要求和标准。药房工作人员岗位责任制的内容要求具体化、数据化，这样便于对岗位工作人员的考核审查。

药房工作人员除确保药品质量和发给患者药品准确无误外，还应明确药房工作环境的卫生责任，并应经常进行对患者热情服务的教育。

（二）特殊药品管理制度

调剂室领用的特殊药品（如麻醉药品、精神药品、医疗用毒性药品），应严格按特殊药品管理办法及相关管理法规要求执行。切实规定和落实特殊药品在调剂室的使用，调配，保管，必须严格执行有关管理办法。经考核合格后取得麻醉药品和第一类精神药品处方权的医师必须签名留样。经考核合格的药师取得麻醉药品和第一类精神药品调剂资格。

有麻醉药品处方权的医师应当按照国家卫生健康委员会制定的麻醉药品和精神药品临床应用指导原则，开具麻醉药品、精神药品处方。医疗用毒性药品的处方用量严格按照国家有关规定执行。麻醉药品实行专人保管、专柜加锁、专账登记、专册记录（使用情况）、专用处方等"五专"管理。放置麻醉药品的药房和药柜必须安全牢固。精神药品、麻醉药品、毒性药品等特殊药品必须专账、专册登记，处方用后另行保管。精神药品、麻醉药品、毒性药品等特殊药品报损须向药监部门申请，获批准后，在该部门人员监督下方可销毁。

（三）效期药品管理制度

调剂室对效期药品的使用应注意按批号摆放，做到先产先用，近期先用。应明确规定实行专人定期检查，并做好近效期药品登记表；发现临近失效期且用量较少的药品，应及时上报，以便各药房之间调配使用。调剂室对距失效期一定时间的药品不得领用；发给患者的效期药品，必须计算在药品用完前有一个月的时间；效期药品的管理制度主要是保证药品质量，避免管理失误造成医疗纠纷和经济损失。

（四）差错登记制度

差错登记一方面是对医师处方差错进行登记，另一方面是对药品调剂人员调配和发药的差错登记。应对差错出现的原因、性质和后果进行定期分析，以利于提高医师和药师水平。一般与经济利益结合的差错登记制度有利于提高医药人员的责任心。

（五）药品不良反应报告制度

药品不良反应（adverse drug reaction，ADR）是指药品在正常用法用量下出现的与用药目的无关的或意外的有害反应。按照国家《药品不良反应监督管理办法（试行）》规定，医院设立 ADR 监测领导小组，各临床科室有指定的医师或护师担任科 ADR 监察员。报告范围：上市五年以内的药品，报告该药品引起的所有可疑不良反应；上市五年以上的药品，主要报告该药品引起的严重的、罕见的、前所未有的群体的不良反应。

调剂室处于用药的第一线，门诊、急诊患者的用药效果都会直接或间接地反馈给药品调剂人员，调剂人员应将收集的药品不良反应信息及时上报医院 ADR 监测小组。

药学部（科）具体承担对临床和门诊调剂室上报的 ADR 报告表的收集整理、分析鉴别，向临床医师提供 ADR 的处理建议、负责汇总本院 ADR 资料并上报，以及转发上级 ADR 监测机构下发的 ADR 信息材料。

第三节　静脉用药集中调配

一、静脉用药集中调配概述

（一）静脉用药集中调配

静脉用药集中调配是指医疗机构药学部门根据医师处方或用药医嘱，经药师进行适宜性审核，由药学专业技术人员按照无菌操作要求，在洁净环境下对静脉用药物进行加药混合调配，使其成为可供临床直接静脉输注使用的成品输液的操作过程。静脉用药集中调配是医院药学部门药品调剂的一部分。

（二）静脉用药调配中心（室）

为了提高静脉用药质量，促进药物合理使用，保障临床用药安全，目前许多医院的药学部门采用集中调配来供应静脉用药，设置了静脉用药调配中心（室）（pharmacy intravenous admixture service，PIVAS）。集中调配的静脉用药包括肠外营养液、危害药品、抗生素药物等所有需要静脉给药的药品。

（三）静脉用药集中调配的意义

静脉用药调配中心的建立，加强了药品使用环节的质量控制，保障患者用药的安全、经济、有效，实现了以患者为中心的药学服务模式，使医院药学由原来的供应保障型转化为技术服务型，可提高医院医疗服务质量和管理水平。

（1）保证静脉用药调配安全有效：静脉用药调配中心（室）是严格按照《静脉用药集中调配质量管理规范》设计和建造的，调配临床治疗需要的成品输液要求在洁净的环境中，由药师进行医嘱的适宜性审核，经过专门培训的药学专业的人员调配混合药品，避免了环境和操作者对输液的污染，保障了药物使用环节的安全，保证了临床用药有效、经济。

（2）发挥药师专长，提升合理用药水平：药师在配药前对医嘱进行审核，审查其合理性。审核内容包括：药物选择、溶媒的选择及溶媒容量、药物浓度的合理性、给药时间、给药方法的合理性、给药途径、药物配伍、药物使用的合理环境（包括是否需要避光等）。通过审核临床医嘱，指出不合理处方，避免和减少了不良反应的发生，提高了临床合理用药水平，保障了患者用药安全。

（3）加强静脉输液调配人员的职业防护：静脉用药调配中心建立后，使危害药物和抗生素等对正常人体有伤害的药物，由传统开放式环境下配制转入相对负压的生物安全柜里配制，改善了职业暴露环境，保护了医务人员免受危害药物伤害，并且有利于保护环境、防止危害药物的污染。

（4）提高医疗工作效率和管理水平：药物集中调配，医疗资源和人力资源相对集中。集中化和标准化的静脉输液调配，便于药品的集中贮存和管理，减少药品的浪费，降低医疗成本。同时节省护理人员，让他们更多地服务于临床，提高了护理质量。

二、静脉用药调配中心（室）建设基本要求

静脉用药调配中心（室）建立以《静脉用药集中调配质量管理规范》相关规定为依据，通过卫生行政部门审核、验收、批准备案，方可建设使用。在静脉用药调配中心配制成品输液要求保证环境洁净，需要配备相应的设备，工作人员必须是专业技术人员，严格的无菌操作规程以及相关的制度管理是静脉用药安全的保障。

（一）静脉用药调配中心（室）总体设计要求

1. 静脉用药调配中心（室）总体区域设计

设计布局要合理，各功能室的面积和设置根据各医院的实际情况和工作量而确定，要能保证洁净区，辅助工作区和生活区的划分。不同区域之间的人流和物流出入走向要合理，不同洁净级别区域间应当有防止交叉污染的相应设施。

2. 静脉用药调配中心（室）功能分区

静脉用药调配中心（室）的洁净区、辅助工作区应当有适宜的空间，摆放相应的设施与设备。洁净区包含一次更衣室、二次更衣室以及调配操作间；辅助工作区包括药品与物料贮存室、审方打印室，摆药准备区、成品核查区，包装区域和普通更衣室等功能室。药品配制操作间按照使用功能不同，分为危害药物调配操作间，肠外静脉营养液调配操作间和抗生素调配操作间等。

（二）静脉用药调配中心（室）具体要求

1. 房屋环境及洁净区要求

室内要有足够的照明度，墙壁颜色应当适合人的视觉健康需求；顶棚、墙壁、地面应当平整、光洁、防滑，便于清洁，不得有脱落物；地面和墙壁所使用的建筑材料应当符合环保要求。

洁净区要设有温度、湿度、气压等监测设备和通风换气设施，保持静脉用药调配室温度 18～26℃，相对湿度 40%～65%，保持一定量新风的送入，并维持正压差。抗生素类、

危害药品静脉用药调配的洁净区和二次更衣室之间应当呈 5~10Pa 的压差。洁净区域要符合国家洁净标准相关规定，并经法定检测部门检测合格后才可以投入使用。

返各功能室的洁净级别要求：一次更衣室、洗衣洁具间为十万级；二次更衣室，加药混合调配操作间为万级；层流操作台为百级。

其他功能室应当作为控制区域要加强管理，非本室工作人员禁止出入。

2. 静脉用药调配中心药品、物料保管要求

药品、医用耗材和物料的储存在适宜的二级库，按其性质与储存条件要求分类定位存放，不能随意堆放在过道或洁净区内。按照《静脉用药集中调配操作规程》等有关规定贮存和养护药品。药品二级库、物料贮存库以及周围的环境和设施要能确保各类药品质量，为保障安全储存，划分设冷藏、阴凉和常温区域，库房相对湿度 40%~65%。二级药库应当干净、整齐，要有保证药品领入、验收、贮存、保养、拆外包装等作业相适宜的空间和设施。

3. 设备要求

静脉用药调配中心（室）需有相应的仪器和设备，用于静脉用药调配操作，保障成品输液的质量。设备的选型与安装，应易于清洗、消毒和便于操作，定期维修和保养。

抗生素类和危害药品静脉用药调配使用百级生物安全柜；肠外营养液和普通输液静脉用药调配使用水平层流洁净台。静脉用药调配所使用的注射器等器具，要求使用符合国家标准的一次性产品，临用前仔细检查包装，不得使用有损坏或超过有效期的器具。

4. 人员素质要求

静脉用药调配中心（室）的人员要求，必须是经过专门培训并考试合格的药学专业技术人员，要树立以患者为中心的服务意识，了解静脉用药集中调配的目的、意义，具备药师的专业能力，严格遵守规章制度和标准操作规范，确保临床用药的安全有效。所有已经上岗的药学专业人员还应该定期进行体检和再培训，并建立培训考核档案。

三、静脉用药集中调配的工作内容

（一）静脉用药集中调配的工作内容和流程

1. 静脉用药集中调配的基本工作内容

（1）开具处方。临床医师根据患者的病情确定治疗方案，遵循安全、有效、经济的合理用药原则，开具处方（用药医嘱），病区按规定时间将患者次日需要静脉输液的长期医嘱传送至静脉用药调配中心（室）。

（2）处方审核。负责处方审核的药师逐一审核患者静脉输液医嘱，确认其正确性、合

理性与完整性。处方审核是指审方药师对通过医院信息系统（HIS）发送至静脉用药调配中心（室）的医嘱处方，进行适宜性审核的药学技术服务过程。审方依据《药品管理法》以及《处方管理办法》的有关规定，对处方内容的适宜性进行科学的审核和评价。

审核内容包括：处方信息是否完整，药品的选择、药品的用法用量、给药的方式、溶媒的选择和用量、配伍是否合理（药物的稳定性、相容性、药物之间的相互作用）等，确保成品输液的治疗，保障用药安全。如果发现不适宜处方，及时与医师或值班护士电话联系，反馈给临床医师进行修改调整。药师不得擅自修改处方，但对于有明显配伍禁忌或严重不合理用药，药师可拒绝调配。审方药师每天的审方情况要做书面记录。

（3）打印输液标签。药师将医师用药医嘱打印成输液处方标签（输液标签）。经审方药师审核后的医嘱，以病区为单位汇总，采用电子处方系统运作或采用同时打印备份输液标签方式，打印输液标签。输液标签上内容包括患者姓名、性别、年龄、病区、床号、住院号、日期，以及药品名称、规格、用法用量、用药时间、批次等必要的信息。

（4）按输液标签所列药品顺序摆药，依据处方性质和用药时间排列，放置于不同颜色（区分批次）的容器内，以方便调配操作。

（5）输液标签贴于输液袋（瓶）上，输液标签和备份输液标签应当随调配流程同步，由各岗位操作人员调配操作后签名或盖签章，备份输液标签保存1年备查。

（6）将摆好药品的容器放至层流洁净操作台相应的位置。调配药学技术人员应当按输液标签核对药品名称、规格、数量、有效期等的准确性和药品完好性，确认无误后，才能进入到加药混合调配操作程序。

贴签、摆药和核对是在医嘱处方审核完成后，打印和粘贴医嘱处方签，按照摆药程序和要求，将医嘱标签分病区按药品、给药时间分类，为输液调配做准备。

未经审方药师审核的处方不得摆药贴签。摆药、贴签和核对时，应注意处方的合理性，发现问题及时与审方药师联系，确保打印处方正确无误。对高危药品和特殊用量的药品，将药品的调配用量计算结果和实际用量注明于标签。核对人员对摆发药品的正确性进行核对，以防摆药错误。摆药和核对人员必须在输液标签相应处签字确认，以示负责。

（7）严格按照相关操作规范进行静脉用药混合调配。调配加药混合工作，必须严格遵守《静脉用药集中调配质量管理规范》和《静脉用药调配操作规程》，按照无菌操作的要求，进入洁净区前洗手，着装要符合洁净区规定。加药调配前复核标签和摆放药品的正确性，发现问题及时反馈，无误后方可调配。加药时注意药品的理化性状变化，如有质量问题立即报告岗位负责人，以便妥善处理。调配后成品输液和空安瓿按相应标签放置，以便成品核对药师核查。药师调配完成也要在输液标签上签字。

（8）调配好的成品输液和空西林瓶、安瓿与备份输液标签及其他相关信息一并放入筐内，以供检查者核对。

（9）输液成品放置于密闭容器中包装完成由药工送达病区。

2. 静脉用药集中调配的简要工作流程

临床医师开具静脉输液治疗处方（用药医嘱）→医嘱信息传递→药师审核确认合理→打印标签→贴签摆药→核对→混合调配→输液成品核对→输液成品包装→分病区由工人送达→病区药疗护士核对签收→护士再次与病历用药医嘱核对→给患者静脉输注用药。

（二）静脉用药集中调配的要求和注意事项

肠道外营养液和（或）危害药物静脉用药必须实行集中调配和供应。抗生素类药品用药量大，合理调配药物关系患者的治疗安全，在药品集中调配中都需要严格加强质量管理和流程管理。

1. 危害药品的调配要求和注意事项

危害药品是指能产生职业暴露危险或者危害的药品，即具有遗传毒性、致癌性、致畸性或对生育有损害作用，以及在低剂量下可产生严重的器官或其他方面毒性的药品，包括肿瘤化疗药品和细胞毒药品。

危害药品的配制环节发生疏漏会给操作人员和环境带来危害，所以建立危害药物安全操作规程尤为重要。

调配要求和注意事项：

（1）危害药物应注意包装完整和醒目：危害药物储存时应保持包装的完整性，并标识清楚易于识别，防止造成意外污染。

（2）正确选择并使用生物安全柜：所有的危害药品调配工作均应在生物安全柜中完成，要正确选择和使用生物安全柜。

（3）调配时应拉下生物安全柜防护玻璃，前窗玻璃不可高于安全警戒线，以确保负压，并保证有毒物质的有效排放。

（4）正确使用防护衣、手套及其他保护工具：药物调配中要注意职业防护，正确使用防护衣、手套及其他保护工具；处理危险药物时应戴有过滤装置的口罩，必要时应戴眼罩。在生物安全柜中方便、合适的位置准备滴眼液或其代用品（生理盐水），便于药物溅入眼内时清洗。

（5）生物安全柜应定期进行消毒、清洗。

2. 抗生素的调配要求和注意事项

为了保证混合液中药物的稳定性和相容性，抗生素药物需单独调配。调配要求和注意事项：

（1）抗生素的调配应在生物安全柜中完成。

（2）工作人员进更衣室时应按规定更衣（戴帽子和口罩、换鞋等）和洗手。

（3）配制前，核对标签内容与筐内药品是否相符。

（4）配制过程中，如只抽取部分药液，则必须注意打印标签标识注明；注入溶媒后，注意振荡至溶解完全。

（5）按说明书要求，严格掌握加药及输液时间。

（6）将配制好的液体、空西林瓶、空安瓿放入筐内（注意避免扎破液体），经传递窗传出核对，并在输液标签上签字确认。

3. 肠外营养液的调配要求和注意事项

全胃肠外营养（total parenteral nutrition，TPN）是经静脉途径供应患者所需要的营养要素，包括热量（碳水化合物、脂肪乳剂）、氨基酸、维生素、电解质及微量元素。目的是使患者在无法正常进食的状况下仍可以维持营养状况、维持体重，促进创伤愈合。肠外营养液根据患者所需，将营养要素按一定的比例和速度以静脉滴注的方式直接输入体内。

调配要求和注意事项：

（1）注意调配时药物配伍禁忌

在药剂生产和临床应用上，常将两种或多种药物或其制剂一起配伍，以达到预期的治疗目的。临床肠外营养制剂主要是各种注射用液体剂型的药物配伍。脂肪乳剂静脉注射液平均粒径要求在 $1\mu m$ 以下，但由于它是一种乳液剂，其稳定性受诸多因素影响，故配伍应慎重，加入药物往往容易影响乳浊液的稳定性，产生乳析、破裂、转相等现象。因此，营养液在调配过程中应格外注意，电解质不应直接加入脂肪乳剂中。

（2）对于混合液中物质的稳定性和相容性来说，混合配制的顺序尤为重要。

①将不含磷酸盐的电解质（如钠、钾、钙，镁）和微量元素（如安达美）加入氨基酸溶液中。

②将磷酸盐、胰岛素加入到葡萄糖溶液中，并充分振荡混匀。

③将上述两液转入 3L 静脉营养输液袋中。如需要，可将另外数量的氨基酸和葡萄糖在此步骤中加入。关闭静脉营养输液袋的所有输液管夹，然后分别将输液管连接到葡萄糖溶液和氨基酸溶液中，倒转这两种输液容器，悬挂在水平层流工作台的挂杆上，分别打开各自的输液管夹，待葡萄糖溶液和氨基酸溶液全部流入到静脉营养输液袋后，关闭输液管夹，翻转静脉营养输液袋，使这两种溶液充分混匀。

④将脂溶性维生素加入脂肪乳中；水溶性维生素溶解后加入葡萄糖输液中，操作过程需要避光。

⑤在终混前氨基酸加到脂肪乳剂中或葡萄糖中，以保证氨基酸对乳剂的保护作用，避免因 pH 值改变和电解质的存在而使乳剂破裂。

⑥最后混合全部营养液于营养袋中，摇匀，将袋子中多余的空气排出后关闭输液管夹，套上无菌帽，备用。

（3）配制前将所用物品准备齐全，避免因多次走动而增加污染的机会。

（4）加入液体总体积应大于 1500mL，小于 3000mL。现配现用，24h 内输完，最多不超过 48h，如不马上使用则应放入 4℃冰箱中冷藏保存。

（5）混合液中不要加入其他非营养要素的治疗药物（除已有资料报道或验证过的药物）。

（6）为了防止注射器中产生沉淀，对微量元素、水溶性维生素，脂溶性维生素、磷酸盐溶液及其他电解质溶液应使用独立的注射器，并根据药品选用适当型号的注射器。

（7）所有操作均应在水平层流工作台上进行，并严格按照无菌技术操作。

（8）配好的营养袋上应注明配方组成、床号姓名及配制时间。

（9）签名后，送到成品间由药师检查核对。

（10）药师应仔细检查有无发黄、变色、浑浊、沉淀等现象出现，如有则需丢弃，核对结束后，将静脉营养输液袋装箱后送交病区。

第四节 医院制剂

一、医院制剂的特点和分类

医院制剂是指医疗机构根据本单位需要经批准而配制、自用的固定处方制剂。

（一）医院制剂的特点

1. 自配、自检、自用

医院制剂必须由医院制剂室自行配制，由医院药检室负责检验，检验合格后，凭医师处方只限于在本单位供应使用，不得在市场销售或变相销售。

2. 配制品种受限制

配制品种必须是临床需要而市场无供应或供应不足的药物制剂。配制的制剂一般情况下是医疗机构在长期医疗实践中总结出来的经验方或协定处方，是处于保密或正在申请专利的制剂；市场没有供应的制剂，需要由本院配制。部分承担科研或（和）教学任务的医院，对于在科研或（和）教学中需要的部分药物可以自己配制。若同时作为学生的实习基地，还必须满足学生在制剂岗位实习的需求。部分药品因有效期短、使用量少等原因，市场生产量较少，需要由医院内部配制制剂。但生物制品，保健品不能作为医院制剂。

3. 批准文号

医疗机构配制制剂必须按照国务院药品监督管理部门的规定报送有关资料和样品，经所在地省、自治区、直辖市人民政府药品监督管理部门批准，并发给制剂批准文号后，方可配制。

4. 医院制剂配制的范围

临床常用的协定处方制剂；省卫生行政部门或药品监督管理部门编写的医院制剂规范收载的制剂；为临床科研需要临时配制的处方制剂；《中国药典》、国家卫生和计划生育委员会药品标准、地方标准收载但医药部门经营较少、一时不能保证供应或特殊规格的制剂。

（二） 医院制剂的分类

医院制剂一般可分为普通制剂、无菌制剂和中药制剂三类。若按照配制时依据的药品标准及使用目的的不同，又可将医院制剂分为标准制剂、非标准制剂和临时制剂三类。标准制剂是按《中国药典》部颁标准或地方标准生产的制剂，非标准制剂指按医疗单位自行制定的制剂处方、工艺、质量标准等生产的制剂，临时制剂是指医疗单位临床试用或科研用的新制剂。

二、常用医院制剂

（一） 普通制剂

普通制剂是医疗机构配制的主要制剂，通常指除灭菌制剂以外的西药制剂，具有剂型多、品种多产量小，使用周期短、供应及时与临床结合紧密等特点。根据普通制剂的剂型特点与生产工艺，可将普通制剂分为液体制剂、半固体制剂及固体制剂三类。

1. 普通制剂室的组成

普通制剂室应按生产任务配备相应的工作用房和仪器设备，并应有具备大专以上药学学历（或具有主管药师以上技术职称）的药师担任负责人。内服与外用制剂应分室配制、分室包装、分室保管，内服与外用制剂的原料应分室或分柜保管，内服与外用制剂的用具亦不得混用。配制分装眼用制剂必须设净化台或室。配制间和分装间应有防尘、防蚊蝇设施。

2. 普通制剂的主要剂型

（1） 片剂

片剂系指药物与适宜的辅料混匀压制而成的圆片状或异形片状的固体制剂。近年来由于片剂生产技术、新辅料和新剂型不断涌现，如缓释片、控释片、泡腾片等，使片剂的生产工艺有了很大的发展。

（2） 膏剂

膏剂系指药物与适宜基质制成的均匀的半固体外用制剂，用乳状液型基质制成的软膏剂称为乳膏剂，多用于皮肤黏膜或创面。常用的制备方法有研和法、熔和法和乳化法三种。常用的制剂有防晒露、地塞米松软膏等。

（3）栓剂

栓剂系药物与适宜基质制成的供腔道给药的固体制剂，根据施用腔道的不同，分为直肠栓、阴道栓和尿道栓等，也可分为普通栓和持续释药的缓释栓。常用的制法有热熔法和冷压法。常用的栓剂有双氯芬酸钠栓，丙戊酸钠栓等。

（4）溶液剂

溶液剂系指药物溶解于适宜溶剂中制成的澄清液体制剂，供口服或外用。大多以水为溶剂，亦有以乙醇或其他液体为溶剂。口服液体制剂的常用溶剂为纯化水，并应新鲜制备。制备方法有溶解法、化学反应法和稀释法，根据需要在配制时可加入缓冲剂、抗氧剂、络合剂、防腐剂、矫味剂及着色剂等，口服溶液剂和灭菌外用溶液剂应在洁净度不低于 C 级的环境中配制。而非灭菌外用溶液剂则应在洁净度不低于 D 级的环境中配制。常用的有复方碘口服溶液、10% 枸橼酸钾溶液、复方氯霉素醇溶液等。

（5）混悬剂

混悬剂系指难溶性固体药物分散在液体介质中形成的混悬液体制剂，供口服或外用，也包括干混悬剂或浓混悬剂。毒药和剂量小，药理作用强烈的药物，不得制成混悬剂。制备方法主要有分散法和凝聚法，根据需要可在混悬剂中加入适量助悬剂、稳定剂、防腐剂、着色剂和矫味剂等，口服混悬剂应在洁净度不低于 C 级的环境中配制。常用的有复方磺胺甲噁唑混悬剂、呋喃唑酮混悬剂等。

（6）酊剂

酊剂系指药物用规定浓度的乙醇浸出或溶解而制成的澄清液体制剂，亦可用流浸膏稀释制成，供口服或外用。除另有规定外，含有毒性药品的酊剂，每 100mL 应相当于原药物 10g；其他酊剂，每 100mL 应相当于原药物 20g。制备方法有溶解法、稀释法、浸渍法或渗漉法。酊剂久置产生沉淀时，在有效成分含量和乙醇浓度符合该酊剂项下规定的情况下，可滤除沉淀。常用的有碘酊，复方樟脑酊等。

（7）洗剂

洗剂系指含药物的溶液、乳状液、混悬液，供清洗或涂抹无破损皮肤用的液体制剂，应在洁净度不低于 D 级的环境中配制。常用的有炉甘石洗剂、硼酸甘油洗剂等。

（8）涂剂

涂剂系指含药物的水性或油性溶液、乳状液、混悬液，供临用前用纱布或棉花蘸取涂于皮肤或口腔与喉部黏膜的液体制剂，应在洁净度不低于 D 级环境中配制。常用的有冰醋酸涂剂、丙二醇涂剂等。

（9）散剂

散剂系指药物或与适宜的辅料经粉碎、均匀混合制成的干燥粉末状制剂，分为口服散剂和局部用散剂，应在洁净度不低于 D 级的环境中配制。制备含有毒性药物或药物剂量小的散剂时，应采用配研法混匀并过筛。散剂中可含有或不含有辅料，根据需要可加入矫味剂、芳香剂和着色剂。供制散剂的成分均应粉碎成细粉。除另有规定外，口服散剂应为细粉，局部用散剂应为最细粉。用于创伤和烧伤的局部用散剂必须无菌。常用的有口服补液盐、痱子粉等。

（10）胶囊剂

胶囊剂系指药物或加有辅料充填于空心胶囊或密封于软质囊材中的固体制剂，分为硬胶囊（通常称为胶囊）、软胶囊（胶丸）、缓释胶囊、控释胶囊和肠溶胶囊，主要供口服用，应在洁净度不低于 D 级的环境中配制。常用的有银杏叶胶囊、甘草浸膏胶囊等。

（11）滴耳剂

滴耳剂系指由药物与适宜辅料制成的水溶液，或由甘油或其他适宜溶剂和分散介质制成的澄明溶液、混悬液或乳状液，供滴入外耳道用的液体制剂。也可将药物以粉末、颗粒、块状或片状形式包装，另备溶剂，在临用前配成澄明溶液或混悬液。常用的有硼酸滴耳液、碳酸氢钠滴耳液等。

（12）滴鼻剂

眼滴鼻剂系指药物与适宜辅料制成的澄明溶液、混悬剂或乳状溶液，供滴入鼻腔用的鼻用液体制剂，也可将药物以粉末、颗粒、块状或片状形式包装，另备溶剂，在临用前配成澄明溶液或混悬液。常用的有复方呋喃西林滴鼻液、复方薄荷脑滴鼻液等。

（13）膜剂

膜剂系指药物与适宜的成膜材料经加工制成的膜状制剂，供口服或黏膜用。常用的成膜材料有聚乙烯醇、丙烯酸树脂类、纤维素类及其他天然高分子材料。常用的有甲硝唑膜、复方维 A 酸膜和复方硫酸庆大霉素膜等。

（14）贴剂

贴剂系指可粘贴在皮肤上，药物可产生全身性或局部作用的一种薄片状制剂。由背衬膜、有（或无）控释膜的药物贮库、粘贴层及临用前需除去的保护层组成。常用的有可乐定贴剂、吲哚美辛贴剂等。

（15）搽剂

搽剂系指药物用乙醇、油或适宜的溶剂制成的溶液、乳状液或混悬液，供无破损皮肤揉擦用的液体制剂，应在洁净度不低于 D 级的环境中配制。常用的有复方地塞米松搽剂、复方硫酸铜搽剂等。

（二）无菌制剂

1. 概论

无菌制剂系指采用某一无菌操作方法或技术制备的不含任何活的微生物繁殖体和芽孢

的一类药物制剂。在法定制剂质量标准中列有无菌检查项目，是不存在活的生物的制剂产品。非无菌制剂，是指法定药品标准中未列无菌检查项目的制剂，但其所含活的生物量应符合药品卫生标准的规定。

无菌制剂根据制剂主药的性质及除菌技术的不同，分成灭菌制剂与无菌操作制剂两类。灭菌制剂，系指采用某一物理或化学方法来杀灭或除去所有活的微生物繁殖体和芽孢的药物制剂，如葡萄糖注射液、柴胡注射液等。无菌操作制剂，系指采用某一无菌操作方法或技术制备的不含任何活性的微生物繁殖体和芽孢的药物制剂，如氯霉素滴眼液、注射用阿奇霉素等。

2. 常用的灭菌方法

（1）物理灭菌法

物理灭菌法包括干热灭菌法、湿热灭菌法、紫外线灭菌法、滤过灭菌法、辐射灭菌法、微波灭菌法等。

（2）化学灭菌法

化学灭菌法是用化学药品直接作用于微生物将其杀灭的灭菌法。包括气体灭菌法、药液灭菌法。

3. 无菌制剂的类型

无菌制剂根据制剂用法的不同，可分为以下几种剂型：

（1）注射剂

注射剂系指药物与适宜的溶剂或分散介质制成的供注入体内的溶液、乳状液或混悬液，及供临用前配制或稀释成溶液、混悬液的粉末和浓溶液的无菌制剂。注射剂又可分为注射液、注射用无菌粉末与注射用浓溶液。如复方氨基酸注射液、脂肪乳剂注射液、醋酸可的松注射液、注射用青霉素等。

质控要求：必须做性状、定性、含量、无菌、pH 值、可见异物及装量检查。静脉用注射剂应做细菌内毒素或热原检测；溶液型静脉用注射剂、注射用无菌粉末及注射用浓溶液还应做不溶性微粒检测；静脉用大容量注射剂应与血液具有相同的等张性；有些注射剂应做降压物质检测（如复方氨基酸注射液）或升压物质检测。

（2）眼用制剂

眼用制剂系指直接用于眼部发挥诊断或治疗作用的制剂。眼用制剂可分为眼用液体制剂（滴眼剂、洗眼剂、眼内注射溶液），眼用半固体制剂（眼膏剂、眼用乳膏剂、眼用凝胶剂），眼用固体制剂（眼膜剂、眼丸剂、眼内插入剂）等。滴眼剂有溶液型和混悬液型。如人工泪液、醋酸可的松滴眼液等。洗眼剂有硼酸溶液。

质控要求：应做性状、定性、含量、pH 值、可见异物、重量差异及微生物限度检查。混悬型滴眼剂应做粒度检测和沉降体积比测定；服用半固体制剂还应做金属性异物检测；供手术、伤口、角膜穿通伤用的眼用制剂应做无菌检测。滴眼剂的渗透压应控制在相当于

0.6%～1.5%氯化钠溶液的范围内；适当增加滴眼剂的黏度（控制在 4.0～5.0cPa·S）可提高药物的疗效。

（3）植入剂

植入剂系指药物与辅料制成的供植入体内的无菌固体制剂。如地塞米松植入剂等。

质控要求：应做性状、定性、含量、重量差异、释放度及无菌检测。另外，植入剂所用辅料必须是生物相容性的。

（4）创面用制剂

创面用制剂系指直接用于创面发挥治疗作用的制剂。包括用于烧伤或严重创伤的软膏剂、乳膏剂、溶液剂和气雾剂等，如浓氯化钠溶液、呋喃西林溶液、乳酸依沙吖啶溶液（利凡诺溶液）、磺胺嘧啶银软膏等。

质控要求：应做性状、定性、含量、装量及无菌检测。用于烧伤、严重创伤的混悬型软膏剂应做粒度测定；气雾剂与喷雾剂还应做雾滴（粒）分析，每瓶总揿次、每揿主药含量测定。

（5）手术止血用制剂

手术止血用制剂系指手术过程中用于止血作用的制剂，如止血海绵剂、骨蜡等。

质控要求：应做性状、无菌检测。止血海绵剂还应做吸水力检查，骨蜡应捏之成团。

（6）手术用脏器保存液

手术用脏器保存液系指用于冲洗与保存移植用脏器或手术用脏器的无菌溶液，如离体肾脏保存液、心脏停搏液等。

质控要求：应做性状、定性、含量、pH 值、可见异物、装量及无菌检测。另外，脏器保存液的渗透压也有相应的要求。

（三）中药制剂

1. 概述

（1）中药制剂的定义

将中药原料按照某种剂型，制成具有一定规格，可直接用于预防、治疗、诊断的药品，称为中药制剂。

（2）分类

常见的中药制剂可以分为液体制剂、固体制剂和外用制剂三类。

2. 中药制剂的主要生产设备介绍

中药制剂设备主要有多功能中药切碎机、多功能提取罐、多功能乙醇回收浓缩器、逆流渗漉中药水提取生产线、列管式过滤器、超滤系统、板框压滤机、真空减压回流浓缩罐、高效高速粉碎机、沸腾干燥器、喷雾干燥器、真空干燥箱、高效筛分机、沸腾制粒机、挤压造粒机、湿法制粒机、中药压片机、中药自动制丸机、高效糖衣薄膜包衣设备、自动包装机、自动胶囊充填机、液体灌封设备等。

3. 中药制剂的主要剂型

（1）丸剂

中药丸剂是一种或多种中药细粉或中药提取物与适宜的赋形剂混合制成的球形或椭圆形的内服固体制剂。其特点是在胃肠道内崩解缓慢，逐渐释放药物，因为多数丸剂中含有粉碎的饮片细粉，粉末中有效成分大部分存在于尚未破碎的植物细胞内，丸剂口服后经崩解，然后在胃肠道内经扩散、溶出然后才吸收，故吸收缓慢而药效持久。

丸剂按制备方法可分为塑制丸、泛制丸、滴制丸；按赋形剂的不同，丸剂可分为水丸、蜜丸、水蜜丸、糊丸、蜡丸、浓缩丸等。

（2）散剂

散剂是将一味或数味药经粉碎，均匀混合而成的干燥粉末状制剂，供内服或外用。其特点是制备方法简单，剂量容易控制，与片剂、胶囊剂或丸剂相比，散剂表面积较大、容易分散，吸收及奏效迅速。

制备散剂一般经过粉碎、过筛、混合、分剂量及包装等 5 个步骤，从而制得均匀、稳定、剂量准确的制剂，以发挥其应有的疗效。

（3）颗粒剂

颗粒剂系指以饮片提取物与适宜的辅料混合，或饮片细粉制成的颗粒状制剂，分为颗粒状和块状冲剂。以甜菊苷、甜蜜素等甜味物质代替蔗糖的颗粒剂称为无糖颗粒，适合于糖尿病患者。颗粒剂是在汤剂和糖浆剂的基础上发展起来的剂型，既保持了汤剂的特点，又能克服汤剂体积大，易变质霉败的缺点，且易运输和贮存，并可掩盖某些中药的苦味，患者乐于接受，尤其适宜于小儿。

（4）口服液体制剂

口服液体制剂系指饮片用水或其他溶剂，通过适宜方法提取，经浓缩制成的内服制剂（单剂量包装者又称"口服液"）。口服液体制剂具有的特点是：①服用剂量适宜，因加入矫味剂味道好，而易为患者尤其是儿童患者所接受；②吸收快奏效迅速，利于治疗急性病；③呈无菌和半无菌状态封于安瓿中，质量稳定，使用安全卫生，服用方便、便于携带，易于保存等。

（5）滴丸剂

滴丸剂系指中药经过加工提取后，与固体基质加热熔融成溶液、混悬液或乳浊液，再滴入不相混溶的冷凝液中，由于界面张力作用使收缩并冷凝成固体而制成的制剂，具有生产工艺简便，剂量准确，生物利用度高等优点。

（6）其他中药制剂

中药制剂除以上常用剂型外，还有片剂、栓剂、胶囊剂、气雾剂、中药微囊剂、膜剂、膏剂、酒剂、露剂等多种剂型。

参考文献

［1］唐富山，张毕奎．临床药学概论［M］．北京：中国医药科技出版社，2021．

［2］魏泽英，姚惠琴．物理化学［M］．武汉：华中科技大学出版社，2021．

［3］时慧．药学理论与药物临床应用［M］．北京：中国纺织出版社，2021．

［4］印晓星，沈祥春．临床药理学［M］．北京：中国医药科技出版社，2021．

［5］高明奇，尹忠诚．临床医学概论［M］．北京：中国医药科技出版社，2021．

［6］曾昭龙．实用临床中药学［M］．第2版．郑州：河南科学技术出版社，2020．

［7］杨光，王雁群．药理学［M］．广州：世界图书出版广东有限公司，2020．

［8］刘敬文，刘凯军．中医基础理论学习指要［M］．北京：中国中医药出版社，2020．

［9］程国华，李正奇．药物临床试验管理学［M］．北京：中国医药科技出版社，2020．

［10］孙丽．中药临床药学概论［M］．天津：天津科学技术出版社，2019．

［11］韩淑兰．临床药学实践［M］．汕头：汕头大学出版社，2019．

［12］李焕德．临床药学［M］．第2版．北京：中国医药科技出版社，2019．

［13］杨长青．医院药学［M］．北京：中国医药科技出版社，2019．

［14］向明，季晖．药物毒理学［M］．北京：中国医药科技出版社，2019．

［15］姜慧君，厉廷有．有机化学实验［M］．江苏凤凰科学技术出版社，2019．

［16］郭姣．中医药学概论［M］．第3版．北京：中国医药科技出版社，2019．

［17］于喜昌．临床实用药学［M］．长春：吉林科学技术出版社，2019．

［18］李铭笙．实用临床诊疗与药学指南［M］．长春：吉林科学技术出版社，2019．

［19］马海燕．实用临床中药学［M］．长春：吉林科学技术出版社，2019．

［20］梁幸鹏．新编临床药学理论与实践［M］．天津：天津科学技术出版社，2018．

［21］李大魁．中华医学百科全书：药学临床药学［M］．北京：中国协和医科大学出版社，2018．

［22］杨明，李小芳．药剂学［M］．北京：中国医药科技出版社，2018．

［23］许军，严琳．药物化学［M］．北京：中国医药科技出版社，2018．

［24］李峰，蒋桂华．中药商品学［M］．北京：中国医药科技出版社，2018．

［25］段淑珍．实用临床中药学［M］．北京：科学技术文献出版社，2018．

［26］常章富．临床中药学备要［M］．北京：中国医药科技出版社，2018.

［27］粟慧玲，郭建平．实用药学基础与临床应用［M］．哈尔滨：黑龙江科学技术出版
社，2018.

［28］李智平．儿科临床用药咨询实例手册［M］．北京：中国协和医科大学出版
社，2018.

［29］许小林．临床药理学［M］．第2版．南京：江苏科学技术出版社，2018.

［30］甄汉深，贡济宇．药物分析学［M］．北京：中国中医药出版社，2017.

［31］赵宗江．细胞生物学实验［M］．北京：中国中医药出版社，2017.

［32］唐炳华，郑晓珂．分子生物学［M］．北京：中国中医药出版社，2017.

［33］方士英，赵文．临床药物治疗学［M］．北京：中国医药科技出版社，2017.

［34］刘文泰．医学免疫学［M］．北京：中国中医药出版社，2017.

［35］陈信云，黄丽平．中药学［M］．北京：中国医药科技出版社，2017.